# 创新医药产品公共保障准入与支付体系

主 编 刘远立 孙 静

中国协和医科大学出版社

北 京

**图书在版编目（CIP）数据**

创新医药产品公共保障准入与支付体系 / 刘远立，孙静主编. —北京：中国协和医科大学出版社，2024.9

ISBN 978-7-5679-2425-3

Ⅰ.①创… Ⅱ.①刘… ②孙… Ⅲ.①医药卫生管理－方针政策－研究－中国 Ⅳ.①R199.2

中国国家版本馆CIP数据核字（2024）第108527号

| | |
|---|---|
| 主　　编 | 刘远立　孙　静 |
| 责任编辑 | 杨小杰 |
| 封面设计 | 邱晓俐 |
| 责任校对 | 张　麓 |
| 责任印制 | 黄艳霞 |
| 出版发行 | 中国协和医科大学出版社 |
| | （北京市东城区东单三条9号　邮编100730　电话010-65260431） |
| 网　　址 | www.pumcp.com |
| 印　　刷 | 北京联兴盛业印刷股份有限公司 |
| 开　　本 | 889mm×1194mm　　1/16 |
| 印　　张 | 12.25 |
| 字　　数 | 304千字 |
| 版　　次 | 2024年9月第1版 |
| 印　　次 | 2024年9月第1次印刷 |
| 定　　价 | 128.00元 |

（版权所有，侵权必究，如有印装质量问题，由本社发行部调换）

## Editor List
## 编者名单

主编　刘远立　孙　静

编者　（按姓氏笔画排序）

　　　王智涛　付祎涵　刘远立　孙　静　杜昕昱

　　　李楚桐　吴其佑　宋圆圆　雷潜润

# 前　言

医药卫生高质量发展离不开医疗、医药、医保的三医联动，因此，党的二十大报告明确提出"促进医保、医疗、医药协同发展和治理"。《中共中央　国务院关于深化医疗保障制度改革的意见》提出"发挥医保基金的战略性购买作用，推进医疗保障和医药服务高质量协同发展"。医保基金战略性购买是指医保基金的管理者在目标上从单纯地控费转为积极地推动高质量发展，并且在职能上从被动型费用补偿转变为主动型服务购买，通过不断优化医保准入、医药定价、支付结算等"组合拳"的科学决策，最大限度地满足人民群众公平高效、安全优质的基本医药产品和服务需求。

众所周知，医疗保障是减轻群众就医负担、增进民生福祉、维护社会和谐稳定的重大制度安排。2022年，我国医疗卫生总费用约为8.5万亿元，占国内生产总值（gross domestic product，GDP）的7%，其中个人卫生支出占比27%，政府财政支出占比28.2%，社会卫生支出（主要是医保）占比44.8%。2020年，医保基金支出约占我国公立医院业务收入的70%。可见，医保基金无论是对于公立医院的生存发展，还是对于整个国家的卫生健康投入，都起着举足轻重的作用。近年来，我国全民医疗保障制度改革持续推进，建立起了世界最大、覆盖人群最广的医疗保障网，参保率一直稳定在95%以上。我国基本医疗保险待遇享受人次数由2013年的16.7亿人次增加到2022年的42.6亿人次。与此同时，2018—2022年，医疗救助总人次数也由1.33亿人次上升至2.2亿人次。全国"两定"机构数量由2018年的53.4万家（定点医疗机构19.3万家，定点零售药店34.1万家）增长至2022年的95.2万家（定点医疗机构49.5万家，定点零售药店45.7万家）。

在充分肯定成绩的同时，我们必须看到，我国医保体系还存在不充分、不平衡发展的问题，需要通过增量改革和存量改革加以解决。一个时期以来，受医保驱动的医改，其主旋律是控费降价，但过分强调控费降价带来以下3个方面的问题。

一是影响人民群众日益增长的优医、优药需求的满足。《我不是药神》这部电影之所以引起强烈的社会反响，就是因为它反映了人民对于"特效药""救命药"的巨大需求与药监部门和医保部门能否及时批准和纳入之间的矛盾。

二是影响医疗服务高质量发展，也不利于调动广大医务工作者的积极性。我们团队于2016—2021年在全国连续开展了5次"改善医疗服务第三方评估"，结果发现，医务工作者工作负荷大、职业风险高、薪酬待遇不及预期（实际收入与期望收入差距很大）。对薪酬待遇最不满意的是中青年医生，而这个群体恰恰是我国医疗行业的中坚力量。当我们在问卷调查中询问20多万医护人员"您认为提高职业认同感最重要的因素有哪些？"他们所列举的因素中，排在第一位的就是改善薪酬待遇。

三是限制了医药卫生这个关乎民生福祉、国家安全、宏观经济增长的重要行业的创新发展。《"健康中国2030"规划纲要》提出，健康产业要成为国民经济支柱性产业，到2030年健康服务业总规模要达到16万亿元。习近平总书记提出科技创新要在原有的"三个面向"的基础上增加"一个面向"——面向人民健康。然而，单纯控费降价并不能主动发挥好医保促进健康经济发展的重要杠杆作用。

"他山之石，可以攻玉"，针对以上问题，2022年以来，北京协和医学院卫生管理政策学院开展了"医疗卫生系统价值医疗体系"研究，将相关国际经验的研究作为重要任务之一。根据世界知识产权组织（World Intellectual Property Organization，WIPO）颁布的2019年全球创新指数排名（2019年主题为"打造健康生活——医学创新的未来"），本研究选取了创新表现高于发展水平预期及与发展水平相当的8个高收入国家（美国、日本、英国、德国、瑞士、韩国、加拿大、法国），以及中国，共计9个国家作为研究对象。系统梳理9个国家3类创新医药产品，包括创新药品、创新医疗器械（含体外诊断试剂）和数字疗法的公共保障准入和支付体系，形成本书。

本研究在我国"十四五规划"创新驱动发展国策的框架下，旨在从提高医药行业竞争力、可持续健康发展的角度出发，倡导医药公共保障体系在鼓励医药创新的政策生态体系中发挥作用，建立以医疗卫生系统价值为导向的创新医药公共保障准入与支付制度。

本书共分为3个部分。第一部分介绍了研究背景和研究方法，梳理了"十三五"以来我国医药产业向创新驱动转型、着力解决未满足的临床需求的重要政策，说明了研究对象、资料来源和分析方法。第二部分从全球实践角度，提取9个国家3类创新医药产品获批上市资料及公共保障准入资料，逐一系统梳理其公共保障准入与支付体系，总结每个国家创新医药产品的公共保障准入与支付体系特有的政策措施，提炼值得我国借鉴的国际经验，并提出完善我国医药创新公共保障、创建创新友好政策环境的建议。第三部分横向比较了9个国家3类创新医药产品获批上市数量、公共保障准入数量和时长及公共保障准入与支付体系的异同点，以及丙肝直接抗病毒药物获批上市和公共保障准入时间、数量和时长。

在本书的编写过程中，郭伟、颜建周、施李正、郭武栋、熊先军、Junwen Zhou、Yaling Yang、李伟参与了"实践"部分的审稿工作，在此表示感谢！

希望本书能够对读者有所启发，同时也恳请读者及时给我们提出批评意见和建议。我们希望本书能为促进医疗、医药、医保协同发展和治理作出贡献。

刘远立

2024年1月

于北京

# Contents

# 目　录

# 第一部分

# 理　论

# 第1章

# 研究背景

党的十九大报告提出，我国社会的主要矛盾已转化为人民日益增长的美好生活需要与不平衡、不充分发展之间的矛盾。这一关系全局的历史性变化，给我国各行各业的发展方向提出了新要求。《中华人民共和国国民经济和社会发展第十四个五年规划和2035年远景目标纲要》提出，要坚定不移贯彻创新、协调、绿色、开放、共享的新发展理念，以改革创新为根本发展动力，以满足人民日益增长的美好生活需要为根本发展目的。当前，我国医药卫生领域的主要矛盾就是人民对健康的需求与卫生事业发展的不平衡、不充分之间的矛盾。化解这一矛盾，需要发展创新驱动的医药产业，着力解决未满足的临床需求。我国《"十四五"医药工业发展规划》明确指出，医药工业是关系国计民生、经济发展和国家安全的战略性产业，是"健康中国"建设的重要基础。这一时期是我国医药工业向创新驱动转型的关键时期。建立创新友好的政策环境，促进旨在解决未满足的临床需求的医药企业蓬勃发展，是创新驱动国家发展战略在医药领域的有力实践。

促进创新驱动医药产业发展的另一深层次意义还在于，随着生命科学基础研究不断取得突破性进展并引领创新前沿，社会需求推动医药研发的模式不断演变，学科交融促进高新技术深刻变革，医药创新正在进入革命性变化时代。特别是2019年新冠病毒感染全球大流行以来，医药产业发展和创新对社会经济发展，甚至对国家安全的战略意义更加重要，已成为全球国家发展战略的制高点之一。医药创新能力更是国家综合实力的重要组成部分和不可或缺的强国要素。新的国际形势对我国医药产业发展和创新提出了更高要求。除满足我国未满足的临床需求外，凭借具有自主知识产权的原创医药产品在全球医药产业链中占据一席之地，特别是在对国家安全构成威胁的领域，以技术领先获得国际话语权，是我国医药产业在新的历史发展阶段的另一战略目标。

我国通过国家"重大新药创制"科技专项确立了3000多项针对十大类重要疾病的药物研发，在创新药物的研究、品种改造、平台建设、孵化基地、关键技术等方面全面布局。截至2018年年底，该项目通过近200亿中央财政投入，引导和催化社会资本，为推动自主医药创新发挥了重要作用。2013年以来，在党中央和国务院明确顶层设计和坚定不移的推动下，国家药品监管部门进行了药品和医疗器械审评审批制度改革并不断深化，推动了创新生物医药企业的涌现与快速发展，也促进了我国医药企业创新转型。具有临床价值的创新药品在我国的审评审批时间大幅缩短，使我国患者能更快使用国际最新医药科技研发成果。药品监管理念的转变和监管机制的创新，营造和优化了鼓励创新的良好社会氛围和监管环境，获批上市的创新药品连年增加。我国对全球医药研发的贡献已跻身"第二梯队"，对全球研发管线产品数量的贡献跃至约14%，仅次于美国。为了鼓励医疗器械研发创新，推动医疗器械新技术的推广和应用，促进医疗器械产业创新发展，国家药品监督管理局（National Medical Products Administration，NMPA）建立了"创新医疗器械特别审查程序"，实施"医疗器械优先审批程序"，对临床急需的产品采取优先审批，加快创新器械的注册速度，优化医疗器械审评审批工作，明显缩短了创新和临床急需医疗器械的上市时间，激发了医疗器械企业创新研发的积极性。

创新医药产品从获批上市到真正惠及患者，还需要解决经济可负担问题。在越来越多的创新医药产品价格持续快速攀升，公共保障体系不完善的情况下，只有少数患者个人能负担得起高昂的费用。让有临床需求的广大患者都用得起创新医药产品，需要完善公共保障体系，提高患者使用创新医药产品的经济可及性。我国创新医药产品的总体支出还落后于发达国家。2021年，全球创新药品销售额为8300亿美元，其中美国占比超过50%，欧洲5个国家占比达16%，日本、韩国占比达8%，我国仅占3%。美国创新药品销售额占药品总体销售额的比例达80%，我国创新药品销售额占药品总体销售额的比例只有18%。我国在提高创新医药产品支出方面尚有空间。

制定公共保障政策时，需要关注创新医药产品对患者、医疗卫生系统及社会带来的多重价值。医药创新产品除包括可提高癌症患者生存率的产品外，还包括大量可提高生活质量的产品，以及通过避免手术治疗、住院治疗和长期护理，提高治疗依从性和安全性，预防疾病进展，减少医疗费用的产品。创新医药产品的经济价值还间接地体现在医疗体系之外，即降低疾病带来的社会成本，如恢复患者正常工作能力、提高生产力等。

创新药品的生命期经历上市许可制度监管下的临床前基础研究和临床研究，医药卫生筹资框架下的公共保障制度遴选、准入和保障，医药卫生服务监管制度下的流通、采购、处方调剂、治疗和上市后监测（图1-1）。各环节均具有牵一发而动全身的特点。每个环节的监管政策都会直接影响创新药品整个生命期的长度与市场表现。激励医药创新需要国家顶层设计和统筹安排，需要药监、卫生、医保、税收、财政、科研、教育等各部门聚力协同，创建有利的政策环境。既要让医药创新企业通过市场回报得到合理补偿和激励，还要让广大患者切实得益于政策红利。实现医药创新的终极目标，即人民健康和产业可持续发展，是决策者需要回答的核心问题。

我国在国家层面对医药创新的公共保障探索始于2016年，首次通过价格谈判将3个创新药品纳入医保目录。截至2023年年底，已连续8次通过国家药品价格谈判将创新药品纳入国家医保目录。从2019年开始，国家医保目录年度动态调整机制形成，纳入的创新药品数量不断增加，速度明显加快。一大批临床价值高、患者获益明显、经济性优良的创新药品纳入医保支付范围。新冠病毒感染流行期间，实现了创新医药产品的多元化供给，充分发挥市场作用，探索由创新药企业自主定价，医保临时支付的政策。在各地医保推行高效的医保支付机制，逐步实行按疾病诊断相关分组（diagnosis related groups，DRG）付费和按病种分值付费（diagnosis-intervention packet，DIP）等打包支付方式改革的背景下，为促进通过国家价格谈判纳入医保目录的创新药品在临床落地，部分地方医保探索了创新药品、医疗器械和医疗服务项目单独据实支付政策。部分地区还对通过国家价格谈判纳入医保目录的药品免去起付线和医保支付前的个人先行自付。

目前，国家医保局已开始指导各地及时将符合条件的创新医用耗材按程序纳入医保支付范围。在高值医用耗材集中带量采购过程中确定带量比例时，留出一定市场，为创新产品开拓市场提供空

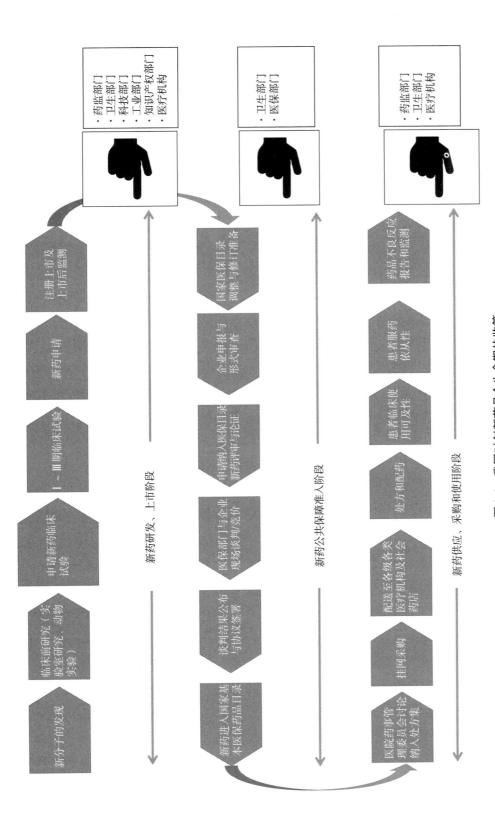

图 1-1 我国对创新药品全生命期的监管

间，既降低群众负担，又助力创新医疗器械产业创新发展。部分地区为支持创新医药产品的临床应用，开始着手完善创新药械纳入商业医疗保险推荐机制。

2020年开始，陆续有符合数字疗法（digital therapeutics，DTx）定义的软件器械在我国获批上市。我国颁布了多项支持数字健康创新发展的规划。《中华人民共和国国民经济和社会发展第十四个五年规划和2035年远景目标纲要》对发展数字健康产业做出明确部署和大力扶持。《"十四五"生物经济发展规划》提出要提高临床医疗水平，拓展数字疗法等先进治疗技术临床应用。部分地区已经在谋划数字疗法产业发展。海南省将"探索数字疗法先行试用"列入"十四五"数字健康发展主要任务之一，明确发展数字疗法产业的若干政策细节，提出将数字疗法打造成海南健康产业高质量发展的"新引擎"。杭州市积极探索发展数字疗法的新模式，推出加强医疗保障体系对创新医药产业应用的支撑，推进数字健康融合发展，支持本地医疗机构参与数字疗法产业购买服务试点等政策，并创建了国内首家数字疗法产业园区。

整体而言，我国在培育自主医药创新和建立医药创新友好政策环境方面取得了一定进步，但仍有大量未满足的临床需求。我国医药产业发展正处于向欧美等第一梯队迈进的重要历史节点。创新医药产品的公共保障政策是促进医药创新政策环境的一个重要组成部分。我国需要高瞻远瞩，汲取先进体系通过公共保障政策培育医药创新的经验。

# 第 2 章

# 研 究 方 法

## 一、研究对象

### （一）创新医药产品类别

本书纳入分析的创新医药产品包括创新药品、体外诊断试剂（in vitro diagnostic regeant，IVD）和数字疗法，共3种类型产品。创新药品是指含有新的有效成分的药品或复方制剂，包括化学药和生物药；不包括新适应证、新剂型、新给药途径和改变适用人群等情形，不包括化学通用名药、生物类似药；排除疫苗、血液制品、致敏试验制剂、基因和细胞疗法，以及多数公共保障不覆盖的美容产品和非处方药。

### （二）国家

根据WIPO颁布的2019年全球创新指数排名，本书选取了创新表现高于发展水平预期及与发展水平相当的8个高收入国家（美国、日本、英国、德国、瑞士、韩国、加拿大、法国），以及中国，共计9个国家作为研究对象。根据Pharmaprojects数据库（2017年），这9个国家的创新药品在研产品对全球贡献最高，美国对全球创新贡献率高达48.7%，位居榜首且独占第一梯队，遥遥领先于其他国家；日本、英国、德国、瑞士、韩国、中国、加拿大、法国位居第二梯队，创新贡献率3% ～ 10%。

### （三）观察时间

2018—2022年。

## 二、资料来源

### （一）系统的文献检索

以"药品、体外诊断试剂、数字疗法、医保目录、公共保障准入、报销、定价、支付标准"为中文检索词，以"medicines，drug，in vitro diagnostics，IVD，digital therapeutics，DTx，reimbursement list，public funding coverage，reimburse，pricing，reimbursement price"为英文检索词，在PubMed、MedReading、中国知网、万方数据、维普等文献数据库进行已发表文献的系统检索。在初步检索获得的文献基础上，采用滚雪球的方式，进一步检索文献中引用的相关文献。另外，在各国药品监管、卫生和公共保障等政府部门及其技术机构的官网分别检索创新药品、体外诊断试剂和数字疗法的定义，医药公共保障体系基本情况，创新医药产品公共保障准入体系与支付标准确定方法和流程，以及相关法律、法规、部门规章和指南。

### （二）药品上市许可及公共保障准入数据库

基于各国药品监管机构、卫生和公共保障政府部门及其技术机构建立的上市许可、公共保障准入数据库，提取研究时间内的创新药品、体外诊断试剂和数字疗法获批上市及公共保障准入资料。提取的资料包括产品的通用名称、商品名、生产厂家、适应证、治疗类别、获批上市时间和公共保障准入时间。

### （三）知情人访谈

采用半结构化访谈提纲，对医药公共保障政策制定者、国外及国内创新医药企业、医疗机构管理者、临床医生、慈善组织和商业医保企业等各利益相关方，以及国际医药创新组织和其他研究者开展线上、线下访谈。访谈主要包括以下内容：①各国创新医药产品（药品、体外诊断试剂、数字疗法）公共保障准入和定价标准、流程和时限。②各国鼓励医药产品创新的公共保障和支付相关政策及值得我国借鉴学习的措施。③国内各利益相关方在创新医药产品公共保障和支付相关政策落地过程中面临的问题。

访谈由课题负责人主持，访谈前向访谈对象详细说明研究目的、内容和过程，双方签署知情同意书。访谈过程每次60 ～ 120分钟。访谈结束后24小时内整理访谈记录，根据研究问题及呈现出的相似观点分析整理和归纳总结。

## 三、分析方法

### （一）专题小组讨论

以线下会议室或线上会议形式进行，围绕9个国家对创新医药产品的认定、公共保障准入路径、具体的准入评估方法、定价策略及支付标准，分主题讨论文献研究的发现，统一国家实践和横向比较部分的呈现方式和呈现框架。

### （二）叙事分析

基于研究获得的文献资料、网站信息及访谈文本资料，系统梳理每个国家每类产品的公共保障准入和支付体系。

### （三）比较分析

1. 在国家实践部分，对9个国家3类创新医药产品的定义、公共保障准入流程及时限和支付标准确定方法、鼓励创新的政策措施分别进行回顾及叙事性描述。对研究时间内9个国家每年获批上市的每一类创新药品、体外诊断试剂及数字疗法产品的治疗类别、数量、获批上市和公共保障准入时间及间隔时长，以简表形式进行描述性统计分析。以丙型肝炎（简称"丙肝"）为案例，采用相同的描述性统计分析方法，分析比较9个国家丙肝直接抗病毒药物（direct-acting antiviral agent，DAA）获批上市和公共保障准入情况。

2. 在国家实践叙事性描述的基础上，提炼、总结3类创新医药产品在各国公共保障准入和支付政策体系的共性。以可视化图表形式横向比较9个国家准入流程及时限和支付标准确定方法、鼓励创新的特色政策措施，以及创新医药产品和丙肝DAA在各国获批上市和公共保障的准入情况。

# 第二部分

# 实　　践

# 第 **3** 章

# 日 本 实 践

## 一、创新医药产品定义

### （一）创新药品

日本《药品医疗器械法》的药物将新药定义为有效成分、剂量、用法、用量、疗效、作用等与已获得批准的药物显著不同的药物，包括具有新有效成分、新药用组合、新给药途径的药物，具有新疗效和新适应证的药物，以及具有新剂型的药物。

日本公共保障准入和定价对新药有诸多鼓励性政策，创新程度决定定价的加算（通常为5% ～ 120%）。新药创新程度根据是否有新的作用机制、有效性和安全性如何、是否改善目标疾病的治疗及是否有更优的药物配方进行判断。

2014年，日本颁布先驱审查战略（strategy of SAKIGAKE），由厚生劳动省（Ministry of Health, Labour and Welfare，MHLW）联合药品和医疗器械管理局（Pharmaceuticals and Medical Devices Agency，PMDA）在临床前研究和Ⅰ/Ⅱ期临床试验等阶段为企业提供技术支持。该战略涵盖临床前研究、临床试验、上市审批、公共保障准入及定价、上市后监管、企业环境及出口指导等，旨在加快创新药品、医疗器械和生物制品的上市许可和公共保障准入审查，推进创新医药产品在日本的应用。药品监管机构和公共保障准入机构在创新医药产品的研发阶段为药品和医疗器械企业提供技术支持，将公共保障准入审查时间缩短了一半。先驱药品的认定标准见表3-1。

表3-1 先驱药品认定标准

| 药品分类 | 认定标准 |
| --- | --- |
| 突破性治疗药品 | 有与以前批准的药物不同的新的作用机制 |
| | 有与以前批准的药物相同的作用机制，但是首次申请新适应证 |
| | 使用新的药物递送系统 |
| 目标为严重疾病的药品 | 严重危及生命的疾病 |
| | 无法根治且症状（造成社交困难）持续存在的疾病 |
| 对目标疾病具有极高疗效的药品 | 没有现有的治疗/诊断，或预期疗效较现有治疗/诊断有显著提高（包括预期安全性有显著提高的情况） |
| 在日本早期开发，上市申请先于世界（具有与日本相同批准制度的国家）或在日本同时提交（在第一个国家提交30天内的申请应被视为同时申请）的药品 | 在日本进行的首次人体试验 |
| | 在日本进行的概念验证试验 |

本书纳入分析的日本创新药品相关数据为含有新有效成分的药品或复方制剂，包括化学药和生物药；不包括新适应证、新剂型、新给药途径和改变适用人群等情形，不包括化学通用名药、生物类似药；排除疫苗、血液制品、致敏试验制剂、基因和细胞疗法，以及多数公共保障不覆盖的美容产品和非处方药。

### （二）创新医疗器械（包括体外诊断试剂）

日本《药品医疗器械法》将医疗器械定义为具有明确结构、使用方法、作用和性能的医疗产品，用于诊断、治疗或预防疾病或对人体结构获得功能施加影响。体外诊断试剂由系统和试剂2个部分组成，依据医疗器械的规则进行监管。符合创新条件的体外诊断试剂可享受先驱审查战略的支持。创新医疗器械（包括体外诊断试剂）必须同时满足4项要求。

#### 1. 创新性

原则上应采用新原理，体外诊断试剂应采用新测量原理或创建新测量项目。

#### 2. 目标疾病的严重性

用于可能危及生命的严重疾病，或无法根治且症状持续存在的疾病。

#### 3. 对目标疾病的疗效

目标疾病目前没有诊断或治疗方法，或者预测诊断或治疗方法有大幅改善（也包括显著提高安全性）。

#### 4. 日本先于其他国家开发并应用的意愿

重视在日本早期开发与应用的新技术和产品，在全球范围内首先在日本提交上市申请（可以在其他国家同时提交）。基于非临床试验结果，预期具有一定疗效，优选在日本开展临床试验的产品。

### （三）数字疗法

日本厚生劳动省颁布的《医疗器械指南》将数字疗法定义为有助于诊断、治疗和预防疾病的软件程序。大部分数字疗法既可以由医护人员使用，又可以在医护人员监督下由患者直接使用。这类应用程序按 Ⅰ～Ⅳ 类医疗器械监管。

## 二、医疗保障体系及创新医药产品的公共保障概况

### （一）医疗保障体系

日本的医疗保障体系主体为全民强制性社会医疗保险。不同年龄和职业的参保人参加相应的法定医疗保险，特点是覆盖全民、自由选择医疗机构、医疗费用低廉、医疗水平高、以政府财政投入为主。在日本永久居住或连续居住3个月或更长时间的公民/非公民都需要参加法定医疗保险。法定医疗保险包括雇员保险、国民健康保险（national health insurance，NHI）及75岁以上高龄老年人医疗保险3种制度，筹资来源不同，但享受统一的医疗服务项目。雇员保险适用于企业雇员和公务员，保障对象覆盖雇员本人及其符合被扶养人条件的家属；高龄老年人医疗保险自付费用较其他制度更低，年满75岁自动转为这一制度的被保险人；NHI的保障对象包括自由职业者、75岁以下的退休老年人、农民等其他不符合第一/二类参保条件的人。

雇员的医保缴费与工资挂钩，用人企业和参保人各负担一半；高龄老年人的保费根据收入情况确定；NHI保费根据每户家庭收入、资产、家庭人数等情况确定。不同年龄的自付比例不同。75岁或以上，自付10%（收入与在职员工相当的人，共付比例为30%）；70～74岁，自付20%（收入与在职员

工相当的人，共付比例为 30%）；义务教育开始至 69 岁，自付 30%；义务教育学龄前，自付 20%。

患者接受医院、诊疗所、药局等医疗服务提供机构提供的诊疗服务后，只支付个人应承担的自付费用。医疗服务提供机构向审查支付机构（社会保险诊疗报销支付基金、国民健康保险团体联合会）提出诊疗报销申请，通过审查后，医疗保险方将费用支付给审查支付机构，再由审查支付机构为医疗服务提供机构报销诊疗费用。医药产品的公共保障准入评审由厚生劳动省和中央社会保险医疗委员会（Central Social Insurance Medical Council，Chuikyo）共同完成。日本通过高费用医疗福利制度返还个人超出自付金额上限（根据年龄和收入）的患者自付费用，以实现医疗公平。

日本有多种商业健康保险，如重疾险、癌症险、女性健康险和长期照护险等。商业健康保险作为社会医疗保险的补充性保障，保障形式以现金赔付为主，参保人使用少数特定医疗服务和药品时，商业保险公司可以直接支付给医疗服务提供方。由于日本社会医疗保险的保障水平很高，客观上挤压了商业健康保险的发展。2004 年开始允许商业保险支付特定的公共保险未覆盖的技术和服务。人口老龄化、技术进步等因素给公共医疗保障的可持续带来压力，为商业健康保险的发展留出"缝隙"。

**（二）卫生技术评估发展历史**

2016 年，日本厚生劳动省为了应对医疗支出上升，实施为期 3 年的卫生技术评估（health technology assessment，HTA）试点，基于比较成本效果分析，对价格高的创新药品和医疗器械做出价格调整。试点期间对 7 种药物（5 种用于丙肝，2 种用于癌症）和 6 种医疗设备进行了比较成本效果分析。为了激励创新，日本从 2019 年开始正式实施 HTA，对预算有重大影响的新药和新器械采用基于增量成本效果比值的定价方法，允许比较成本效果好的创新医药产品上调价格。日本健康医疗经济评估研究中心（Center for Outcomes Research and Economic Evaluation for Health，Core 2 Health，C2H）和 Chuikyo 承担 HTA 工作。

**（三）创新药品的公共保障**

日本《药价基准目录和通用名药相关信息》类似我国的医保目录，包含日本医保覆盖的药品和支付价格。医生在提供医疗服务时，原则上须使用该目录内的药品。药价基准目录涵盖处方药。不涵盖体外诊断试剂、改善生活质量的药物（如勃起功能障碍治疗药、男性脱发药、紧急避孕药等）、疫苗（狂犬疫苗及部分乙肝疫苗除外）等。非处方药不在医保支付范围内。每个药品的报销支付价由厚生劳动省统一制定，并且每 2 年进行动态调整。全国各地的医院、诊所或药店必须以此价格销售医保目录内的药品。

**（四）创新医疗器械（包括体外诊断试剂）的公共保障**

日本体外诊断试剂的公共保障在 1987 年后变化较大。日本厚生劳动省依据《医疗用具及体外诊断试剂的保险准入规则与处理》，对体外诊断试剂的公共保障重新评估。在诊疗报酬修改中，针对以前只有"新测量项目"的"E3 提交"，2014 年，追加了"改良项目"；2016 年，将体外诊断试剂从医疗器械中分离出来，进行单独审评；2018 年，明确了体外诊断试剂纳入医疗保险的申请表，修订了评估类别，简化了申请 E2 类别的程序。日本厚生劳动省根据疾病、治疗方法、检查制定报销价格。这些价格以"诊疗报酬点数表"的形式表示（1 个点数相当于 10 日元）。医疗机构收费必须以日本厚生劳动省、Chuikyo 指定的"诊疗报酬点数表"为基准。创新体外诊断试剂的价格包含在诊疗报酬的技术费用中，而非单独向患者收费，检验项目的价格则根据具体项目而定。

**（五）数字疗法的公共保障**

2022年，日本发布了医疗器械软件在医疗保健方面的数字转型行动战略，支持发展数字疗法，讨论公共保障支付等相关问题，但具体的支付方案迄今尚未明确。

## 三、创新医药产品的公共保障准入与支付标准

### （一）药品

#### 1. 准入路径与时限

新药在日本获批上市后，企业首先向厚生劳动省提交申请医保准入的资料。资料包括企业基本信息、药品疗效和用法用量、企业报价和价格计算依据（包括与参照药品比较和适宜的价格调整）、国际市场价格、经济学数据、目标患者群体及上市后首个5年市场预测等信息。

厚生劳动省与Chuikyo药价专业委员会初步制定医保支付价格，召开第一轮会议，申请企业可提出意见。药价专业委员会审核是否应采用与参照药品相似的定价方法，评估药品经济学数据，检查方案是否需要调整，以及参照药品是否适用等。药价专业委员会成员投票决定价格计算方案。

负责药价计算的机构在初步制定的医保支付价格的基础上进行第一轮药价计算。如果企业同意该价格，由Chuikyo审核、确认并公开纳入医保目录的时间。如果企业不同意，需要提交说明和理由，由负责药价计算的机构进行第二轮药价计算。如果企业仍然不同意，药品将无法纳入医保目录，但可在下一次增补期再次提交申请（图3-1）。

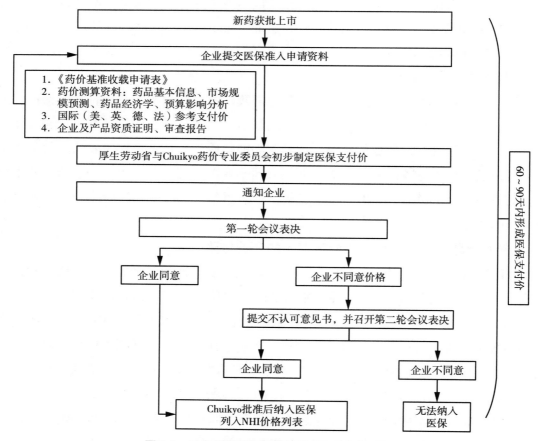

**图3-1　日本创新药品公共保障准入路径与时限**

日本每年召开4次新药医保准入会议，分别在2月、5月、8月和11月，与《药品管理法》规定的审批时间相对应。新药进入医保目录的时间原则上为批准后60天内，最迟90天内。

### 2. 支付标准确定方法

（1）医保支付价格计算：新药的医保支付价格根据有无参照药品（适应证、药理作用机制、化学成分、相似的给药途径）及新药与参照药品的有效性比较结果确定。有参照药品的，根据药品的创新性、突破性、适应证人群大小、是否为儿童用药、是否可认定为先驱医药品等条件给予不同的价格加算。同一治疗类别内有3个以上已上市类似药品的，不给予价格加算。无参照药品的，根据其制造成本、销售费用、管理费用、研发费用、营业利益、流通费用和消费税作为药价核算基础，给予价格加算，并结合国际参考价格（美国、英国、德国、法国）合算医保支付价格（图3-2）。

1）有创新性的新药价格加算：Chuikyo组织专家评价新药是否具有创新性、疗效及安全性改善，根据评价结果，在参照药品价格的基础上进行各类创新加算，调整不同规格药品的价格，与国际参考价格平均价比较，最终形成药品的医保支付价格。创新性和突破性判定标准为临床上具有有效的新作用机制，比参照药品有更高的有效性或安全性，目标适应证或损伤的治疗方法得到改善，可获得70%～120%创新性价格加算。安全性和有效性好，改善现有的治疗方法，比参照药品更具有医疗有用性的，可获得5%～60%有用性价格加算，治疗方法得到改善的适应证越多，价格加算比例越高。

罕见病用药由于市场规模小，另行规定药品价格加算方法。此外，日本还对儿童用药和一些特殊用药实行价格加算。按照《药事法》规定，主要适应证为罕见病的药品可获得5%～20%市场性价格加算。主要适应证或该适应证的用法、用量明确包含针对儿童（包括婴儿、幼儿、新生儿及低出生体重儿）疾病诊断、治疗、预防的药品，可获得5%～20%儿童用药价格加算。全球首先在日本获得上市许可、纳入先驱审查机制的，可获得10%～20%先驱价格加算。2022年后，增加了特定用途价格加算，针对儿童或高度未满足的临床需求，且未获得市场有用性价格加算或儿童用药价格加算的新药，如治疗或预防由耐药病原体引起疾病的药物，可获得5%～20%特定用途价格加算。

2）无创新性的新药与参照药品比价：被评估为缺少创新性的新药，将新药与参照药品过去几年的价格比较，取最低价格。缺少创新性的新药（同一治疗类别内有3个以上已上市类似药品，药理作用类似的药品，最早纳入医保目录达3年以上的药品）不给予价格加算。目前，日本市场中有2/3的新药不能获得价格加算。

3）无参照药的产品采用原价计算方式：无合适参照药品的新药采用成本计算方式确定医保支付价格。根据每单位药价的生产成本、研发成本、运营成本加成、流通加成、消费税（含地方消费税）计算药品价格。价格加算基于企业提供的成本信息的透明度。2023年前，成本信息披露大于80%的，可获得价格加算；成本信息披露50%～80%的，可获得60%价格加算；成本信息披露不足50%的，削减80%的价格加算。从2023年开始，成本信息披露不足50%的，将无法获得价格加算。

无论是采用参照药品比价方式还是成本计算方式确定新药医保支付价格，都要调整不同规格药品的价格，并基于国际参考价平均价格调整，得到最终的医保支付价格。原则上经过规格调整的药价计算值不低于国际参考价平均价的75%，不高于国际参考价平均价的125%。

（2）基于卫生技术评估的医保支付价格调整：新药医保支付价格确定后，需根据C2H的成本效果评价结果进行价格调整。除罕见病（如指定的顽固性疾病、血友病或艾滋病病毒感染）用药或儿

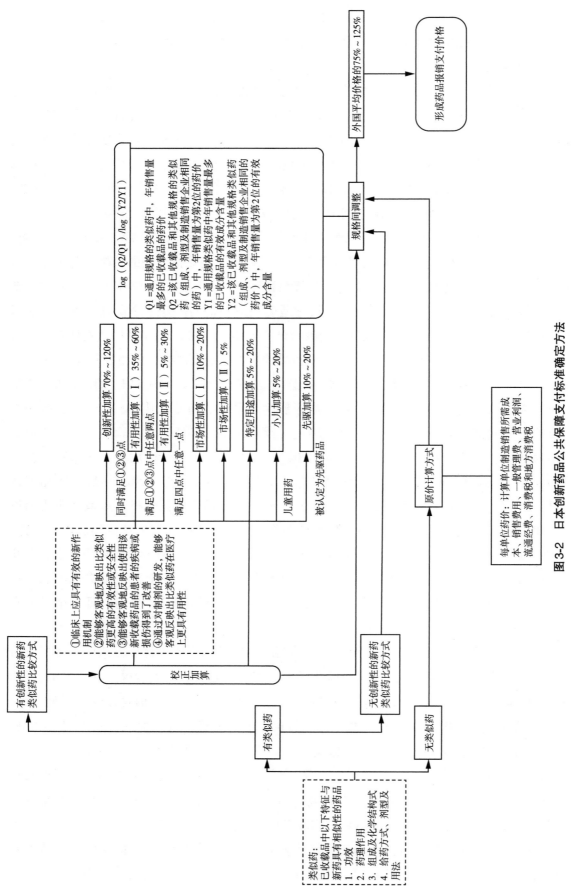

图3-2 日本创新药品公共保障支付标准确定方法

童用药可免除成本效果评价外，表3-2列出的五类药品均须通过成本效果评价调整价格。成本效果评价结果并不用于医保目录准入决策，而是作为调整药品价格的依据。

表3-2　成本效果评价产品类别

| 分类 | 等级 | 选择标准 |
| --- | --- | --- |
| 新列入医保目录的药品 | H1 | 估计年销售额≥100亿日元 |
| | H2 | 估计年销售额为50亿～100亿日元 |
| | H3 | 价格明显高（没有明确的定义，单价是几百万日元或更高被认为符合这一规定），需要重新评估，完成成本效果评价后发现有重大影响的强有力的新证据 |
| 已列入医保目录的药品 | H4 | 年销售额≥1000亿日元或以上，价格明显较高。成本效果评价发现了重要的新证据，需要重新评估 |
| 参照药品 | H5 | 药品价格是相对于H1至H4分类的产品计算的 |

成本效果评价作为对现有定价规则的补充，主要针对对预算有重大影响的创新药品。分类为H1至H4的药品须进行成本效果分析，H5的产品无须进行成果效果分析，其价格主要根据参照药品的评价结果调整。价格调整的整个过程需要15～18个月。企业进行价格调整前，需与学术分析小组就分析框架（如范围、数据选择）进行协商，提交分析框架建议后，专家委员会确定分析框架，企业须在9个月内完成相应分析。企业分析结束后，由C2H与国内多家学术机构协调，建立学术分析小组，在3个月内对提交的分析进行审核。如果企业分析有问题，学术分析小组须在3个月内重新进行学术分析，完成评价和价格调整。专家委员会由卫生经济学、临床医学、生物统计学、临床流行病学和生物伦理学方面的专家组成。

企业可以参加分析会议并表达意见。企业和学术分析小组都必须遵守C2H研究团队在2018年制定的成本效果评价指南。专家委员会判断产品是否符合需特别考虑因素后，Chuikyo确定成本效果评价最终结果，并根据专家委员会的建议进行价格调整。特别考虑因素包括适应证是否为罕见病、儿科适应证和肿瘤。

增量成本效果比值低于每质量调整生命年（quality adjusted life year，QALY）500万日元的，不需要调整价格。增量成本效果比值在每质量调整生命年500万～750万日元的，价格调整率逐步增加。增量成本效果比值超过每质量调整生命年1000万日元的，按最大比率调整价格。具有特殊考虑因素的产品，增量成本效果比值的阈值设置为750万日元。

（3）市场扩张调价（market expansion spillover rule）：除每年调整医保支付价格外，药品的实际年销售额超过阈值或实际年销售额与预测年销售额比值超过阈值的，也需要下调价格。这种因某药品市场扩张而触发的价格下调不但会影响市场扩张的药品本身的价格（直接下调），还会波及同一治疗类别内的其他类似药品（间接下调）。因此，被直接或间接下调医保支付价格的药品，可获得一次4年的宽限期，宽限期内价格不再下调。

（4）价格维持加算（price maintenance premium，PMP）：为了给予首创（first-in-class）、新作用机制和罕见病用药等突破性创新更多激励，2010年，日本为专利药建立了PMP机制，专利期内的新药可免除医保支付价格年度调整。最初的补偿性PMP只给予罕见病用药、应政府要求开发的药品、因临床价值优异获得创新性或营业利润价格加算（operating profit premium）的药品，以及首创、新作用机制药品（包括首创药品上市后3年内上市的具有类似临床效果的药品）。另外，只有按厚生劳动省制定的标准（包括临床试验数量或获批上市的新药数量）排名前25%的药企在满足上述条件时，才可100%获得PMP，其他企业只能获得缩减的PMP。只有约50%的新药因市场扩张而面临价格下调，药企普遍认为PMP的作用有限，很难补偿年度价格下调。2023年，厚生劳动省扩展了PMP的范围。初始上市时不符合以上PMP资格的药品，增加新的适应证后，也能获得PMP，专利保护期到期后才会修订价格。非排名前25%的药企除获得按改革前政策给予的PMP，还可以获得额外加算，以补偿95%的年度价格下调，旨在使专利药尽可能维持在较高价格水平，加强对创新药的价格激励。

（5）罕见病用药项目（orphan drug designation program）：厚生劳动省意识到，日本目前研发和上市的罕见病用药比欧美少。从2024年开始，为了进一步激励新药研发，增加罕见病用药认定，被认定为罕见病用药的新药，除可获得PMP和市场有用性加算，还可为其部分研发成本申请政府补贴和税收减免。

### （二）医疗器械（包括体外诊断试剂）

#### 1. 医疗器械公共保障准入分类

日本基于医疗器械产品的结构、用途、功效和有效性与现有产品的相似性，通过功能类别系统（functional category system）按不同类别将医疗器械纳入医保。不同类别的医疗器械医保准入的申请时间、申请材料和申请流程不同。

Ⅰ类：非特殊指定医用材料（non-special designated treatment material，non-STM），如CT机、磁共振成像仪等，可重复使用，作为"技术费用"的一部分报销，包含A1、A2、A3、C2。

Ⅱ类：特殊指定医用材料（special designated treatment material，STM），如起搏器、人工关节等，只能单次使用，按照单位价格进行报销，包含B1、B2、B3、C1。

Ⅲ类：再制造医疗器械，此类医疗器械是在已纳入公共保障的原型医疗器械的基础上改进，功能有所改变。

Ⅳ类：不适用于医保报销的器械。

A为使用现有技术费用代码（包含A1、A2、A3），B为使用现有功能类别代码（包含B1、B2、B3），C为创建新代码（包含C1、C2）（图3-3）。

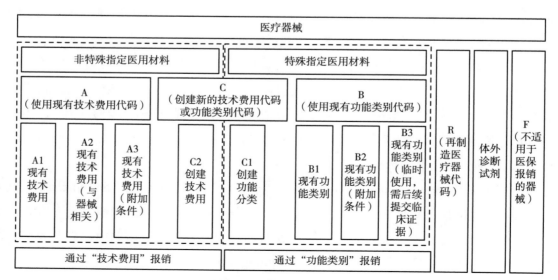

图3-3 日本医疗器械公共保障准入分类

**2. 体外诊断试剂准入路径与时限**

体外诊断试剂在日本按医疗器械监管，但其医保准入有单独的审查路径及定价标准，准入结果与常规医疗器械分开公布。体外诊断试剂获批上市后，企业需在申请医保准入之前，向厚生劳动省医政局经济科医疗器械政策办公室咨询，提供目标疾病的概要及现有检查方法及问题、申请产品改善现有问题的情况、测量精度差异、与现有技术的差异、参照使用现有技术的代码及价格设定、期望价格等材料。

企业咨询后，厚生劳动省医政局经济科给出申请路径建议。体外诊断试剂的申请路径包括E1类（现有项目，测定项目和测定方法已被纳入医保的品目）；E2类（现有项目，但测定方法更新的品目）；E3类（测定项目通过新的产品或技术改良，具有临床意义、便利性提高）。现有项目指在厚生劳动省发布的"诊疗报酬分数表"中已经收录的测量项目（方法）。临床意义的提高指与现有项目相比，新体外诊断试剂灵敏度提高、疾病判断更准确、在临床试验中的治疗方法得到了客观认可等。便利性的提高指通过新方法或对现有方法的改良，增加了临床效果和经济性。

（1）E1类产品提交路径：企业向厚生劳动省提交"保险适用希望书"（包括附加文件）后，厚生劳动省在20天内直接发布保险适用的通知。无须审查。

（2）E2、E3类产品提交路径：企业首先向厚生劳动省提交"保险适用希望书"（包括附加文件），通过厚生劳动省医政局经济科确认和修正后，再次提交修改版"保险适用希望书"（包括附加文件），进入厚生劳动省受理阶段。E2、E3类产品应自提交月份的次月1日起，5个月内发布保险适用的通知。

企业需在医疗器械政策办公室的建议下，为厚生劳动省保险局医疗科听证会准备演示文稿。医疗科是负责诊疗报酬、上门照护疗养费等相关事宜及Chuikyo事务的部门，负责确认申请产品是否在合理的功能分类中，以及是否可以推进专业组织的审查等。

在医疗科听证前，企业向厚生劳动省医政局经济科医疗器械政策办公室提交审查资料。医疗科听证当天，需携带纸质版审查资料，并向医疗科进行20分钟左右的展示，后由医疗科提问40分钟左右。听证后，企业提交听证的概要笔记和"指出事项确认书"（听证时未能回答项目的确认和需要补充的数据），并在医疗器械政策办公室的建议下准备"意见表明材料"（第一次专业组织审查所需的演示文稿）。

审查前，企业向医疗器械政策办公室提交"意见表明材料"，企业展示申请材料后接受专业组织审查提问。此阶段企业可向专业组织的委员发表意见。审核后，专业组织将决策方案（准入/不准入的决定）通知企业。

（3）未通过审批的E2、E3类产品：对决定方案有异议的，只能接受1次复审。如果企业希望重新审查，应在收到建议决定通知后7个工作日内，向医疗器械政策办公室提交"保险适用不服意见书"。如果被认为难以将所依据的材料连同"保险适用不服意见书"一起提交，则提交材料的截止日期将延长至自"保险适用不服意见书"提交之日起14个工作日内，之后进行第二次专业组织审评并通知决策方案。

（4）通过审批的E2类产品：在做出保险适用决定当月的次月1日纳入医保报销范围。

（5）通过审批的E3类别产品：Chuikyo将举行讨论会议。会议由国民健康保险相关部长和员工、相关产品领域专家共同讨论后，以"通过"或"未通过"议题的形式得出结果。会议的过程及结果以会议记录和视频的形式在厚生劳动省网站公示。E3类产品在Chuikyo做出保险适用决定的次月1日纳入医保报销范围。对于E2和E3类产品，不断简化申请程序，以确保患者尽早获得先进体外诊断试剂产品（图3-4）。

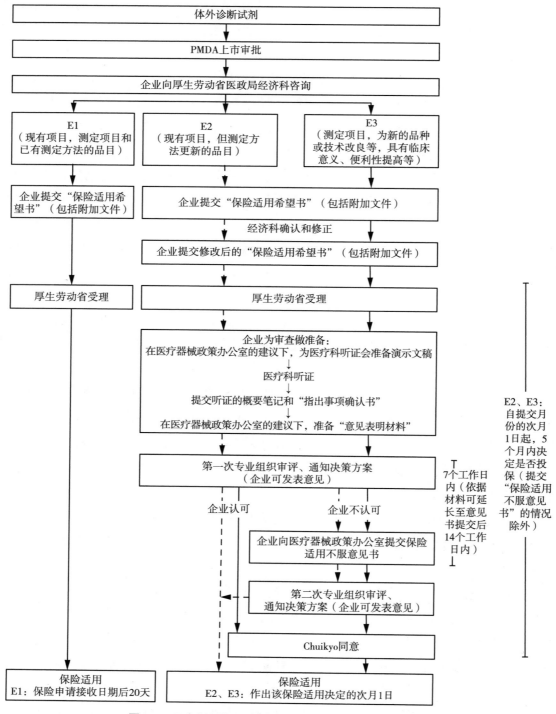

**图3-4　日本创新体外诊断试剂公共保障准入路径与时限**

### 3. 体外诊断试剂支付标准确定方法

体外诊断试剂在日本暂无单独定价流程，医保支付价格根据检验项目按照"诊疗报酬点数表"上的规定点数向医疗机构支付检测费用。Chuikyo的诊疗报酬调查专门针对支付对象的疾病、治疗方法、检查内容、范围、就诊次数等各类指标计算支付价格，制定"诊疗报酬点数表"。以上指标由企业提交"保险适用希望书"时一同提交的附加文件给出，Chuikyo根据企业提供的信息进行广泛的证据审查。"保险适用希望书"及附加文件的内容包括期望点数和期望准用检查技术的名称、代码、价格及依据。E2申请需说明此检查与现有检查的等同性；E3（新增项目）申请需说明此检查与准用检查技术的相似性；E3（改进项目）申请需说明此检查与现有检查的临床有用性等差异，以及准用检查技术的相似性（从测量原理、目标患者、目标区域等方面说明相似性）。申请资料还包括估算适用患者人数及市场规模预测依据资料（检查人数预测），申请者需提供一年中可能适用一次检查的患者人数，本检查项目的估算患者人数，从保险适用的第1年到第10年的估算适用患者人数，推定的依据和来源。

一次性体外诊断套组的价格需提供：

（1）每次检测的试剂费用（检测成本由"每项检测的检测数量"和"每项检测的试剂成本"计算）。

（2）每个试剂盒进行检测的数量，包括标准曲线、控制测量、检测、单测量或双测量。

（3）如果"每种试剂的检测数量"随一次检查的样本数量变化，说明几种模式及最合理的模式和根据。

（4）人工费用（工作时间、工作人员数、工资）。

（5）制造费用（水电费、设备折旧费、消耗品费用）。

（6）管理费（一般管理和销售费用、专利使用费、随访费用、维护费用）。

（7）研发费（基础研究费、临床研究费、上市后调查费）。

（8）分销费用，指分销商将产品交付给医疗机构的费用（分销商的利润）（从生产企业向分销商销售的费用包括在一般管理和销售费用中）。

（9）一般管理和销售费用等、营业利润和流通费用参考Chuikyo公布的"基准材料价格计算中的成本计算方法的系数"。包括因流通开支产生特殊费用，如属特殊运输方式，需在备注中用图说明制造流程；向其他国家出口的价格等信息（如有）；进口成本、合同、发票、日期、汇率（汇率是申请前一年的平均汇率），并附上证明进口成本的材料（合同、发票等）（如是进口）；如某些国家的价格低于进口到日本的成本，则可能会被要求提供进口成本明细，如原料费用、一般管理和销售费用、研究和开发费用及营业收入等明细，或在难以提供明细的情况下，说明进口成本的适当性（如根据向其他国家的供货价格进行说明）（如是进口）；注明申请企业直接承担的日本包装材料费，如重新包装、日本用附件等（如是进口）。

### （三）数字疗法

### 1. 准入路径与时限

所有按Ⅱ、Ⅲ、Ⅳ类医疗器械监管的数字疗法产品都有资格申请纳入医保。Ⅱ、Ⅲ类产品的信息系统建设和服务能力等级认证需通过注册认证机构认证。不在认证标准范围内或不符合认证标准的产品需经PMDA审查和厚生劳动省批准。Ⅲ、Ⅳ类产品需经创新审查和部长批准。数字疗法申请纳入医保前，需首先向厚生劳动省医政局经济科医疗器械政策办公室咨询申请的分类是否合适（一般是"功能类别系统"中C类）。然后由企业向"第一次专业组织审查"提交申请。如申请不通过，则可在7天内向"第二次专业组织审查"再提出一次申请，由Chuikyo和医疗器械专家委员会（Medical Device Reimbursement Expert Committee）根据医疗器械的不同分类提出医保准入建议。具体参照医疗器械纳入医保的流程，包括以下5个阶段。

（1）申请前咨询：医疗器械获批上市后，企业应在申请纳入医保之前，向厚生劳动省医政局经济科医疗器械政策办公室咨询准入申请分类。咨询可以采用线上或线下方式，时间一般不超过30分钟，线下咨询总人数一般不超过4人。需要准备的说明材料包括目标疾病概要、目标疾病目前的治疗方法及问题、申请产品如何改善上述问题、申请产品临床定位、申请产品所使用的技术及其与现有技术的差别、申请产品预期"功能系统类别"分类及预期报销价格等内容。

（2）企业提出申请：厚生劳动省医政局经济科给出申请纳入医保路径的建议，企业可从厚生劳动省主页下载纳入公共保障申请材料（包括"保险适用希望书"和其他附件）。A1、A2、B1类医疗器械，可立即向医疗器械政策办公室提交纳入医保申请；A3、B2、B3、C1、C2、R类器械，须通过邮件将申请材料发送至医疗器械政策办公室审核，并根据反馈意见修改申请材料。

（3）厚生劳动省听证：厚生劳动省保险局医疗科在审查前先组织听证，确认申请产品功能分类是否合理，是否可推进下一步专业组织审查等。企业在医疗器械制作室负责人的建议下，为听证会准备演示文稿。企业参加人数不限（医生等专家可以同行）。听证结束后，企业需提交一份备忘录，总结听证会内容，并为听证时未能回答的问题补充资料（"指出事项确认书"）。

（4）厚生劳动省受理："指出事项确认书"得到厚生劳动省保险局医疗科认可后，专业组织开始审查。企业参加者最多4人（医生等专家可以同行），向专业组织委员发表意见和接受提问。

如图3-5所示，A1、A2和B1类（可以使用医保现有费用代码的产品），企业直接提交医保准入申请，厚生劳动省受理后，即在官网公布结果；A3、B2类（可以使用现有费用代码，但有附加条件的产品），企业提交医保准入申请并被受理后，由专业组织审查，再公布准入结果；B3、C1、C2和R类（需要创建新的费用代码的产品），企业必须经过Chuikyo的再次审查后，才能公布准入结果。企业对结果不认可的，只能提出1次申诉。F类中的设备可能极具创新性，或所涉及的技术还没有完全开发，或风险高于临床效益，不在申请范围内。

B3、C1、C2、R类产品的医保适用开始时间每年分为4个阶段，每个阶段内获得认可的申请从下个阶段开始生效，分别是从3月、6月、9月、12月开始适用。也就是说，12月至次年2月Chuikyo认可的产品从3月开始适用，3～5月Chuikyo认可的产品从6月开始适用，6～8月Chuikyo认可的产品从9月开始适用，9～11月Chuikyo认可的产品从12月开始适用。

（5）复审申请：专业组织通知企业审查结果。对结果有异议的，可以申请1次复审。如果希望复审，在收到通知后7个工作日内向医疗器械政策办公室提交"保险适用不服意见书"。如果不能将所依据的材料连同"保险适用不服意见书"一起提交，则提交材料的截止日期将延长至自"保险适用不服意见书"提交之日起14个工作日内。

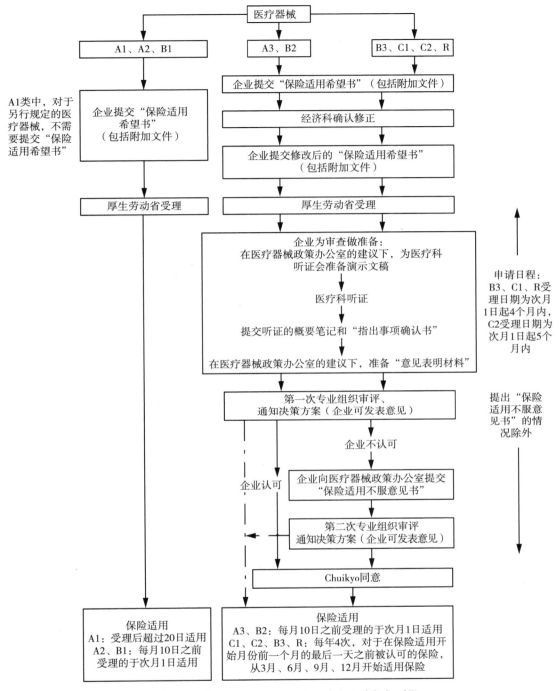

**图3-5 日本创新医疗器械公共保障准入路径与时限**

## 2. 支付标准确定方法

数字疗法的医保支付价格确定方法参照医疗器械的方法。一般按照前文（图3-5）所述"功能类别系统"中的C（C1或者C2）类定价。非特殊指定医用材料如可以使用现有技术费用支付代码，则直接使用；没有支付代码的，暂时使用具有类似功能产品的技术费用支付代码，并等待每2年一次的价格调整，届时会创立新的技术费用支付代码。特殊指定医用材料有2种定价方法：①相似功能类别比较法（similar function category comparison method），即将新产品归类至相似产品的支付代码中，并使用该代码的支付价格。②成本核算法（cost accounting method），即根据企业的制造成本、销售和管理费、利润、推广费和消费税进行成本计算报销价格。多数数字疗法产品以技术费用的形式实现医保覆盖，也可作为特殊医疗器械由医保支付。这2种定价方法都需要根据临床获益程度、企业成本披露度和国际参考价平均价进行价格调整（图3-6）。

第一次价格调整根据临床获益程度给予产品价格加算。能够改进现有产品性能（如降低对患者伤害）的，可获得1%～20%改进价格加算；新产品结构在临床上有效、与现有类别相比具有更高的有效性/安全性或处理方法有改进条件的，可获得5%～30%有用性价格加算；同时满足上述条件的，可获得50%～100%开创性功能价格加算。

第二次价格调整基于上述溢价率，再根据成本披露度（披露度＝公开部分成本/产品总成本）给予对应的调价系数。成本披露度大于80%的产品，调价系数为1.0；成本披露度为50%～80%的产品，调价系数为0.6；成本披露度小于50%的产品，调价系数为0.2。

第三次价格调整根据英、美、德、法、澳5个国家的平均价格调价。当特殊指定医用材料的价格比海外均价高出1.25倍，则将国内价格调整至国外均价的1.25倍（在开创性功能加算和10%及以上的有用性加算的情况下，该倍数调整至1.5倍）；如英、美、德、法、澳5个国家的最高价格达到最低价格的2.5倍，平均价格将去除最高价重新计算；如某国价格仍是其他国家均价的1.8倍以上，该国价格将被降至其他国家均价的1.8倍。

| 第一次价格调整（溢价率） | 第二次价格调整<br>加价 ＝ 调整前价格 × 溢价率 × 调价系数 | | |
|---|---|---|---|
| 开创性功能加算<br>（50%～100%）<br>新产品结构、现有类别相比具有更高的<br>有效性/安全性、改进了治疗方法（同时满足） | 披露度 ＝公开部分成本 ÷ 总产品成本 | | |
| | 披露度 | 大于80% | 50%～80% | 小于50% |
| 有用性加算（5%～30%）<br>满足上述三个条件中的任何一个 | 调价系数 | 1.0 | 0.6 | 0.2 |
| 改进加算（1%～20%）<br>存在改进，如对患者的伤害降低 | 第三次价格调整：国外平均价格上限≤1.25<br>（在开创性功能加算和10%及以上的有用性加算的情况下≤1.5）<br>国外平均价格为英国、美国、德国、法国、澳大利亚的平均价格 | | |
| 孤儿设备加算（Ⅰ）（10%）<br>孤儿设备加算（Ⅱ）（1%~5%） | 如果价格比海外<br>平均价格高出<br>1.25倍以上 | 如果国际参考价格<br>中的最高价格达到<br>最低价格的2.5倍 | 如果价格最高国家<br>的价格仍然是其他国家<br>平均价格的1.8倍以上 |
| | 国内价格将调<br>整为国外平均<br>价格的1.25倍 | 平均价格将重新<br>计算，不包括最<br>高价格 | 这个价格将降至平均<br>水平的1.8倍 |

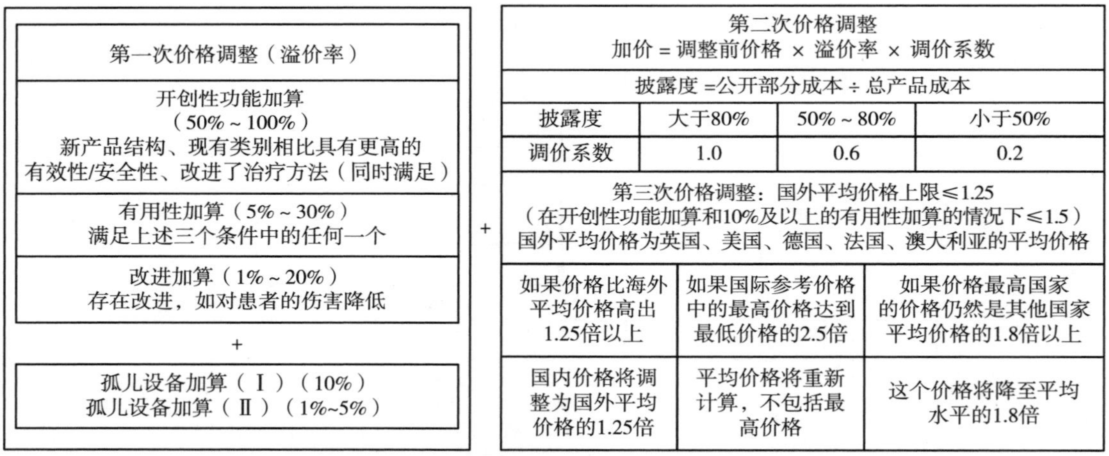

**图3-6　日本创新医疗器械公共保障支付标准确定方法**

获批上市的先进医疗技术暂未纳入医保的，医疗机构可以申请先进医疗（Senshin Iryo）。这一措施的目的在于尽早将一些尚未被纳入医保的新医疗技术引入临床实践，以便为患者提供最先进的医疗选择。当先进医疗的申请被接受时，医院可以向患者收取新技术费用。先进医疗今后是否纳入医保还在讨论中，目前还是由患者自付。在此过程中，根据协议，医院需收集临床证据，用于将来医保准入的评估。此外，日本的学术团体还可以要求将新技术费用纳入医保，或每隔一年为已纳入医保的创新技术提高收费标准，称为健康医疗技术评估建议。在此路径中，医院可先采用现有的费用支付代码对创新技术计费，收集使用过程中的临床证据，用于后续申请增加费用标准。

## 四、创新医药产品获批上市和公共保障准入情况

### （一）药品

2018—2022年，日本按照新有效成分药品提交批准了210个创新药品，获批上市当年即纳入医保的创新药品有190个。截至2022年年底，210个获批上市的创新药品中有196个纳入医保，从获批上市到医保准入中位时长58天（表3-3）。

表3-3　日本创新药品获批上市及公共保障准入情况（2018—2022）

| 年份 | 获批上市创新药品数量/个 | 获批上市当年即纳入公共保障的创新药品数量/个 | 获批上市创新药品截至2022年年底公共保障准入数量/个 | 纳入公共保障创新药品从获批上市至公共保障准入中位时长/天 |
|---|---|---|---|---|
| 2018 | 36 | 36 | 36 | 60 |
| 2019 | 39 | 38 | 39 | 60 |
| 2020 | 37 | 36 | 37 | 58 |
| 2021 | 50 | 43 | 47 | 57 |
| 2022 | 48 | 37 | 37 | 58 |
| 合计 | 210 | 190 | 196 | |

注：创新药品获批上市信息来自日本药品和医疗器械管理局官网（https://www.pmda.go.jp/english/review-services/reviews/approved-information/drugs/0002.html）披露的年度新药批准文件，筛选2018—2022年批准的"new active ingredient"；公共保障准入信息来自日本厚生劳动省官网（https://www.mhlw.go.jp/stf/shingi/shingi-chuo_128154.html）公开的Chuikyo会议记录，纳入2018年第一次（2018年3月14日）收载新药的会议至2022年最后一次（2022年11月9日）会议，记录"含有新有效成分药品"的产品名、企业、药价、主要成分和被收载的会议日期。

### （二）体外诊断试剂

日本2018—2022年通过E3提交（新项目/改良项目）批准的体外诊断试剂共56个，从获批上市到医保准入最短1个月，最长165个月，中位准入时长13个月（表3-4）。

表3-4　日本通过E3提交的创新体外诊断试剂获批上市及公共保障准入情况（2018—2022）

| 年份 | 获批上市创新体外诊断试剂数量/个 | 纳入公共保障创新体外诊断试剂从获批上市到公共保障准入中位时长/月 |
|---|---|---|
| 2018 | 7 | 13 |
| 2019 | 6 | 19 |
| 2020 | 10 | 10 |
| 2021 | 18 | 12 |
| 2022 | 15 | 11 |
| 总计 | 56 | |

注：2015年后，日本药品和医疗器械管理局不再按照产品类别公布医疗器械上市审批数据，而是按照疾病种类公布，无法得到具体产品获批上市时间。日本厚生劳动省在其官网（https://www.mhlw.go.jp/stf/shingi/shingi-chuo_128154.html）公开发布Chuikyo会议记录（Chuikyo仅对于通过E3提交的体外诊断产品进行审评），从2018年第一次有关医疗器械和临床检验保险范围的会议（第388回）至2022年最后一次有关医疗器械和临床检验保险范围的会议（第530回）获得纳入公共保障的体外诊断试剂产品名、生产企业、纳入公共保障时间、参考点数、会议时间。

### （三）数字疗法

2018—2022年，有2个数字疗法产品在日本获批上市，并均于2022年年底前纳入医保（表3-5），从获批上市至医保准入中位时长109天。

表3-5　日本数字疗法获批上市及公共保障准入情况（2018—2022）

| 年份 | 获批上市数字疗法数量/个 | 公共保障准入数字疗法数量/个 | 获批上市数字疗法截至2022年年底公共保障准入数量/个 | 纳入公共保障的数字疗法从获批上市至公共保障准入中位时长/天 |
|---|---|---|---|---|
| 2018 | 0 | 0 | 0 | — |
| 2019 | 0 | 0 | 0 | — |
| 2020 | 1 | 1 | 1 | 102 |
| 2021 | 0 | 0 | 0 | — |
| 2022 | 1 | 1 | 1 | 116 |
| 合计 | 2 | 2 | 2 | |

注：在日本厚生劳动省药品和医疗器械管理局网站查阅"2020年批准的新医疗器械"和"2022年4月至6月批准的新医疗器械"2份PDF文件，获取数字疗法在日本的上市信息；通过查询日本厚生劳动省公开发布的Chuikyo会议记录，获取已经上市的数字疗法纳入公共保障的情况。

### （四）丙肝药品

日本从2013年开始有丙肝DAA获批上市，2023年年底前共获批上市9个，均于获批当年即纳入医保，从获批上市到医保准入中位时长51天（表3-6）。

表3-6　截至2023年年底日本丙肝DAA获批上市及公共保障准入情况

| 年份 | 获批上市丙肝DAA数量/个 | 获批上市当年即纳入公共保障丙肝DAA数量/个 | 截至2023年年底纳入公共保障丙肝DAA数量/个 | 从获批上市至公共保障准入中位时长/天 |
|---|---|---|---|---|
| 2013 | 1 | 1 | 1 | 53 |
| 2014 | 2 | 2 | 2 | 54 |
| 2015 | 3 | 3 | 3 | 51 |
| 2016 | 1 | 1 | 1 | 42 |
| 2017 | 1 | 1 | 1 | 49 |
| 2019 | 1 | 1 | 1 | 49 |
| 合计 | 9 | 9 | 9 | |

## 五、创新医药产品公共保障准入与支付体系特点及对我国的启示

### （一）为创新医药产品建立"先驱审查制度"

先驱审查制度涵盖药品和医疗器械（包括体外诊断试剂和数字疗法）从基础研究到临床前研究、临床试验、上市审批、安全性审查、公共保障准入、上市后监管及出口等各阶段。厚生劳动省设立申请前咨询服务，即预备会议/预提交机制，使医药创新企业有更多机会确定产品批准必须遵守的具体准则，在创新医药产品研发环节和上市全流程获得技术指导，缩短了临床试验前后的咨询

和审查时间，促进了全球创新医药产品在日本的快速应用。

我国创新医药产品的上市许可审评和医保准入审评是完全分离的2个流程。创新药品经国家药品监管部门批准上市后每年7月向国家医保局提出医保准入申请，医保准入评估和医保支付价格谈判在年底前一次性完成。负责医保卫生技术评估的部门如果能为具有重大公共健康意义的创新医药产品申请企业建立早期沟通机制，就评价模型、参数、参照药等关键问题给予技术指导，将进一步促进创新医药产品在我国的快速应用。

### （二）根据医药产品创新程度进行价格加算

日本为纳入医保的创新医药产品确定医保支付价格时，根据创新程度和比较临床效果实行价格加算，并明确不同创新程度对应的价格加算比例。被认定为先驱医药品的创新医药产品（包括罕见病用药和儿童用药）也可获得价格加算。对数字疗法给予技术费用部分的价格加算，并根据临床获益程度给予不同价格加算，以此激励企业创新研发。

从2024年开始，我国开始探索建立新上市化学药品首发价格形成机制，通过分层次、有差别的方式确定首发化学药品的医保支付价格，支持高质量创新化学药品在产品生命期起始阶段获得与高投入、高风险相符的收益回报。对于其他创新药也应采取上述策略，制定差异化的医保支付价格确定方法。对于临床价值高且费用较高的创新医疗器械（包括体外诊断试剂和数字疗法）纳入医保支付范围，也应尽快完善卫生技术评估的维度、准则与方法，借鉴日本根据医药产品创新程度给予价格加算的策略，采取基于创新程度的差异化方式确定创新医疗器械的医保支付价格，鼓励高质量的医疗器械创新，加快医疗器械创新成果的临床转化。

# 第 **4** 章

# 韩国实践

## 一、创新医药产品定义

### （一）创新药品

韩国《药事法》将创新药品定义为化学结构或成分与已在韩国批准的药物完全不同的药物。本书纳入分析的韩国创新药品相关数据来自韩国食品药品安全部（Ministry of Food and Drug Safety, MFDS）药品综合信息系统公开药品获批上市资料，统计审查许可类型为新药，为含有新有效成分的药品或复方制剂，包括化学药和生物药；不包括新适应证、新剂型、新给药途径和改变适用人群等情形，不包括化学通用名药、生物类似药；除外疫苗、血液制品、致敏试验制剂、基因和细胞疗法，以及多数公共保障不覆盖的美容产品和非处方药。

### （二）创新医疗器械（包括体外诊断试剂）

韩国2019年出台的《体外诊断医疗器械法案》将体外诊断医疗器械定义为《医疗器械法》规定的任何以下医疗器械，包括试剂、对比剂、校准品、设备、机器、设备和软件。这些医疗器械独立或与其他器械结合使用，用于对源自人类或动物的标本进行体外测试，包含：①用于诊断生理或病理状况的产品。②用于确定疾病原因或观察疾病预后的产品。③用于提供出生缺陷信息的产品。④用于提供在组织移植或献血情况下判断安全性和适用性所需信息的产品。⑤用于预测治疗反应和结果的产品。⑥用于确定治疗方法或监测治疗效果或副作用的产品。

韩国2019年出台的《培育医疗器械产业和支持创新医疗器械》将创新医疗器械定义为相对于现有医疗器械或疗法，应用技术密集型和快速创新的先进技术，如信息和通信技术、生物技术和机器人技术，或《医疗器械法》规定的医疗器械的使用方法及指定的医疗器械。《培育医疗器械产业和支持创新医疗器械》指定的创新医疗器械包括：①应用于相关医疗器械的技术属于技术密集型，且技术创新速度较快。②与现有医疗器械或治疗方法相比，安全性和有效性得到改善或预计将得到显著改善。③用于罕见病和不治之症的诊断和治疗。④卫生和福利部部长和食品药品安全部部长认为必要的其他事项。

### （三）数字疗法

韩国《MFDS关于审查和批准数字疗法的指南》（*MFDS Guideline on Review and Approval of DTx*）根据国际疾病分类和韩国标准疾病分类，将数字疗法定义为一种能够预防、管理和治疗疾病的医疗器械，通常附属于手机等硬件进行安装使用。数字疗法由医生开具处方才能使用。MFDS将医疗器械按风险级别分为Ⅰ类（极低风险产品）、Ⅱ类（低风险产品）、Ⅲ类（中等风险产品）和Ⅳ类（高风险产品）。

## 二、医疗保障体系及创新医药产品的公共保障概况

### （一）医疗保障体系

1989年，韩国建立了由强制性国民健康保险（NHI）和医疗救助（Medical Assistance）构成的公共医疗保障体系，旨在确保全体国民都能够获得基本的医疗服务，同时降低医疗费用对家庭经济的冲击。国民健康保险涵盖所有国民，提供强制性健康保险，涵盖门诊、住院、急救服务、牙科服务和药房服务，筹资来源主要为雇员和雇主缴费。医疗救助主要面向低收入群体和需要社会保障的人群，筹资来源为税收。

与医疗保障相关的政府机构包括卫生和福利部（Ministry of Health and Welfare，MoHW）、国民健康保险机构（National Health Insurance Service，NHIS）和健康保险审查与评估机构（Health Insurance Review & Assessment Service，HIRA）。MoHW作为政府药品、卫生和福利管理机构，在公共医疗保障体系中发挥指导和监督作用，负责确保健康保险体系的法规和政策符合国家的健康和福利目标。NHIS的职责是收集和管理保险费用、管理医疗服务支付、维护参保者数据库等，确保国民能够获得合理的医疗保健服务，并有效地运营国家健康保险计划。HIRA的主要职责是评估和审查医疗服务的质量，评价医疗服务、医药产品和技术的成本和效果，确保国家健康保险体系提供的医疗服务是高效、质量良好且经济合理，参与制定医疗服务支付政策，以及提供有关卫生经济学和医疗质量的建议。

韩国医保主要采用按项目付费（fee for service，FFS）方式支付，适用于门诊和大多数住院服务。2012年，韩国对7个疾病组的住院医疗服务费用引入按DRG支付。医疗服务提供者可以通过基于网络的医保报销体系（medical claim portal service，MCPoS）向HIRA申请报销，HIRA根据预先设定的标准对支出进行电子审查。

不同服务种类、服务机构和患者类型的个人自付标准不同。综合医院普通患者自付门诊费用比例为45%～50%；牙科、照护中心和精神病院普通患者自付门诊费用比例为35%～40%；诊所费用起付线为1500韩元，此后费用个人自付10%～30%；癌症、脑血管疾病等重症患者、孕妇和新生儿的自付比例低一些。照护中心择期住院个人自付比例为40%，普通住院患者自付比例为住院医疗费用的20%和餐费的50%，孕妇和儿童自付比例低一些，新生儿豁免住院费用，罕见病、严重疑难杂症、重症减免患者自付费用。个人自付费用每30天内超过20 000/200 000韩元的部分由医保支付50%，个人自付费用上限为每30天50 000/800 000韩元，超过部分由医保全部支付。高端综合医院普通患者诊疗费用100%自付。

商业医疗保险提供国民健康保险未涵盖的医疗服务和产品保障及国民健康保险覆盖的医疗服务和产品个人自费部分，广泛涵盖灾难性疾病和意外造成的医疗费用，起到了对公共医疗保障体系的补充作用。商业医疗保险包括固定福利（fixed benefits）和赔偿金（indemnity）2种保险计划。固定福利保险计划支付预先签约的医疗费用、收入损失和死亡、残疾或一些重大疾病的其他费用。赔偿金保险计划部分报销国民健康保险覆盖的医疗服务和产品个人自费部分的费用。部分商业保险计

与私人养老金计划结合。

### （二）卫生技术评估发展历史

韩国是第一个引入基于药物经济学证据的医保准入决策方式的亚洲国家。2000年，《国民健康保险法》确定了新的保险覆盖范围和准入程序，加速了卫生技术评估在韩国的应用。2006年，韩国通过修订后的《医疗保健法》规定，医保支付的每项医疗技术和每个药物均需经过安全性、有效性及经济学评价。2008年，韩国成立国家循证医疗合作机构（National Evidence-based Healthcare Collaborating Agency，NECA），专门开展卫生技术评估研究。2010年，与医疗程序和诊断试剂相关的卫生技术评估职能从HIRA转到NECA。NECA还负责开展公众或专家建议的卫生技术评估审查，对公共保障准入决策发挥了重要作用。

### （三）创新药品的公共保障

2006年之前，新药需在获得上市许可后30天内向HIRA提交纳入医保支付范围申请相关材料。除少数例外，大多数获批上市的药物都能纳入医保支付，并根据预先确定的定价公式定价。患者按一定的共付比例承担费用。2006年，为了控制药物支出，韩国建立正面清单（positive listing system，PLS）制度。实施正面清单制度后，只有被列入正面清单的药品才能获得医保支付。韩国将新药纳入医保支付时，HIRA药品福利评估委员会（Drug Benefit Coverage Assessment Committee，DBCAC）根据药品是否具有良好临床效果和经济效益，评估药品是否可以纳入正面清单，企业和HIRA通过价格谈判，就药品的预期使用量达成一致，签署量价协议（price volume agreement，PVA）。如果协议期内药品的实际使用量超过预期使用量，则重新谈判调整价格。已上市药品实际使用量增加过多的，也会通过协商调整医保支付价格。使用量超过预期医保支出的药品，会下调支付价格。

### （四）创新医疗器械（包括体外诊断试剂和数字疗法）的公共保障

从2000年开始，韩国对医疗器械的生产、销售和使用的监管更加严格，明确了医疗器械医保准入的程序和标准。体外诊断试剂和数字疗法均按照医疗器械监管，通过按品牌或政府批准设备单独报销，或按技术费用报销2条途径进入公共保障体系。非医保支付的医疗器械，医疗机构可以自主定价，患者完全自付。医保支付的医疗器械可以计入医护人员服务费，也可以作为单独产品支付，支付标准不高于相同功能类别、已纳入医保支付医疗器械产品的参考价格。性能卓越的创新医疗器械可单独创建功能类别，基于生产或进口成本、临床安全性和有效性及经济性评价结果，按照较高的价格支付。患者按一定的共付比例承担费用。

只有按照Ⅰ/Ⅱ类医疗器械监管的数字疗法才有资格申请纳入医保，Ⅰ类产品无须资格审查，Ⅱ类产品须资格审查才可进行后续审批。Ⅱ类产品须提供循证依据，获得韩国药品生产质量管理规范证书、IEC 82304或IEC 62304或ISO 14971认证和国家医疗器械安全信息研究所的授权。

## 三、创新医药产品的公共保障准入与支付标准

### （一）药品

#### 1. 准入路径与时限

韩国实行药品正面清单制度后，所有药品必须在获批上市后30天内申请纳入正面清单。MoHW对此过程进行监督。企业向HIRA提交临床效果和成本资料，HIRA下属的药品福利评估委员会在150

天内给出评估意见。药品福利评估委员会是一个独立的咨询委员会，由医学、药学、统计学和卫生经济学专家组成，还包括消费者维权组织、患者团体和政府官员的代表，对HIRA确定的医保支付药品范围提出建议。如果企业提交了完整的经济学评价数据，经济小组委员会将在药品福利评估委员会审议案件之前审查所提交的数据和HIRA的评估结果，并向药品福利评估委员会提供技术建议。药品福利评估委员会应尊重经济小组委员会关于成本效果分析的技术建议，但最终决定完全由药品福利评估委员会负责。药品福利评估委员会评估的主要考量因素包括临床有用性（可替代性、疾病严重程度、治疗获益），增量成本效果比值，对预算的影响（患者人数、估计使用量等），其他国家的报销状况、价格和标准，企业条件（如是否接受风险分担机制）和对公共健康的潜在影响。只有增量成本效果比值小于阈值时，才给出推荐医保支付的建议。

HIRA和企业对推荐纳入医保支付的药品开展预算影响分析，并在60天内谈判药品价格。谈判达成协议价格的，由HIRA下属的健康保险政策审议委员会（Health Insurance Policy Deliberative Committee，HIPDC）审查并批准价格，方可列为医保支付的药品。若谈判未达成协议，被指定为基本药物的药品，由药品福利协调会制定支付价格。对药品福利评估委员会的评估结果不满意的企业，可以申请发起独立审查，要求重新评估（图4-1）。

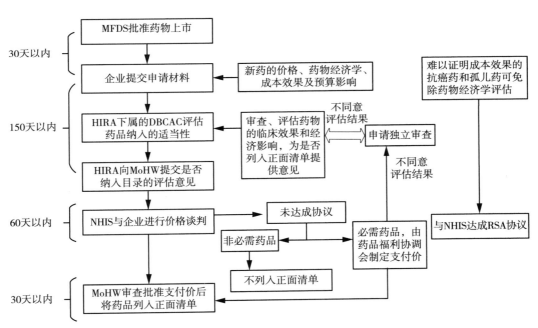

图 4-1　韩国创新药品公共保障准入路径与时限

## 2. 支付标准确定方法

韩国医保支付的创新药品根据"是否有替代药品"分以下2种医保支付价格形成机制。

（1）有替代药品的创新药品：有替代药品的创新药品医保支付价格由HIRA与企业谈判确定。HIRA与企业谈判价格主要依据药品福利评估委员会的审查报告、预算影响分析、国际参考价格、其他国家公共保障情况和药品供应能力、专利状况、国内研发情况和研发成本等，与替代药品比较疗效，确定新药相比替代药品的疗效为优效、非劣或劣效，根据疗效比较结果，由HIRA与企业谈判，确定最终的医保支付价格。与替代药品比较为劣效的新药，医保不予支付。疗效优于替代药物的新药，根据成本效果评价给予较高的医保支付价格。即使是具有明显优效的新药，也需要与HIRA通过价格谈判达成协议，才能获得医保支付。疗效不优于替代药品的新药，原则上按照替代药品的加权平均价谈判价格。以下3种情况可免除价格谈判：①罕见病用药，价格等于或低于替代药品加权平均价格的100%。②儿童用药，价格等于或低于替代药物加权平均价格的95%。③其他药品，价格不超过替代药品加权平均价格的90%。

（2）没有替代药品：2016年，韩国引入"国家基本药物"概念，旨在确保患者获得临床必需、但难以维持稳定供应的药物。这些药物包括无替代疗法的药品、治疗危及生命疾病的药品、罕见病用药、能证明显著改善临床效果（如显著延长生存期）的药品和被确定为患者必需的其他药品。经HIRA药品评审委员会确定为治疗患者所必需的基本药物，可免除成本效果评价。基本药物价格根据美国、日本、英国、法国、德国、瑞士和意大利7个国家（A7国家）的价格与HIRA协商确定（图4-2）。临床必需，但不能证明对临床效果有显著改善的癌症用药或罕见病用药，不属于基本药物的，也可豁免成本效果评价，但必须在至少3个A7国家中已纳入公共保障，才可以在与HIRA谈判后纳入正面清单，而无须进行成本效果评价。自2016年起，所有豁免成本效果评价的新药都必须与HIRA达成风险分担协议。

韩国实行药品正面清单制度后，即使是对患者至关重要的药物，如果成本效果证据不足或HIRA无法与企业达成量价协议，也有可能成为无法报销的药品。为改善严重威胁人类生命疾病的高值创新药物的可及性，韩国政府从2013年开始对无替代药品或无等效药品的抗肿瘤药物和对生命有威胁的罕见病用药引入风险分担机制，医保与企业共同分担新药的财务风险和疗效不确定性，主要采用以下4种形式。①资金返还（refund）：企业将销售价与医保基于成本效果评价的谈判价间的差额返还给医保。②有条件待遇延续和退款保证相结合（conditional treatment continuation and money back guarantee combination based on response and refund）：根据治疗效果决定是否继续报销，即在约定时长内达到既定临床效果，可继续治疗并获得报销，否则企业需返还医保报销的费用。③医保支出封顶（global expenditure cap）：超过预算部分的实际费用由企业返还给医保。④人均药

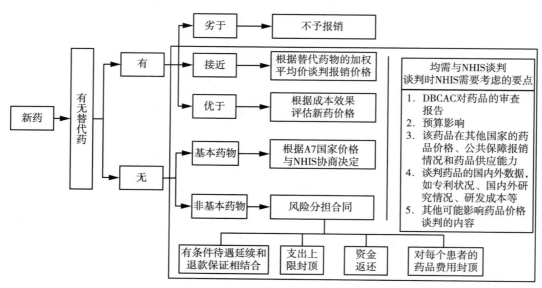

**图4-2　韩国创新药品医保支付标准确定方法**

品费用封顶（utilization cap/per patient expenditure cap）：该方法根据预设的销售量或医保报销的人数支付，如超过限额按百分比进行费用返还。

除基于疗效进行医保准入和支付决策外，风险分担机制的意义还在于通过企业退还医保支付的实际销售价格与增量成本效果比值可接受的价格之间的费用差额，或者由企业承担无应答治疗的药品费用。多数企业实践中都选择风险分担机制的前一种方式。

在药品正面清单制度下，随着越来越多的高价格创新药品出现，韩国要求扩大这类创新药公共保障范围的呼声越来越多。2014年，韩国推出选择性福利计划，对需求大、但由于成本效果不确定而未列入正面清单的癌症、心脏病、脑血管疾病和罕见病用药及医疗服务项目，在综合评估临床效果、成本效果、可替代性和社会需求后，采用患者较高自付比例的公共保障策略（30% ~ 90%），正面清单制度下的患者个人自付只有5% ~ 30%（1岁以下幼儿减免至21%）。纳入选择性福利的标准包括医疗可行性、治疗效果、成本效果、可替代性和社会需求。

### （二）医疗器械（包括体外诊断试剂）

#### 1. 准入路径与时限

创新体外诊断试剂在MFDS批准上市后30天内，由企业、医疗机构或医学会向HIRA提交纳入《全民健康保险覆盖和未覆盖的服务目录和基于资源的相对价值（resource-based relative value，RBRV）目录》的申请，由NECA根据韩国《医疗服务法》（*Medical Service Act*）对产品安全性和有效性开展新卫生技术评估（new health technology assessment，nHTA）。新卫生技术评估流程（图4-3）包括：①设在NECA的新卫生技术评估中心负责接收申请、审查评估要求、收集产品相关数据。②新医疗技

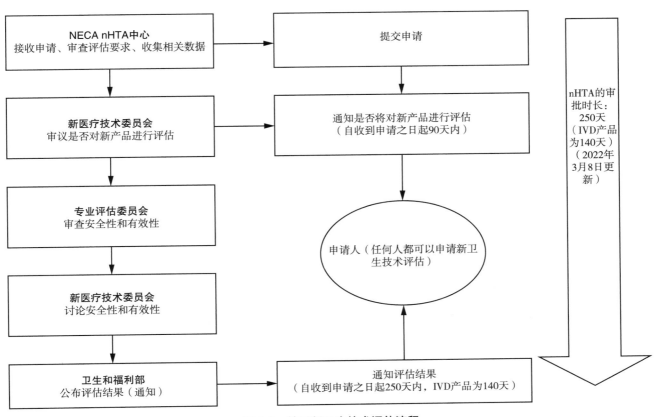

图4-3　韩国新卫生技术评估流程

术委员会审议是否对新产品进行评估，90天内通知申请人是否将对新产品进行评估。③如决定对新产品进行新卫生技术评估，专业评估委员会审查安全性和有效性；由新医疗技术委员会对审查结果进行讨论。④NECA在250天内（体外诊断产品为140天内）完成新医疗器械的审查，并公布审查结果。新医疗技术委员会和专业评估委员会使用的主要方法为基于现有临床文献的系统综述。

通过新卫生技术评估的产品将进入医保准入和定价的环节，由HIRA制定报销范围和支付价格。此过程中，由医疗器械专家评估委员会（Mdical Device Expert Evaluation Committee，MDEEC）对产品的安全性、有效性、成本效果和预算影响分析进行审查。创新医疗器械可以申请新卫生技术评估一站式服务（one-stop service），即在MFDS、NECA和HIRA的协作下，同时实施医疗器械上市审批程序和纳入健康保险福利覆盖范围的新卫生技术评估程序，将新卫生技术评估提前至临床试验阶段，以加快创新医疗器械的商业化进程（图4-4）。

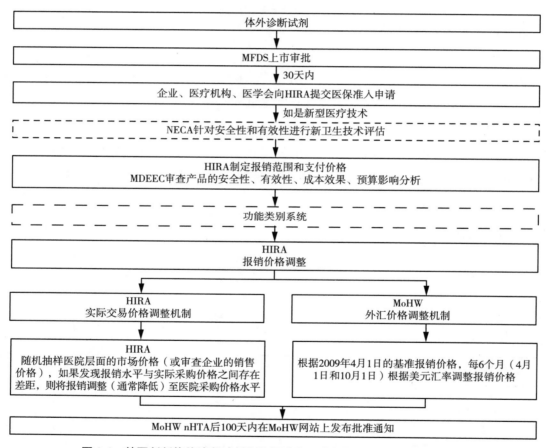

**图4-4 韩国创新体外诊断试剂公共保障准入路径与时限及支付标准确定**

### 2. 支付标准确定方法

韩国创新医疗器械的医保支付价格形成基于"功能类别系统"（图4-5）和"多维价值综合评分系统"（图4-6）。医疗器械按照"功能类别系统"分类为单独报销、纳入技术费用报销和不报销3类。

（1）单独报销的创新医疗器械：与同一"功能类别"已经列入正面清单的产品（在材料、特征和尺寸等方面具有相似性）价格比较，确定支付价格。比较维度包含成本、临床有效性和经济有效性等。比较结果为相同或相似、优于现有产品、显著优于现有产品、劣于现有产品及通过"重新评估系统"（revaluation system）评估，不同结果对应不同的医保支付价格（图4-5）。

对于显著优于现有产品的，HIRA通过多维价值综合评分（基于临床效果、成本效果及生活质量），将改进水平分为5类：无改进、轻微改进、中等改进、显著改进和重大改进。评分细则及相对溢价百分比见图4-6。

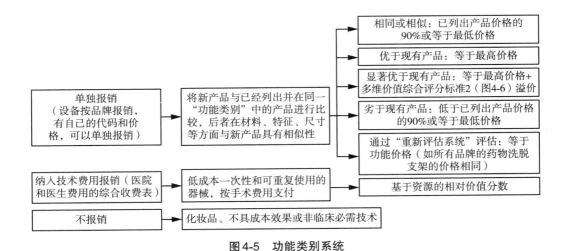

**图4-5　功能类别系统**

| 多维价值综合评分1、多维价值综合评分2：新设备报销水平的评估标准 | | |
|---|---|---|
| | 评估类别 | 影响因素 |
| 多维价值综合评分标准1 | 过程 | 最大限度地减少创口，简化过程，减少手术时间，提高过程的准确性 |
| | 功能 | 改善功能，固定强度，提高生物相容性 |
| | 成本 | 降低其他医疗设备或药物的成本，耐用性增强，延长使用寿命 |
| | 患者 | 减少疼痛和不适等，提高安全性 |
| | 其他 | 其他因素 |
| 多维价值综合评分标准2 | 临床效果 | 改善治疗效果，减少并发症、副作用或感染率，降低疾病复发或再干预率 |
| | 成本效果 | 耐用性增强，延长使用寿命；减少其他设备或药物的成本；缩短住院时间和治疗时间；减少操作时间 |
| | 生活质量 | 减轻疼痛/不适，增加临床获益，独立性提高 |

每个评估类别的"改进水平"按5分制评分：无、轻微、中等、显著和重大。
当新设备在2个或更多评估类别中获得3级（"中等"）改进时，给予最高上限价格。

| 多维价值综合评分2：新设备报销水平评估评分系统 | | | | | |
|---|---|---|---|---|---|
| 评估类别<br>（最高分数） | 改进水平* | | | | |
| | 1（无） | 2（轻微） | 3（中等） | 4（显著） | 5（重大） |
| 临床效果（25） | 0 | 6.25 | 12.5 | 18.75 | 25 |
| 成本效果（15） | 0 | 3.75 | 7.5 | 11.25 | 15 |
| 生活质量（10） | 0 | 2.50 | 5.0 | 7.50 | 10 |

*改进水平得分分为5个等级，根据这些类别确定产品的价格溢价百分比（10%～50%）。例如，改进水平得分为35分时，可获得30%溢价

| 改进水平得分/分 | 相比已列出产品的溢价百分比/% |
|---|---|
| 10≤得分<20 | 10 |
| 20≤得分<30 | 20 |
| 30≤得分<40 | 30 |
| 40≤得分<50 | 40 |
| 得分＝50 | 50 |

**图4-6　多维价值综合评分系统**

医疗器械价格调整包括实际交易价格调整机制和外汇价格调整机制2种方式。实际交易价格调整机制指HIRA随机抽样医院层面的市场价格（或审查生产企业的销售价格），如果发现报销水平与实际采购价格之间存在差距，将报销调整（通常降低）至医院采购价格水平。外汇价格调整机制会考虑到韩国的医疗器械多以进口产品为主，每年4月和10月根据美元汇率调整报销价格。

（2）纳入技术费用报销的医疗器械：其医疗费用由医疗机构按照医疗费用表向HIRA提交实际提供的医疗服务的结算信息。医保支付的医疗服务费用由基于资源的相对价值分数乘以该项医疗服务的单价确定。基于资源的相对价值分数由HIRA考虑医疗所需的资源（包括时间、精力、工作量、人力、设备和设施及风险等因素）计算并公布。医疗服务价格由HIRA负责人与医疗服务提供方代表协商确定。由于医疗机构的规模不同，各医疗机构采用不同的单价和附加费率，所以不同医疗机构提供的同一项医疗服务获得的医保支付价格不同。一般情况下，医疗服务单价每年公布1次，基于资源的相对价值分数每5年修订一次。

### （三）数字疗法

韩国将数字疗法认定为医疗器械软件的一个子集，按医疗器械监管。目前尚未出台将数字疗法纳入医保的相关法律法规，也没有专门针对数字疗法医保准入的评估标准和流程（图4-7）。

## 四、创新医药产品获批上市和公共保障准入情况

### （一）药品

2018—2022年，韩国共有83个创新药品获批上市，获批上市当年即列入正面清单的创新药品11个。2018—2022年获批上市的83个创新药品中，截至2022年年底，34个已列入正面清单，从获批上市到列入正面清单的中位时长300天（表4-1）。

表4-1　韩国创新药品获批上市及纳入公共保障情况（2018—2022）

| 年份 | 获批上市创新药品数量/个 | 获批上市当年即纳入公共保障的创新药品数量/个 | 获批上市创新药品截至2022年年底纳入公共保障数量/个 | 纳入公共保障的创新药品从获批上市至纳入公共保障中位时长/天 |
|---|---|---|---|---|
| 2018 | 12 | 4 | 8 | 149 |
| 2019 | 20 | 1 | 12 | 448 |
| 2020 | 15 | 2 | 7 | 291 |
| 2021 | 19 | 2 | 5 | 228 |
| 2022 | 17 | 2 | 2 | 240 |
| 合计 | 83 | 11 | 34 | |

注：获批上市的新药数据来源于韩国MFDS药品综合信息系统药品统计资料（https://nedrug.mfds.go.kr/searchDrug），检索2018—2022年审查许可类型为"new drug"的药品；公共保障准入数据从健康保险审查与评估机构官网"综合药物信息"栏目（https://www.hira.or.kr/ra/medi/getHistoryList.do?pgmid＝HIRAA030035020000）获取，检索获批上市创新药品最早列入正面清单的时间。

### （二）体外诊断试剂

2018—2022年，韩国共有5253个体外诊断试剂获批上市（表4-2）。由于韩国体外诊断试剂的医保准入数据需要特殊权限获得，本书未统计韩国体外诊断试剂公共保障准入的相关数据。

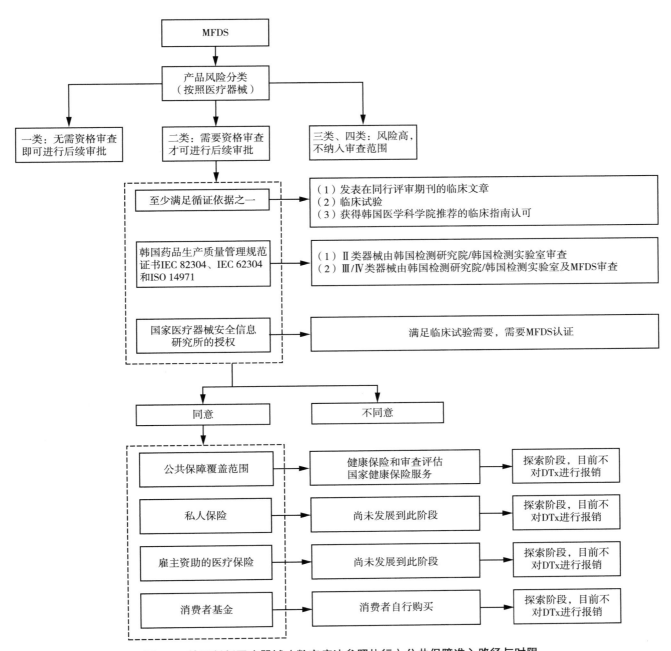

**图 4-7　韩国创新医疗器械（数字疗法参照执行）公共保障准入路径与时限**

表4-2　韩国体外诊断试剂获批上市数量（2019—2022）

| 年份 | 数量/个 | 年份 | 数量/个 |
|---|---|---|---|
| 2018 | 945 | 2021 | 1036 |
| 2019 | 760 | 2022 | 1012 |
| 2020 | 1500 | 合计 | 5253 |

注：数据来源于韩国MFDS公布的2019—2022年度医疗器械审评报告（2018年数据由2019年报告提供）。由于2020年5月1日颁布了新的体外诊断医疗器械产品分类方法，2018—2019年的体外诊断产品分类与2020—2022年的体外诊断产品分类不同。

### （三）数字疗法

2018—2022年，韩国没有数字疗法获批上市。2023年首个数字疗法获批上市，是一个以移动应用程序的形式实施认知行为治疗，应用于失眠症患者的软件医疗设备。

### （四）丙肝药品

韩国从2015年开始有丙肝DAA获批上市，2023年年底前共获批上市10个，获批上市当年即列入正面清单7个。截至2023年年底，共有8个列入正面清单，从获批上市到列入正面清单中位时长151天（表4-3）。

表4-3　截至2023年年底韩国丙肝DAA获批上市及公共保障准入情况

| 年份 | 获批上市丙肝DAA数量/个 | 获批上市当年即纳入公共保障丙肝DAA数量/个 | 截至2023年年底纳入公共保障丙肝DAA数量/个 | 从获批上市至公共保障准入中位时长/天 |
|---|---|---|---|---|
| 2015 | 4 | 2 | 2 | 95 |
| 2016 | 1 | 0 | 1 | 161 |
| 2017 | 2 | 2 | 2 | 72 |
| 2018 | 1 | 1 | 1 | 140 |
| 2022 | 2 | 2 | 2 | 240 |
| 合计 | 10 | 7 | 8 | |

## 五、创新医药产品公共保障准入与支付体系特点及对我国的启示

### （一）医保与创新药企业的风险分担机制

韩国对于增量成本效果比值超过医保可接受阈值的高值创新药物（多为抗肿瘤用药和罕见病用药），医保与企业签订风险分担协议。企业将销售价与增量成本效果比值在医保可接受阈值下的价格间的差额返还给医保；或将超过医保支付总额限制和人均费用限额一定比例的费用返还给医保；或医保根据临床效果决定是否继续报销（在约定时长内达到既定临床效果，可继续治疗并获得报销，否则企业返还医保报销的费用，承担无应答治疗的药品成本）。风险分担机制平衡了药品价格、患者利益和医保支出，除关注实际用量、控制医保预算外，还考察其真实世界中的临床效果，并基于疗效确定是否继续支付。这样既能让具有重要临床价值的创新药物早日惠及患者，又在一定程度上激励创新企业，还帮助控制公共资金的使用风险。

我国药监部门目前创建了旨在加速突破性药品和具有重大公共健康意义的药品上市许可的附条

件批准、优先审评审批和突破性治疗药物审评审批通道。通过这些审评、审批流程上市的创新药品，特别是附条件批准的药品，尚未完成Ⅲ期临床研究。如果是在上半年获批上市，当年即可参加医保谈判。上市后需要开展的验证性临床试验可能尚未完成，或证据尚不充足。对于这些疗效及预算影响具有不确定的创新产品，可借鉴以上风险分担机制，医保与企业签订协议，并基于协议期内收集的真实世界临床效果证据，做出医保准入和支付的最终决策，从而降低医保支付的风险，提高医保基金使用效率。

另外，我国医保在续约环节主要根据用量和基金实际支出调整续约价格，不再考察纳入医保支付后真实世界的临床效果。而真实世界的临床证据对于疗效不确定性较大、仅依据少数患者临床证据获批上市的创新药品来说意义重大。因此，对疗效不确定性较大的药品（如抗肿瘤用药和罕见病用药）续约，应不仅参考用量，还应考察其首个协议期限内真实世界的临床效果，进而决定是否续约和是否进一步降价及降价幅度。

**（二）上市审批和医保准入一站式服务**

韩国实行医疗器械与药品一站式服务，同时实施上市审批和确定健康保险福利覆盖范围的新卫生技术评估程序，旨在加快商业化进程，从生产至纳入公共保障可缩短至少6个月时间。

我国可考虑采取类似的一站式服务，建立创新医药产品上市审批和医保准入决策同步机制，加强药监与医保，新药与新医疗器械审评审批与卫生技术评估的协调与协作，进一步缩短创新医药产品惠及广大患者的时间。

# 第 5 章

# 美国实践

## 一、创新医药产品定义

### （一）创新药品

美国食品药品管理局（Food and Drug Administration，FDA）将创新药品定义为新分子实体（new molecular entities，NMEs），包括新生物制品（original biologics）。美国FDA药品评价和研究中心（Center for Drug Evaluation and Research，CDER）发布的新药申请（new drug application，NDA）上市审批分类代码文件将新分子实体进一步阐述为"一种新的分子实体，不含任何已获FDA批准或已作为药品在美国上市的活性成分"。如果是一种新分子实体与另一种已获FDA批准的活性成分组合，则将被归类为含有新分子实体的新组合。新放射性药物和同位素形式的变化导致的活性成分变化，活性成分也被归类为新分子实体。本书纳入分析的美国创新药品相关数据来自美国CDER每年发布的创新药品获批统计信息，包括新药申请和新生物制品申请获批统计信息。不包括生物制品审评与研究中心（Center for Biologics Evaluation and Research，CBER）审批的疫苗、血液及血液制品、血浆衍生物、致敏试验制剂、细胞和基因治疗产品，不包括新适应证、新剂型、新给药途径和改变适用人群等情形，不包含化学通用名药、生物类似药；排除多数公共保障不覆盖的美容产品和非处方药。

### （二）创新医疗器械（包括体外诊断试剂）

《食品、药品和化妆品法案》将医疗器械定义为器械、仪器、工具、机器、装置、植入物、体诊断外试剂或其他类似或相关物品，包括以下部件或附件：①官方《国家处方集》或《美国药典》或其任何补充中认可的器械。②用于诊断人类或动物的疾病或其他病症，或用于治愈、缓解、治疗或预防疾病。③旨在影响人或动物身体的结构或功能，并且不能通过人或动物身体内或身体上的化学作用来实现其预期目的，也不能依靠代谢来实现其预期目的。术语"器械"不包括根据第520（o）节排除的软件功能。

体外诊断试剂是一种用于检测疾病、监测健康状况及帮助治愈、治疗或预防疾病的临床检验方法，通过分析从人体采集的血液、组织或其他标本实现上述目的。这些诊断工具还可应用于精准医学，确定哪些患者可能从特定治疗或疗法中获益。在体外诊断领域，采用高通量测序技术能够大规模分析DNA以检测基因组的变异。这种技术不仅有助于提供更全面的基因信息，还可以提供更具个性化的医疗建议。这些体外诊断试剂涵盖了多种应用领域，有些需要在专业实验室或其他专业环境中进行，有些可以供普通消费者在家中使用，从而提供了更便捷的医疗检测选择。设备满足以下条件的，可作为突破性医疗器械通过创新程序加速审评：①旨在治疗/诊断危及生命或不可逆转的衰弱疾病或病症。②解决未满足的临床需求，如该设备代表一项突破性技术，与现有技术相比具有临床意义的优势；或没有替代疗法或诊断方法；或与现有的替代疗法相比，该设备具有显著的、具有临床意义的优势；该设备的可用性满足患者的最大利益。

**（三）数字疗法**

美国《设备或软件功能和移动医疗应用政策》将数字疗法定义为用于诊断、治疗、缓解和/或预防疾病或其他问题的软件应用（移动医疗应用），可供患者或医疗服务提供者使用。

《联邦食品、药品和化妆品法》（The Food，Drug and Cosmetic Act，FDCA）规定数字疗法参照现有的Ⅰ～Ⅲ类医疗器械监管。多数数字疗法产品都被认定为Ⅱ类医疗器械。FDA下属的数字健康卓越中心（Digital Health Center of Excellence，DHCoE）和放射健康中心（Center for Devices and Radiological Health，CDRH）协调数字健康相关工作。

2023年，《处方数字疗法获取法案》对处方数字疗法（prescription digital therapeutics，PDTs）做出明确定义，将处方数字疗法定义为"FDA批准的、基于软件的治疗方法，可以单独或与其他疗法联合使用，为患者带来临床获益"。与其他处方疗法一样，处方数字疗法在获得FDA授权之前，需要经过严格的测试和随机临床试验。明确处方数字疗法的定义有助于将处方数字疗法与非处方数字疗法、其他数字健康和健康应用程序等区分，同时也明确处方数字疗法和非处方数字疗法在有效性和安全性方面将接受FDA不同程度的审查。

## 二、医疗保障体系及创新医药产品的公共保障概况

**（一）医疗保障体系**

美国没有覆盖全民的公共医疗保障制度。政府主导的社会医疗保险主要保障老年群体（Medicare）、低收入群体（Medicaid）和退伍军人等特殊群体。工作人群由商业医疗保险计划提供医疗保障，商业医疗保险在国家医疗保障体系中发挥重要作用。美国最大的公共医疗保障支付机构是联邦医疗保险与医疗救助中心（Centers for Medicare & Medicaid Service，CMS），它是美国卫生与公众服务部（Department of Health & Human Services，HHS）的下属机构，通过Medicare为65岁以上退休人员、不限年龄的残疾人、终末期肾病和渐冻症患者等提供医疗保障，通过Medicaid为低收入人群、孕产妇、老年人和残疾人提供医疗保障。Medicare的筹资来源主要是联邦政府，Medicaid由州政府支出。由于Medicaid的支付政策更多受Medicare影响，本书聚焦Medicare的相关政策。

Medicare参保人必须是美国公民或合法居民，涵盖住院保险（A部分）、门诊保险（B部分）、商业医保公司提供的医保优势计划（C部分）及2006年开始实施的处方药计划（D部分）4个部分：①住院保险（A部分）涵盖住院治疗、专业护理设施、临终关怀、实验室检查、手术、家庭保健。②门诊保险（B部分）涵盖包括医生和其他医疗保健提供者的服务及门诊照护，还涵盖耐用医疗设备、家庭保健和一些预防服务。③医保优势计划（C部分）包括住院保险（A部分）和门诊保险（B部分）的所有承保范围，还提供视力、听力、牙科和/或健康和保健计划等额外承保范围，以及部

分处方药计划（D部分）的承保范围。④处方药计划（D部分）增加了门诊处方药承保范围。

住院保险（A部分）筹资来源为雇主、雇员和个体经营者缴纳的工资税，为社会保障福利支付的所得税、信托基金（Medicare通过美国财政部持有2个信托基金账户，资金只能用于Medicare）和参保人缴纳的保费。门诊保险（B部分）和处方药计划（D部分）的筹资来源为国会授权资金、参保人缴纳的保费，以及信托基金投资赚取的利息。与住院保险（A部分）不同，B部分和D部分保险计划不要求强制参加。Medicare承保的2种主要方式分别为基础医保（Original Medicare）（A部分和B部分）和医保优势计划（Medicare Advantage，MA）（C部分）计划。

### 1. 基础医保

基础医保由联邦政府管理承保范围，只包括住院保险（A部分）和门诊保险（B部分）。参保人可购买单独的Medicare药物计划以获得药物承保（D部分）。参保人可以在美国任何地方选择任何接受Medicare的医生或医院就医。2023年，基础医保的患者共付率为20%。参保人可购买补充保险支付自付部分费用。2023年的保费及各项保障政策如下。

（1）住院保险（A部分）

1）保费：65岁前工作期间缴纳Medicare税费满40个季度的人群，无须为A部分缴纳保费即可在65岁后享受Medicare提供的医疗保障；工作期间缴纳Medicare税费20～30个季度或20个季度以下的，2024年每月须为A部分支付278美元或505美元。

2）免赔额（即起付线，deductible）：2024年为每福利期1600美元（benefit period），福利期从参保患者在医院或专业护理机构（skilled nursing facility，SNF）入院首日开始。连续60天没有接受住院医院治疗（或在专业护理机构中连续60天的照护）时，福利期结束；如果参保患者在一个福利期结束后再次进入医院或专业护理机构，新的福利期将开始。参保患者必须为每个福利期支付住院医院免赔额，每年福利期的数量没有限制（图5-1）。

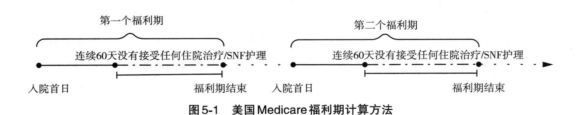

图5-1　美国Medicare福利期计算方法

3）住院治疗共付标准及封顶线：第1～60天，A部分免赔额后参保患者共付额为0美元；第61～90天，参保患者共付额为每天400美元；第91～150天，使用参保患者60天终身限额（lifetime reserve days），Medicare每天共付800美元，患者共付额为0美元；第150天及以后，参保患者支付所有费用。

4）终身限额：参保患者住院超过90天时，Medicare将支付额外天数的费用。参保患者一生中总共有60天终身限额可以使用。对于每个终身限额日，Medicare支付每日共付800美元的所有承保范围内医疗服务的费用。

5）专业护理机构共付标准及封顶线：第1～20天，参保患者共付额为0美元；第21～100天，参保患者每天共付额为200美元；第101天及以后，参保患者支付所有费用。

6）临终关怀：参保患者共付0美元。

（2）门诊保险（B部分）：2024年参保费用每月为174.7美元或更高，具体取决于参保人的收入水平。免赔额（即起付线）为每年240美元。参保患者支付达到免赔额后，需要共付超过免赔额部分医疗服务费用的20%。医保覆盖的临床实验室服务和居家照护是免费的，参保患者需为居家照护用的耐用医疗设备（如轮椅、助行器、病床和其他设备）共付20%。

**2．医保优势计划**

商业医保公司从1985年开始提供医保优势计划（C部分）。医保优势计划至少要覆盖Medicare住院保险（A部分）和门诊保险（B部分）的保障范畴，多数医保优势计划还覆盖处方药计划（D部分）。医保优势计划（C部分）处方药计划（D部分）的保费和其他费用（如免赔额、共付额和共保率）因商业医保计划而异，参保费用和覆盖的医疗服务范围因不同计划和不同地理位置而异，每年都可能变化，通常由雇主或个人购买。

常见的商业医保计划包括5种。①健康管理组织计划（Health Maintenance Organization plan，HMO）：提供Medicare医保优势计划（C部分）的商业医疗保险类型之一，除非在紧急情况下，通常要求参保人选择该计划认可的医疗服务提供方。②优选医疗服务提供者组织计划（Preferred Provider Organization plan，PPO）：允许参保人选择该计划认可的医疗服务提供方，如果选择认可范围外的医疗服务提供方，可能需要个人支付更高的费用。③高起付线医保计划（High Deductible Health Plan，HDHP）：通常要求参保人在个人自付费用达到一定金额之前个人支付所有医疗费用，达到起付线后保险公司才开始支付费用。这种计划通常与税收优惠的健康储蓄账户（Health Savings Account，HSA）结合使用。④短期医疗保险（short-term health insurance）：通常在参保人需要临时医疗保险时使用，如在等待新的医疗保险计划生效之前或在旅行期间。⑤长期护理保险（long-term care insurance）：通常用于支付老年人或残疾人的长期医疗护理费用。

美国还有许多社会组织和机制致力于促进创新医药产品的可及性，包括以下3种。①患者援助计划（Patient Assistance Program）：企业提供，旨在帮助患有特定疾病或无法支付高昂药品费用的患者获得药物治疗。通常采取药品折扣、免费提供药品或提供低成本药品的形式。患者援助计划覆盖的药品多为肿瘤和罕见病用药等价格昂贵的药品。②美国癌症协会（American Cancer Society，ACS）：致力于通过教育、研究和资金支持改善癌症患者的生活质量，提供有关最新癌症治疗方法和药物的信息。③美国罕见病组织（National Organization for Rare Disorders，NORD）：非营利组织，致力于改善罕见病患者的生活质量，提高罕见病的诊断、治疗和研究水平，倡导公众对罕见病的认识和关注，提供有关罕见病的信息和教育资源，为罕见病患者和家庭提供社区支持和医疗服务。成员包括罕见病患者、家庭、医生、研究人员、制药企业和其他支持罕见病事业的组织和机构。该组织还积极倡导政府和医疗机构为罕见病患者提供更好的医疗保健服务，并与其他组织和机构合作，推进罕见病研究和创新，为罕见病患者争取更多的资源和支持。

**（二）卫生技术评估发展历史**

美国目前没有国家级卫生技术评估机构。卫生技术评估发展历史可以追溯至20世纪50—60年代。第一个正式的卫生技术评估机构是技术评估办公室（Office of Technology Assessment，OTA），成立于1972年，旨在向美国国会报告新技术的影响。技术评估办公室的报告公开，通常是描述多个政策的潜在影响，而不是做出具体的政策建议。技术评估办公室最终于1995年解散。1989年，美国国会授权成立了卫生政策与研究局（Agency for Health Care Policy and Research，AHCPR）。AHCPR的主要任务是通过评估医疗技术、医疗服务和医疗保健制度来提高美国公众的健康状况。AHCPR后来更名为医疗与质量研究机构（Agency for Healthcare Research and Quality，AHRQ）。2006年，临床与经济评价研究所成立。该机构是一个独立的非营利组织，评估处方药、医学检验和其他医疗创新的临床和经济价值。一般由3个评估委员会组成，每个委员会每年进行2～5次评估。2010年，以患者为中心的健康结局研究所（Patient-Centered Outcomes Research Institute，PCORI）成立，不具体开展评估，仅为比较临床有效性研究提供资金。2015年，美国启动了新兴疗法评估和定价计划。这些探索后期因政治环境、经济和商业压力等因素并未发展为独立的国家卫生技术评估机构。Medicare的国家保障范围决策（national coverage determination，NCD）基于CMS的保障范围管理部门（Coverage Division）开展或委托开展的HTA结果，未将治疗成本明确纳入其决策依据。由于美国的医疗服务体系和医疗保障体系非常复杂，一些建立了单一公共保障支付方的国家实施的基于比较成本效果比值阈值的决策模式和独立的国家卫生技术评估机构在美国较难复制。部分美国公众认为医疗技术评估可以改善患者照护体系，另一部分则认为医疗技术评估限制了有前途的新医疗技术的应用。

### （三）创新药品的公共保障

#### 1. Medicare A部分

涵盖住院服务、专业护理机构及居家照护服务和临终关怀服务。对医院住院服务采用预付制，按DRG方式支付全部服务项目（包括住院治疗用药品）。

#### 2. Medicare B部分

涵盖药物类别包括医生门诊服务提供的药物（如用于治疗癌症的注射药物），法律明确规定的药物（如某些疫苗和口服抗肿瘤药物），以及与耐用医疗设备一起使用的药物（如吸入药物）。参保患者可以在诊所和医院门诊部（hospital outpatient departments，HOPD）获得B部分覆盖的药物。医疗保险计划向这些药物的提供者和供应商支付费用。CMS对大多数B部分药物都基于药品平均销售价格（average sales price，ASP）支付。

#### 3. 医保优势计划（C部分）及处方药计划（D部分）

一般均打包在医保优势项目中，涵盖可在药房自行购买的处方药和生物制品，具体药品品种由承接医保优势项目的各商业医保公司根据CMS的要求，制定自己的药品处方集（formulary）。必须包括防止移植器官排斥反应的免疫抑制剂、抗抑郁药、抗精神病药、抗惊厥药、抗逆转录病毒药物和抗肿瘤药物。不包括用于厌食症、减肥或体重增加的药物（即使用于非美容目的，如病态肥胖）；促进生育的药物；美容或毛发生长的药剂；缓解咳嗽和感冒症状的药物；处方维生素和矿物质产品，产前维生素和氟化物制剂除外；非处方药；需要与处方集中药品配套使用的相关检测或监测服务；用于治疗性功能或勃起功能障碍的药物。通常每个药物类别必须至少涵盖2种药物。

D部分处方药实行分层共付制（tiered payment）。商业医保计划为降低成本，根据药品价值、性价比及基金预算影响，对药品分级并规定不同的医保支付标准。每个层级的药物有不同的患者共付额。价格低、使用率高的药品层级越低，对应患者的共付比例也越低（表5-1）。每个商业医保计划以不同的方式划分层级。每层的费用都不同。当医生认为患者有必要使用高患者共付额药品而非低患者共付额的药品时，可向患者投保的商业医保公司提出申请，患者以较低的共付额支付。

表5-1　Medicare D部分计划覆盖的药品分层共付机制

| 层级 | 共付额 | 覆盖药品 |
| --- | --- | --- |
| Tier 1 | 最低共付额 | 大多数通用名处方药 |
| Tier 2 | 中等共付额 | 首选的品牌处方药 |
| Tier 3 | 更高共付额 | 非首选的品牌处方药 |
| 专科用药 | 最高共付额 | 价格非常高的处方药 |

2024年，D部分的标准药品福利待遇为：个人自付封顶线8000美元，当个人自付费用达到封顶线时，自动获得"灾难性支出保障"，参保患者在当年剩余时间不再为D部分覆盖的处方药支付任何费用。D部分的年度免赔额为545美元，个人自付费用达到免赔额后，才会获得医保报销。免赔额以上至5030美元（包括免赔额）的费用，D部分覆盖的处方药支出个人自付比例为25%，不同承保公司可能实行不同个人自付比例。5030美元至个人自付封顶线间的药品费用，个人自付比例不超过5%。一些商业医保计划要求医疗服务提供方通过药物预授权（drug prior-authorization），对尚未纳入处方集的药物与医保方确认是否可以使用该药品并获得医保支付，旨在促进科学合理地使用药物。

### （四）创新医疗器械（包括体外诊断试剂）的公共保障

美国国会于1984年开始将一些体外诊断产品（包括血糖监测仪和糖化血红蛋白监测仪等）纳入Medicare保障范围。2000年年底，Medicare覆盖的诊断测试项目数目增加到350种，包括创新体外诊断试剂（如心肌标志物测定、肝功能测试和肾功能测试等）。2003年，美国国会通过Medicare现代化法案，进一步扩大了包括对心肌标志物测定和抗凝药物监测等在内体外诊断产品的保障。2014年，美国国会通过《Medicare保护获取法案》（Protecting Access to Medicare Act，PAMA），对Medicare支付体系进行改革，针对临床实验室检测项目的支付做出新的规定。Medicare承保一部分FDA批准和机构审查委员会（Institutional Review Board，IRB）批准的医疗器械和技术，前提是在文件指定的时间段内，向参保人提供与设备使用相关的设备或服务，且没有任何法规、国家保险政策或手册说明会禁止该医疗器械准入Medicare。Medicare可能承保的设备包括以下类别：①FDA通过上市前批准（premarket approval，PMA）流程批准的设备。②FDA通过510（k）程序批准的装置。③FDA批准的试验用医疗器械豁免（investigational device exemption，IDE）的B类器械。④机构审查委员会批准的非重大风险设备。医疗器械按福利类别（benefit category）支付标准依据编码，按照Medicare报销规则报销。

### （五）数字疗法的公共保障

Medicare 出台了一系列政策促进数字疗法的应用。所有医保参保人都可以接受临床医生提供的数字疗法。使用数字疗法的医疗和照护服务提供者可以收取与面对面诊疗一样的费用。医保提供方也被赋予权利，为 Medicare B 部分的参保人提供此类服务的权利。一些商业医保公司开始支付数字疗法。此外，语言病理学家、职业治疗师和物理治疗师等都可以为患者提供数字疗法。数字疗法需获得 FDA 上市批准之后，向 CMS 提出申请并经其审批才能获得医保准入。

《2023 年处方数字疗法获取法案》（*The Access to Prescription Digital Therapeutics Act of 2023*）建议修改《社会保障法》（*The Social Security Act*），对处方数字疗法明确定义，并计划将其纳入 CMS 的保障范围来改善数百万美国医疗照护对象。

## 三、创新医药产品的公共保障准入与支付标准

### （一）药品

#### 1. 准入路径与时限

Medicare 保障范围仅限于诊断或治疗疾病或伤害（并在医疗保险福利类别范围内）合理且必要的项目和服务，基于循证决策确定国家保障范围（national coverage determinations，NCDs）。CMS 在外部技术评估或医疗保险证据开发和保障范围咨询委员会（Medicare Evidence Development & Coverage Advisory Committee，MEDCAC）的支持下进行各项决策。医疗保险公司可以根据所在地的地方保障范围（local coverage determination，LCD）自行决定国家保障范围不包含的项目和服务。Medicare A/B 部分的药品保障范围大多由地方保障范围决定，药品保障准入流程与体外诊断试剂、医疗器械的准入流程一致，均通过福利类别而非特定产品准入，具体流程见美国创新体外诊断试剂的准入路径。本章聚焦保障药品的 D 部分准入路径。

药品福利管理机构（Pharmacy Benefit Managers，PBMs）是利用市场手段对药品目录及费用进行管理的第三方公司，是协调医疗保险公司、医疗机构、药房、药企、患者等多方关系的核心相关方。许多医疗保险公司将药品目录管理及其他药品服务项目委托给药品福利管理机构。药品福利管理机构的运行模式代表了美国药品目录管理的典型方法。

Medicare D 部分由商业医保公司和政府签约协作承保。承保公司根据 CMS 的要求制定自己的处方集。所有 Medicare D 部分的合同有效期为 1 年，每年 1 月 1 日起始，12 月 31 日终止。D 部分药品处方集必须由药学和治疗学委员会（Pharmacy and Therapeutics Committee，P&T）审查和制定，在新药上市 90 天内完成新药的审查，180 天内做出承保决定。最后由 CMS 审查药品处方集，以确定其是否符合要求。不同商业医保公司制定药品处方集的流程不同，基本包括以下部分（图 5-2）。

（1）资料提交：药品目录的重大变更均发生在每年的年初。在药品目录生效前的一到数年里，药企就着手对药品参保所需的临床资料和经济学资料进行规划，并和医保公司保持充分的前期沟通。通过对细分疾病领域的市场分析、临床指南的解读和竞争药品的跟踪和研究，药企的健康结局研究部门会根据各保险计划的证据递交截止时间，制订研究计划和时间表。在交由相关的负责部门实施并发表结果后，将实验的相关信息和结果以医药管理学会推荐的格式形成药品目录递交卷宗（Academy of Managed Care Pharmacy Dossier），提交给医保公司。

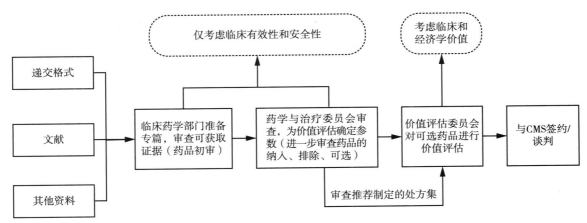

图 5-2　美国联邦医疗保险与医疗救助中心处方集制定流程

（2）评价临床效果和经济学价值：Medicare 药品目录年度调整工作的证据提交时间由 CMS 统一确定，每年的时间基本相同。临床真实世界证据的递交时间为每年 1 ～ 2 月，基本在药品目录生效前 1 年内。药企递交的卷宗及相应的发表文献首先通过医保内部药品信息部的提炼和简化，形成重点突出的药品专篇，再由药物经济学和统计相关部门审核，最终定稿后交由药学和治疗学委员会做最终决定。在大约 1 个月内对所有申请药品做出最终医保决策。基于双方交换的一系列药物经济学资料，医保可以在较短的时间窗内和药企达成协议价格。

（3）CMS 审核 / 签约：每年 6 月 1 日之前最终确定药品目录并提交给 CMS 审核。药品目录在次年 1 月 1 日生效。

**2. 支付标准确定方法**

美国药品供应链复杂，生产商、批发商、药房、药品福利组织、支付方和供应商之间存在大量费用交易，包括折扣和回款等。美国的药品价格不受医疗保险的约束，供应商的售价与患者的保险类型无关。

（1）A 部分药品：包含在医院住院服务中，按 DRG 支付。法律禁止拆分"药品"与服务。

（2）B 部分药品：药品在 B 部分中采用打包支付和非打包支付 2 种不同的支付方式。

打包支付的创新药品包括门诊预付系统（prospective payment system，OPPS）中的药物，由终末期肾病（end-stage renal disease，ESRD）机构提供的药物（包括在医疗保险的腹膜透析激励政策综合费率中），由家庭保健机构在一定条件下提供骨质疏松药物及由医院门诊部（outpatient department of hospitals，OPD）、农村卫生所（rural health clinics，RHCs）、联邦认证社区卫生中心（federally qualified health centers，FQHC）、社区精神健康中心（community mental health centers，CMHCs）、救护车提供的药品。

对非打包支付的创新药品，当估计的每种药品每天的成本大于阈值时（2009 年的阈值为 60 美元，2020 年开始已上升到 130 美元），CMS 对医院门诊部提供的 B 部分药品单独支付。根据每种药物的采购和间接成本付款，或在诊所采用平均销售价格＋6% 的付款率。CMS 还对通过认证的药品无论是否超过阈值均单独支付。

（3）C 部分药品：商业医保公司与 CMS 签订合同后，向医保参保人提供所有必需的 A 部分和 B 部分提供的项目和服务，每月按人头付费。

（4）D部分药品：与Medicare A/B部分不同，D部分药品的保障政策一般由承保的商业医保公司与药品福利管理机构签订合同，与企业协商价格，并通过药房网络为参保人提供药品。医保对D部分药品基于协商价格支付，通常是基于平均批发价格减去一定百分比的折扣，再加上配药费。在美国销售的每一种处方药都有一个平均批发价（average whole sales price，AWP），在 *Red Book*、*First Databank* 和 *Medi-Span* 等商业出版物上公布。

创新药品在美国长期以来实行市场自由定价制度，联邦政府不直接对药价进行管制，而是通过医药批发零售商、保险公司等机构与药企分别谈判价格。同一药品在不同流通过程中产生的价格差异很大，并不予以公开，只公开药品的市场平均批发价。流通过程中的药品福利管理机构谈判、限价与折扣（rebate）、各种邮寄与直销的方式，以及各种保险计划的条款介入，通过市场竞争产生多层次支付价格。直至2022年，美国通过《削减通胀法案》，Medicare被赋予权力，与创新药企业谈判B/D部分计划保障的单一来源、价格较高的专利药品价格，旨在控制不断高涨的专利药价格。

### 3. A部分计划针对高值创新药品及医疗技术的补充支付政策

Medicare目前对A部分计划保障的项目和服务采用基于疾病严重程度分类的按DRG支付方法，支付与管理主体为CMS。为避免按DRG方式打包支付背景下，医疗机构和医生推诿重症患者、拒用高值创新医疗技术，美国建立了针对高值创新医疗技术的补充支付政策，分为短期支付与长期支付2个阶段。对评估结果良好的高值新技术的使用予以补偿，以消减医疗机构可能面临的超支风险。

（1）短期支付

1）新技术附加支付：2000年，美国国会通过立法制定"新技术附加代码"政策。在按DRG支付系统下，对新医疗技术给予2～3年额外支付。支付对象包括但不限于新药、新医疗器械和新医疗服务。《社会保障法》规定，新医疗服务或新技术必须满足3个标准才有资格获得额外付款，包括医疗服务或技术必须是新的；适用于相关医疗服务或技术的按DRG支付费率不足以覆盖新技术或服务；与现有服务或技术相比，具有实质性的临床效果改进。这3个新技术附加代码标准也分别被称为新颖性、成本和实质性临床效果改进标准。企业可通过传统路径与特殊路径2种方式向CMS申请获取新技术医保附加支付资格。传统路径需要新技术满足3项新技术附加代码标准。如果取得突破性医疗器械（breakthrough device designation，BDD）称号、符合条件的传染病治疗产品（qualified infectious disease product，QIDP）或抗菌药物的限制人群使用路径（limited population pathway for antibacterial and antifungal drugs，LPAD）三项认证中的任意一项，满足成本标准，即可向CMS以特殊申请路径递交申请资料。新技术附加金额的计算流程如图5-3所示。

2）异常值支付：为促进重症患者获得高质量治疗，CMS还为费用极高的病例支付额外医疗费用，称为异常值支付。不论是否使用新技术，任何费用极高病例均可由医院提出申请，经CMS审批后可获取异常值支付资格。当病例费用大于成本上限时，CMS会额外支付超出部分的80%～90%。

3）共付：当费用极高的病例采用了新技术，且病例费用达到政府设定的"共付标准"，则可以同时应用新技术附加支付与异常值支付，即"共付"。共付的原则为先进行新技术附加支付，再进行异常值支付。

（2）长期支付：在短期支付机制给予高值创新技术额外支付的过程中，CMS每年也会对按DRG

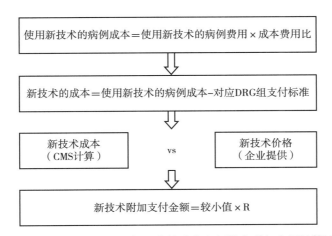

图5-3　美国联邦医疗保险与医疗救助中心新技术附加金额计算流程

注：传统路径下R＝65%（2020年以前为50%），特殊路径下R＝75%（QIDP&LPAD），R＝65%（取得突破性医疗器械称号）。

支付的系统更新。通过权重、费率的调整及按DRG组别的增减这3条路径，将高值创新技术囊括进来，转换到长期支付机制中。对过去2～3年的短期支付机制中的支付数据进行分析，将高值创新技术纳入常规按DRG，按照固定支付标准支付。

### 4. CMS药品价格谈判

2022年，美国通过《削减通胀法案》，授权CMS从2026年开始直接与药企就一些Medicare B部分和D部分保障的单一来源价格较高的药物进行价格谈判。获批上市9～12年的药品价格被限定为药品平均批发价的75%，获批上市为12～16年的药品价格被限定为药品平均批发价的65%，获批上市超过16年的药品价格被限定为药品平均批发价的40%。B部分计划保障的药品CMS支付价格是谈判价格的106%。对于不遵守谈判程序的企业还会加收消费税。谈判所选药物为最近12个月内医疗保险处方药福利或医疗保险医疗服务下总支出最高的50种药物，且获批上市至少7年（药品）或11年（生物制剂）。该法案要求纳入价格谈判的药品不包括仅被批准一种罕见病为适应证的用药、血浆衍生产品，以及年度医疗保险支出低于200亿美元的药物（根据通货膨胀率调整）。

### （二）医疗器械（包括体外诊断试剂）

#### 1. 准入路径与时限

除部分医疗器械能够进入Medicare国家保障范围，大多数医疗器械产品由州政府决定是否纳入地方保障范围。联邦政府只对Medicaid覆盖人群和基本承保项目提供基本政策指导，其他保障细节均由州政府决定。本书仅关注Medicare国家保障范围的准入，即Medicare A部分和B部分。创新医疗器械（包括体外诊断试剂）与创新药品的准入方式一致，通过福利类别而非特定医疗器械产品准入。福利类别根据就诊环境、就诊项目、就诊使用器械分为7项福利类别。其准入的基本准则为"合理且必要"。

（1）申请前初步讨论：CMS鼓励但不要求申请人在提交正式申请前，通过电话会议或线下会议与CMS的医保覆盖分析组（Coverage and Analysis Group，CAG）和临床质量和标准中心（Center for Clinical Standards and Quality，CCSQ）的工作人员沟通。企业可以与CMS确定部分后续审查项目、审查手续及审查注意事项，以减少后续过程出现延误。

（2）正式申请：Medicare准入可以由企业、患者、医生、CMS员工等任何利益相关方提出书面申请，且明确标识为"国家保障范围确定的正式请求"。申请需明确标识该项目或服务适用的法定福利类别，包含CMS确定福利类别的信息和证明文件，说明与医疗保险人的相关性、有用性、临床效果，或设计、用途和使用方法（图5-4）。

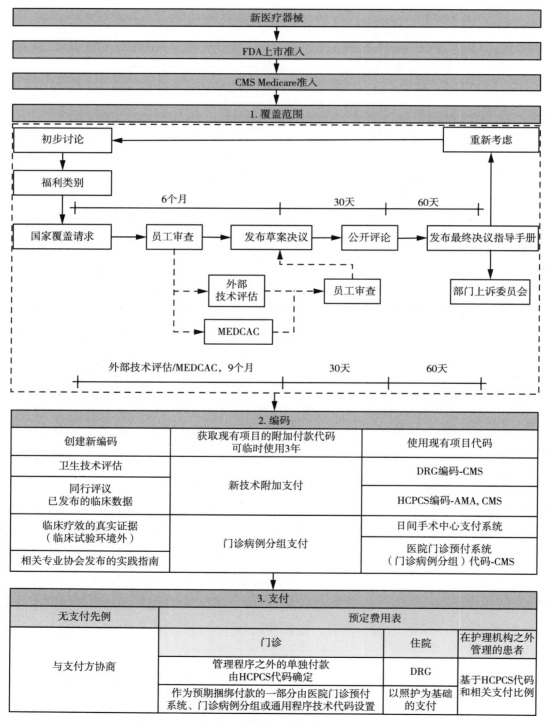

图5-4　美国创新医疗器械公共保障准入路径与时限

（3）CMS审查：CMS需在接收正式申请后6个月内审查新项目。主要关注产品的性能特征、安全性、有效性、结果和经济影响，患者的健康结局是最重要的评估指标。如果审查范围比较广泛，审查使用的参考文献出现矛盾，专家意见存在重大差异，CMS可申请外部技术评估。外部技术评估需在9个月内向CMS提交技术评估框架、文献检索策略总结，纳入和排除标准、参考文献及待系统审查的文献集、同行审查报告及技术评估报告。如外部技术评估仍无法得出一致的审查结论，CMS则组织召开包括医疗保险保障范围咨询委员会（Medicare Coverage Advisory Committee，MCAC）在内的公开会议（会议流程见图5-5）。

通过MEDCAC的审查结果应在9个月内向CMS提交最终报告，由CMS发布拟议决策报告（Draft Decision Memorandum）。草稿文件发布后，进入为期30天的公开评论期，美国公民可以在CMS官网上评论。公开评论期结束后，CMS在60天内发布国家保障范围准入最终决策报告和使用手册。最终决策报告包括公众对拟议决策的意见摘要，对这些意见的回应，以及CMS确定承保范围的科学证据，如对所考虑的证据（包括医学、技术和科学证据）的分析和总结。新产品分为有条件报销（如特定类型患者、特定适应证、特定提供者）、无条件报销（现已基本不存在）和不报销3类。未纳入国家保障范围的产品可申请"重新考虑"或向州政府申请地方保障范围。为了加速新技术尽快应用于临床，2011年，美国推出FDA与CMS平行审查机制（FDA-CMS parallel review），优先选择符合以下所有标准的设备，由FDA和CMS同步审查关键临床试验数据，帮助企业缩短FDA上市许可与CMS国家保障范围确定、纳入Medicare支付的间隔时间。2016年，平行审查机制开始全面实施。FDA和CMS向企业提供对纳入支付的早期反馈意见项目（early payor feedback program）或其他项目的关键临床研究设计的反馈意见，并同步分别审查关键上市许可申请提交的临床试验资

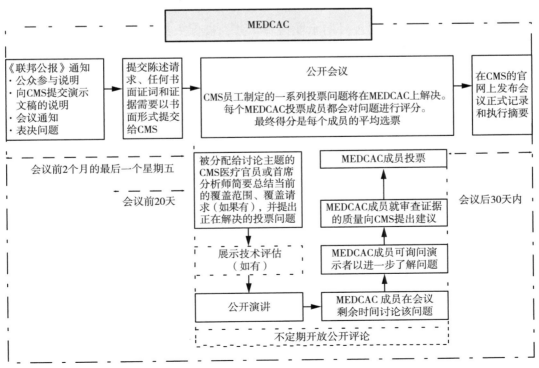

图5-5　美国联邦医疗保险与医疗救助中心公开会议流程（适用于所有创新医药产品）

料，并保持与企业沟通。

### 2. 支付标准确定方法

Medicare国家保障范围内的项目和服务在不同的应用环境采用不同编码报销。现有编码包括按DRG编码和医疗保健通用程序编码系统（healthcare common procedure coding system，HCPCS）编码。除现有编码外，新产品可以申请使用现有程序的附加付款代码（add-on-code）支付，其中一种是新技术附加支付（new technology add-on payment，NTAP），另一种是临时门诊病例分组支付（pass-through ambulatory payment classification payment），为新的、价格高但临床效果改善显著的医疗设备保留。临时代码可持续使用3年，其间如未申请新的代码，3年使用期结束后则无法报销。创建新代码的方式包括通过卫生技术评估、同行审议、真实世界证据审查和回顾相关专业协会发布的实践指南。获得新的编码后，Medicare根据提前制定的价格表支付。

### （三）数字疗法

#### 1. 准入路径与时限

目前，美国尚未出台单独的数字疗法医保准入程序和支付标准，数字疗法按照Medicare C部分计划保障的福利审评审批。2023年出台的《处方数字疗法获取法案》旨在通过扩大处方数字疗法的医保保障范围改善美国人的医疗照护。该法案计划把处方数字疗法添加到符合Medicare 和 Medicaid承保范围的服务和项目中，并指示CMS建立支付方法和数字疗法特定的医疗保健通用程序编码系统代码。目前，数字疗法尚不在Medicare 和 Medicaid的法定承保范围内。

#### 2. 支付标准确定方法

目前，数字疗法因未纳入现有的Medicare 和 Medicaid承保范围的服务和项目，并未被联邦或多数州的公共保障计划覆盖，多由商业医疗保险支付。数字疗法应通过Medicare C部分计划支付，但没有具体的医保保障规则和指南。由于美国商业医保普遍缺乏有效的为数字疗法支付的评估方法，支付意愿各不相同。有的保险公司按月向企业付费，并为被保人提供数字疗法解决方案，视情况变更付费金额。有的保险公司直接为数字疗法付费，或通过支付基于应用程序的干预措施提供的服务间接付费。不直接购买服务时，像支付药品或医疗设备一样，需通过不同编码系统（通用医疗程序编码或医疗保健通用程序编码系统编码）支付数字疗法。虽然现有的编码系统中的部分编码可以直接对数字疗法或者数字疗法所依据的医疗保健服务支付，但支付方对此模式支付的意愿并不强烈。直接购买服务时，与任何代码或定义的付款机制无关。雇主、保险公司或医疗保健提供方可以每月支付一定水平的费用或支付与应用程序使用水平挂钩的费用来补偿供应商。同样，患者可以一次性直接为自己购买应用程序的获取权限。

## 四、创新医药产品获批上市和公共保障准入情况

2018—2022年，美国共有245个创新药品、9044个体外诊断试剂（不包含主产品的补充产品）和51个数字疗法获批上市（表5-2）。Medicare A部分和B部分计划按照福利分类实行国家保障范围准入，不按具体品种准入。Medicare D部分计划承保的商业医保公司众多，有各自的药品处方集。但Medicare D部分计划要求所有医保公司都必须包含6类药品，这6类内的创新药品均会纳入D部分的所有医保计划。除这6类药品外，还有15种药物（20%）和5种药物（7%）在FDA批准后第1

年被超过50%和至少80%的商业医保计划覆盖。目前美国尚无数字疗法纳入Medicare。

表5-2 美国创新医药产品获批上市数量（2018—2022）

| 年份 | 创新药品获批上市数量/个 | 体外诊断试剂获批上市数量/个 | 数字疗法获批上市数量/个 |
| --- | --- | --- | --- |
| 2018 | 60 | 2597 | 8 |
| 2019 | 46 | 2516 | 7 |
| 2020 | 53 | 1679 | 9 |
| 2021 | 50 | 587 | 12 |
| 2022 | 36 | 1665 | 15 |
| 总计 | 245 | 9044 | 51 |

注：创新药品数据来源于美国FDA药品审评和研究中心每年发布的创新药品获批统计信息（New Drugs at FDA：CDER's New Molecular Entities and New Therapeutic Biological Products：https://www.fda.gov/drugs/development-approval-process-drugs/new-drugs-fda-cders-new-molecular-entities-and-new-therapeutic-biological-products）。体外诊断试剂数据来源于美国FDA公布的临床实验室改进修正案数据库（Clinical Laboratory Improvement Amendments，CLIA：https://www.accessdata.fda.gov/scripts/cdrh/cfdocs/cfCLIA/search.cfm）。数字疗法数据来源于美国FDA公布的关于医疗器械的2个数据库De Novo（https://www.accessdata.fda.gov/scripts/cdrh/cfdocs/cfPMN/denovo.cfm）和Premarket Notifications［510（k）s］（https://www.accessdata.fda.gov/scripts/cdrh/cfdocs/cfPMN/pmn.cfm），通过逐一查阅每个库中2018—2022年批准产品的详细信息选择获批上市的数字疗法。

美国从2013年开始有丙肝DAA获批上市，截至2023年年底，共获批上市10个丙肝DAA（表5-3）。

表5-3 截至2023年年底美国丙肝DAA获批上市情况

| 年份 | 数量/个 | 年份 | 数量/个 |
| --- | --- | --- | --- |
| 2013 | 2 | 2016 | 2 |
| 2014 | 3 | 2017 | 2 |
| 2015 | 1 | 合计 | 10 |

## 五、创新医药产品公共保障准入与支付体系特点及对我国的启示

### （一）对创新医药产品的高溢价激励

美国长期以来一直实行创新药品市场自由定价制度，联邦政府不直接对药价管制，而是通过医药批发零售商、保险公司等机构与药企分别谈判价格，利用规模效应降低价格。创新药品在市场独占期内可以获得很高的价格激励。同一药品在不同流通过程中产生的价格差异很大，但并不予以公开，只公开药品的市场平均批发价。流通过程中的各类药品管理组织通过谈判、限价与折扣、各种邮寄与直销的方式，以及各种保险计划的条款介入等市场竞争手段产生多层次支付价格。对创新药品高价格的容忍是供养美国创新药企业和维持其世界医药霸主的基础，也使美国能够在全球范围内收获医药创新高额利润。由于创新药品价格持续高涨，美国联邦医疗保险也不得不开始对单一来源药品实行与通胀水平挂钩的价格谈判。

我国医药创新（特别是生物技术创新）发展快速，创新驱动的医药发展策略期冀国内医药创新

企业复制美国全球盈利的模式。但欧美市场竞争面临包括政治因素在内的重重障碍，其他市场无论支付能力还是支付意愿或是市场容量都无法支撑高额利润。我国基本医疗保险保障的仍为最基本的医疗服务，总体筹资水平有限，给予创新药品价格激励，吸引最前沿的突破性医药产品尽早到我国上市，需要平衡得失，也需要建立除基本医保以外的其他筹资渠道，支撑价格不断快速上涨的创新医药产品的多元化支付体系。

### （二）药品监管与公共保障准入平行审查加速公共保障覆盖

2011年，FDA和CMS引入创新医疗器械平行审查试点计划，建立FDA和CMS同步审查关键临床试验设计和结果的机制，帮助缩短新医疗器械获批上市后等待CMS国家保障范围决定的时间。CMS早期介入关键临床试验设计，向申请企业提供技术指导和沟通，让创新企业少走弯路，以便早日纳入国家保障范围。此外，创新药在申请纳入医保前数年就着手对药品参保所需的临床资料和经济学资料进行规划，并和医保方保持充分的前期沟通。借鉴这些做法，可以解决我国基本医保对创新医疗器械准入滞后的问题。各级医保部门可以在创新器械的上市许可审评阶段早期介入，或不受试行期后方可提出医保准入申请的限制，并对满足创新条件的产品在试行期内采用临时医保支付，并为创新企业试行期内收集医保准入评估需要的真实世界证据提供指导，试行期后依据真实世界证据决定是否准入及支付标准。

### （三）创新医药产品临时性报销代码加速按DRG付费模式下的公共保障支付

新医疗技术产品的附加付款代码推动了新颖性技术准入美国联邦医疗保险。临时代码对新的、价格昂贵但有价值的医疗设备给予临时性报销代码，加速了患者使用进程。新技术附加支付和异常值支付等短期支付机制，对评估结果良好的高值新技术的使用予以补偿。同时，科学、规律的DRG支付标准更新机制也使高值创新技术最终能够进入常规支付体系，确定常规支付标准。这些模式和机制的引入将推动医疗创新在我国蓬勃发展，为患者提供更多高值的医疗选择，同时加速医疗技术的商业化和纳入医疗保险系统，早日服务于患者。

# 第 **6** 章

# 加拿大实践

## 一、创新医药产品定义

### （一）创新药品

加拿大《食品和药品条例》将创新药品定义为含有以前未批准药物成分的药物，并且不是以前批准药物成分的衍生物（如盐、酯、对映异构体或多晶型）。本书纳入分析的加拿大创新药品相关数据源自加拿大卫生部（Health Canada）每年公布的创新药品注册报告，为含新有效成分的药品或复方制剂，包括化学药和生物药；不包括新适应证、新剂型、新给药途径和改变适用人群等情形，不包括化学通用名药、生物类似药；排除疫苗、血液制品、致敏试验制剂、基因和细胞疗法，以及多数公共保障不覆盖的美容产品和非处方药。

### （二）创新医疗器械（包括体外诊断试剂）

医疗器械涵盖范围广泛，用于治疗、减轻、诊断或预防疾病或异常身体状况，如髋关节植入物、心脏起搏器、合成皮肤、人工心脏瓣膜、诊断试剂盒、避孕器具、医学实验室诊断仪器。加拿大卫生部发布的体外诊断器械指导文件《基于风险的体外诊断器械分类系统指南》将体外诊断设备或体外诊断器械定义为受《医疗设备条例》约束的医疗设备或产品。体外诊断器械适用于试剂、物品、仪器、设备或系统，包括校准器、控制材料、软件，无论是单独还是组合使用。诊断是指为提供有关生理状态、健康状况或疾病或先天性异常的信息而对标本进行的检查，涵盖筛查、诊断（疾病状态）、监测、预后、易感性、预测等所有应用。先进治疗产品（advanced therapeutic products，ATPs）是指科学技术的进步引发的一系列创新保健产品的开发，可以根据疾病特征进行个性化开发，与传统保健产品有显著不同的制造、分销和使用方式。该类产品可用于即时检测（point-of-care testing，POCT），由医疗保健专业人员或其他合格人员进行，可在医院、诊所、药房、救护车、照护机构和长期护理机构使用，患者自己在家里或社区中也可自测。与传统测试方法相比，该类产品具有一些优势，如可以提高工作人员和患者的灵活性，适用于跨社区和农村环境，同时还能够更快地获得检测结果。

### （三）数字疗法

加拿大将数字疗法定义为根据行业标准开发的循证生物医学创新软件，主要用于患者的监测、评估和治疗，以及临床医生决策支持。

## 二、医方保障体系及创新医药产品的公共保障概况

### （一）医疗保障体系

加拿大的医疗保障体系由公共医疗保障制度（Medicare）、补充保障计划及商业医疗保险制度3个部分构成。一般只要在加拿大居住满3个月即可申请加入Medicare。Medicare保障下的加拿大居民只需出示医疗保障卡，即可免费享受由联邦或省区政府提供的公共保障范围内的医疗服务与项目，患者个人无须支付费用。65岁以上老年人不论经济能力如何，均可自动享受免费医疗。省区政府还向老年人、儿童和领取社会救助金的人群提供公共医疗保障制度不覆盖的补充保障，包括眼科、牙科、处方药、门急诊服务、居家照护等。一般人群接受这些服务时需个人自付费用或通过商业医疗保险支付。联邦政府还为原住民和因纽特人、现役军人、符合条件的退伍军人、联邦监狱的囚犯和某些难民申请人群体等直接提供医疗服务。卫生服务体系实行基层医疗卫生服务体系"守门人"制度。没有全国性的医疗服务目录，由13个省区根据自身情况单独决定医疗服务保障范围和支付标准。

公共医疗保障体系由联邦和省区级政府分权治理。联邦政府主要负责宏观医疗卫生政策制定和实施，以及特定人群（原住民、军人、贫困人群）的医疗保障。省区政府承担医疗卫生服务的主体责任，掌握着绝大部分的医疗卫生资源，具有较大自主权，负责制定医药服务价格、控制医药费用上涨等。公共医疗保险的资金由联邦政府和省区政府共同承担，一般通过征收所得税筹集。不同类型的企业适用不同的企业所得税率，个人所得税实行累进税率征缴。丧失经济能力的人群可以申请全部或者部分减免税费。各省区除通过所得税提取公共医疗保障资金外，还可通过提取一定比例的消费税、福利彩票收入、征收工资税等方式筹集公共医疗保障资金。联邦政府则按各省区的医疗保障所得税金的一定比例提取联邦医疗保障资金。目前，加拿大联邦政府在医疗和教育领域的投入从成本分担模式转向整体拨款模式，各省区医疗卫生体系筹资金额的2/3直接来自省区政府税收，剩余1/3由联邦政府通过转移支付的方式补充。公共医疗保障计划由各省区政府自主制定与实施，省区政府为辖区内居民公共医疗保障支付的责任主体。

商业医疗保险在加拿大并不普及。一些商业医疗保险公司提供与医疗保健有关的保险产品，包括牙科和眼科保健、药品、心理健康服务等更全面的医疗保障，形式包括健康支出账户（health spending accounts，HSA），帮助个人支付牙科和视力检查及处方药；意外保险（accident insurance），为不在公共医疗保险覆盖范围内的意外受伤或死亡提供保障；重疾保险（critical illness insurance），为癌症、心脏病和脑卒中等重大疾病提供保障。

当常规疗法失败、不合适或无法获得时，加拿大还通过特殊获取计划（special access programs，SAP）为需要的患者提供尚未获准在加拿大上市销售的药物和医疗设备，治疗严重或危及生命的疾病。通常情况下，根据患者所参加的保险计划类型决定是否可以由公共医疗保障计划支付。部分费用免费，部分需要患者和医疗机构、省区公共医疗保障计划或商业保险计划协商支付，并不强制制造商免费提供。

### （二）卫生技术评估发展历史

加拿大是最早发展卫生技术评估并服务于医疗保健决策的国家之一。1989年，加拿大成立卫生

技术评估协调办公室（Canadian Coordinating Office for Health Technology Assessment，CCOHTA），主要任务是评估医疗技术的安全性、有效性和经济性，向政策制定者、医疗保障体系的支付方和医疗保健专业人员提供相关信息和建议。20世纪90年代初期，加拿大各省区和领地开始建立自己的卫生技术评估机构，主要评估本地区的医疗技术，进行合作和信息共享。地区层面的卫生技术评估机构包括魁北克省卓越和社会服务机构、多伦多市卫生经济与技术评估协作组织、安大略省卫生技术咨询委员会和药物咨询秘书处等，主要为卫生部门及医疗卫生系统的决策者提供建议。机构层面的重要卫生技术评估机构包括加拿大魁北克麦吉尔大学卫生技术评估中心，以学术需要或医院运营管理使用为目的，对省区卫生技术评估起到支持和补充作用。2006年，负责卫生技术评估的联邦机构加拿大药物和卫生技术管理局（Canadian Agency for Drugs and Technologies in Health，CADTH）成立，由联邦和各省区政府共同资助和管理，主要任务是评估医疗技术和医药产品（包括药物、医疗、诊断试剂、牙科、手术的设备及操作）的安全性、有效性和经济性；传播和鼓励使用卫生技术评估结果；发展卫生技术评估方法学，制定卫生技术评估指南；开展新兴卫生技术的甄别并协调各省区的卫生技术评估机构。CADTH的评估结果和建议是加拿大医药卫生政策制定者、医疗保障体系支付方和医疗保健专业人员的决策依据。2023年，为了更好地解决药品费用不断攀升和医药卫生数据共享等突出问题及规范处方行为，CADTH更名为加拿大药物管理局（Canadian Drug Agency，CDA），除继续开展卫生技术评估工作外，进一步强化了其在促进科学处方和用药、加强真实世界临床证据的管理和强化协调、提高效率方面的职能。国家、地区及机构级的卫生技术评估机构协调配合，共同为加拿大的医保药品准入决策工作提供循证证据、辅助决策，并形成完整的证据评审与决策实践互动链条。

**（三）创新药品的公共保障**

所有的加拿大居民均可以获得必要的住院服务而无须自费。省区政府负责制定辖区使用药物的公共保障药物计划。大多数加拿大人可以通过公共医疗保障计划或商业保险计划获得处方药保障。联邦和省区政府规定不同程度的保障范围和保障水平。加拿大人获得新药的过程较复杂，涉及不同的联邦和省区机构。通常情况下，新药上市2年才能获得公共保障计划的批准，商业医疗保险计划可在新药上市不到1年内为参保患者支付。

加拿大无全国统一的公共医疗保障计划及医疗必需服务和项目的定义，也没有全国统一药品目录。各省区政府规定本辖区内地方公共医疗保障计划的保障范畴，具有高度自主权。通常情况下，患者在医院内使用的药物和诊所医生开具的处方药无须个人自付费用。各省区在制定药品目录时，会在专利药价格审评委员会确定的价格水平基础上参考CADTH推荐意见，最终确定各自的支付价格。企业申请进入省区级药品目录时需要提供药物经济学材料，如果资料显示药品经济性不高，或者CADTH审评意见为"不推荐列入公共保障"时，也可通过返利、降价等方式进入省区药品目录。返利降价协议保密。

大多数加拿大人都可以通过公共医疗保障和/或商业医疗保险计划获得处方药保障。联邦政府和省区政府一般基于年龄、收入和患病情况，为最需要公共保障的人提供不同程度的处方药公共保障计划。联邦政府为原住民和因纽特人、加拿大武装部队成员、加拿大退伍军人事务局认定的退伍军人、加拿大皇家骑警成员及联邦教养院的罪犯等提供不同类型的联邦药品公共保障计划（Federal

Public Drug Benefit Programs）。每个省区政府都为符合条件的人群提供辖区内的药品公共保障计划，包括基于收入的全民保障计划，以及针对可能需要更多高额药品费用保障人群（如老年人、领取社会救助者及患有与高额药费相关疾病的人群）的特殊保障计划。许多加拿大人及其家庭成员享有的处方药保障计划与职业相关。部分没有处方药公共保障计划的人只能个人自付或购买商业保险支付处方药。

符合省区政府要求资质的医务人员，有权利为不能满足临床需求的重病或威胁生命疾病患者通过申请特别获取计划（special access program，SAP），获得加拿大没有销售的药物，通常情况下是治疗失败或没有适宜的治疗方法。有些省区会提供免费的SAP治疗。否则，个人须自付或通过商业医疗保险支付。

**（四）创新医疗器械（包括体外诊断试剂）的公共保障**

公共医疗保障体系对体外诊断试剂的支付通常由省区公共医保计划决定，主要考虑临床价值、安全性、有效性及成本效果等，以及是否符合当地的医保政策和指南。如果具有医疗必要性，公共医疗保险计划会全额支付。各省区的具体支付方式、报销标准和流程可能不同。

**（五）数字疗法的公共保障**

加拿大未对数字疗法纳入公共保障作明确规定，参照体外诊断试剂对数字疗法进行管理。

## 三、创新医药产品的公共保障准入与支付标准

**（一）药品**

**1. 准入路径与时限**

CADTH为加拿大联邦和省区政府（魁北克省除外）药品公共保障计划的准入决策提供循证决策支持和推荐意见。2020年以前，根据药品种类不同分别进行药品统一评审（common drug review，CDR）、泛加拿大肿瘤药物评审（pan-Canadian oncology drug review，pCODR）及血浆蛋白产品审查（interim plasma protein product review）。自2020年起，药品的公共保障审评统一由CADTH负责。泛加拿大制药联盟（pan-Canada Pharmaceutical Alliance，pCPA）或各省区根据CADTH的审评意见，自行安排价格谈判。申请方需要为公共保障准入审评缴纳一定费用。

为提高效率，CADTH采取分类审评的方法，将公共保障准入申请分为以下5类。①标准审评：由企业、肿瘤相关组织（tumour groups）、药品保障计划（drug programs）提交申请，CADTH基于申请方提供的完整临床证据资料准备临床审评报告，并基于申请方提供的药物经济学评价资料提供经济学审评报告。适用于创新药和新适应证。②定制审评：CADTH在10个工作日内对申请企业提供的临床证据和药物经济学评价资料进行审评。适用于已有药物的新剂型和新组合，以及非复杂生物制剂的已有药物的同类新药。③复杂审评：与标准审评类似，会进行更深入的临床专家咨询，如召开泛加拿大专家咨询会，更多参考非随机研究、执行层面问题更详细的审核及伦理咨询意见等。主要针对细胞和基因疗法、突破性疗法和通过加拿大卫生部加快审批通道（如优先审批或附条件审批）及新的治疗类别药物。按复杂审评程序审评的产品需获得CADTH同意后（10个工作日内），方可正式纳入该程序审评。④再申请：未通过公共保障准入审评的可再次提出申请。⑤标准再审评：已经获得公共保障覆盖但存在安全性、临床有效性和成本效果不确定性的药物，以及申请方提交新

的临床或经济性证据，要求对已纳入公共保障的标准进行调整。

（1）标准审评路径与时限：如图6-1、图6-2所示，标准审评的流程和时限包括提交前阶段（20天）、申请阶段（0～10天）、审查阶段（180天内）、推荐阶段（100天内）及实施阶段。申请方需要提前30个工作日告知CADTH拟提出申请。

1）提交前阶段：申请方需要提前20个工作日请求与CADTH召开申请前会议，以便帮助申请方提高申请资料的质量和相关性，并对一些问题作出必要解释。每个申请只有1次申请前会议机会，每次会议1.5小时。CADTH需在申请前会议召开后12个月内正式受理申请。

2）申请阶段：申请方必须按照CADTH审查程序中规定的内容和格式提交申请。申请提交后，CADTH建立审评团队，招募临床专家审查小组，对申请文件进行筛选和审阅。申请方按照CADTH要求的评估指标提供的临床和药物经济学信息，必须采用CADTH官网提供的模板链接提交资料。资料清单帮助申请方确保其提交的资料符合所有的要求，包括按照要求的顺序准备资料。申请方负责保证提交的资料满足知识产权的要求。

申请材料包括4个部分。①临床研究部分：申请药物适应证及背景；按模板要求的系统文献综述，提供反映临床研究结果的数据；长期临床研究结果；所有直接比较结果（如支持比较临床有效性或安全性和/或药物经济学模型中的假设）；临床研究的进一步证据，明确证据不足之处（安全性和有效性临床研究排除了关键人群；临床研究未测量需要长期随访的关键临床效果指标；实际临床实践中药物利用剂量的不确定性）。为避免选择偏倚，此部分资料需要以系统综述的形式提供。②有效性和安全性证据部分：通用技术文件（common technical document），关键临床试验及其他临

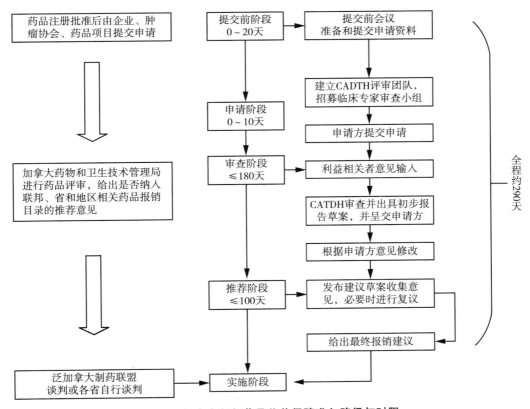

图6-1 加拿大创新药品公共保障准入路径与时限

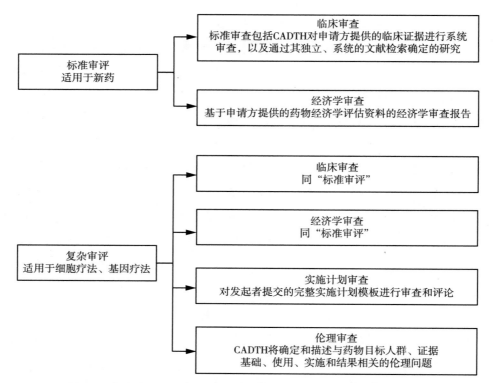

**图6-2 加拿大创新生物医药公共保障准入标准审评与复杂审评流程**

床试验，正式发表的关键临床试验文献或手稿，药物经济学评价中的间接比较报告，药物经济学申请资料（药物经济学评价技术报告），成本效果或最小成本分析经济学模型，预算影响分析技术报告，显示符合经济学评价要求的完整检查清单，任何与药物经济学申请相关的材料。③流行病学部分：疾病流行与发病率，按要求模板提供提交申请后20个工作日内可获得待评价药物的加拿大患者数量。④价格和流通部分：用于经济学评价的价格信息会公开在CADTH的审评报告中。

3）审查阶段：各利益相关方意见收集，提供患者对当前可用治疗的经验及对正在审查的药物的期望；临床专家组审查方案的制定、证据评估和结果的解释；确定可能影响待审查药物实施能力的问题，为CADTH的报销审查流程审查的每种药物提供建议。

为了给医药创新企业提供向CADTH介绍其尚在研发管线中的创新产品，并提出审评动议的机会，加拿大还建立了研发管线会议机制。每个医药创新企业每2年可以申请与CADTH召开一次会议，在研发早期阶段获得CADTH的技术指导，以便更好地准备公共保障准入的申请资料。该机制鼓励创新医药企业与CADTH讨论可能面临的挑战和需要在更广泛的卫生系统跨部门协调的问题，适用于创新制药企业和能够显著改善现有诊断技术的创新诊断试剂企业。CADTH获知这些问题，有助于其在创新医药产品生命期的早期阶段就着手准备，帮助整个卫生体系应对这些问题。CADTH希望一家企业就其研发管线中的产品申请一次研发管线会议，但实际上因为一次会议的时间有限，申请企业一般会要求将癌症药物与非癌症药物分别召开会议。

4）推荐阶段：CADTH专家委员会根据前期评估报告给出建议，肿瘤与非肿瘤类药物有不同推荐流程。肿瘤药物将由pCODR专家审查委员会基于以下4个关键因素给出建议。①整体临床获益：由临床指导小组提供临床指导报告，包括系统回顾和注册临床医生的意见，评估使用药物诊断或治疗癌症相关疾病或癌症照护相关问题的净健康效益，包括有效性、安全性、疾病负担和需求。②患者价值观保持一致：在审查开始时寻求患者团体的意见。③成本效果评价：经济指导小组对药物经济学模型的审查，包括与其他药物和非药物替代品相比，药物及其配套技术的经济评价、成本、获得每质量调整生命年成本、获得每生命年成本、避免的每个临床事件成本和净经济效益的不确定性。④纳入卫生系统的可行性：评估药物在整个卫生保健和癌症照护中应用的难易程度，包括经济可行性（预算影响分析）和组织可行性。审议过程会纳入省区咨询小组的意见和经济学报告。

非肿瘤药物遵循加拿大药物专家委员会审议框架给出建议，关键因素包括患者和照护人员的投入、临床和经济证据、临床专家的投入、现有的治疗方案、所审查药物的提交价格和参考国的公开价格、发起人要求的报销条件和支持这些条件的证据及司法层面的实施考虑。CADTH以评估收集相关的循证证据为基础，结合专家委员会意见，运用多维度决策分析（multiple criteria decision analysis，MCDA），通过投票的形式，给出是否纳入公共保障药品目录的意见，包括以下3种推荐意见。

· 报销：与参照药品相比临床效果更好，成本效果分析结果可接受。

· 不报销：没有足够的证据推荐报销。接受审评的药物与对照药物相比，没有显示出临床获益或审评药物表现出较差的临床效果或显著的临床危害。

· 有条件报销：通常包括6种条件。①开始治疗的标准：疾病严重程度，治疗历史，并发症，疾病的基因亚型。②续期条件：基于治疗获益程度，评估患者如何及何时接受药物治疗，通常包括延续治疗的最低治疗应答或评估治疗应答的临床评估类型及时间。③终止条件：识别不再应答治疗或无法从治疗获益的患者，包括侵入性治疗、开始另外的治疗干预或疾病进展。④处方条件：合适的治疗环境，通常包括处方或疾病管理仅限于专科临床医生、限制剂量和给药频率，或限制与其他药物合用。⑤价格条件：通常包括通过降价改善成本效果，费用控制，相比参照药物节约医疗费用。⑥卫生体系应用的可行性条件：卫生体系和癌症照护体系应用便捷性，包括预算影响分析结果提示有经济可及性问题，卫生体系应用该药的可行性及障碍评估提示有可行性问题（包括可操作性、资金、人力资源、立法和监管要求）。

5）实施阶段：CADTH报销审查结果无法定约束力，各药品保障项目可参考评估意见决定是否纳入药品。未获得批准的申请，申请方计划再次提出审评申请的，需提前30个工作日告知CADTH。

（2）无申请人准入审评（non-sponsored reimbursement review process）：某些情况下（通常为新药专利即将到期，已经进入药品生命期末端，或已经有仿制药或生物类似药），专利期内的新药专利权人未向CADTH提出公共保障准入评估，但加拿大有临床需要，且该药已经在美国或欧盟国家使用并获得公共保障，加拿大药品公共保障计划考虑准入该药时，会向CADTH提出审评请求。CADTH遵循相同的指南开展审评。企业有义务在35个工作日内为CADTH提供相关资料，并在10个工作日内提交审评报告反馈意见。相关患者组织和临床组织有义务在35个工作日内提供审评报告反馈意见。

（3）快速审评服务（rapid review service）：联邦和省区的卫生部门、医院和国家及地区的医疗保健计划参与公共医疗服务的决策者（魁北克省除外）有资格向CADTH提出快速审评服务。快速审评服务请求是在保密情况下提出的，评估报告会在CADTH网站上公布。快速审评的目的是快速识别、评估和总结某个特定议题的现有证据，提供决策可能产生影响的简要背景。外部同行评议的"快速审评专家意见"可为特定议题提供额外的专业意见。快速审评报告并不构成相关医疗技术应用的推荐或反对意见，也不能取代专业临床决策者的意见。缺乏高质量的证据并不一定意味着缺乏有效性，尤其是缺乏相关信息的新兴卫生技术，未来仍有可能被证明是有效的。快速审评和"快速审评专家意见"需在请求提出48小时内开展，并分别于30个工作日内和2～3个月内提交审评报告和专家意见。

（4）治疗类别审评（therapeutic reciew）和治疗类别简化审评（streamlined drug class review）：治疗类别审评指CADTH基于已发表的临床资料和经济资料，采用系统综述和荟萃分析及药物经济学评价的方法，审评一个治疗类别内的药物或一类药物，为决策者提供及时更新的证据，支持药物相关决策及处方集管理。审评请求由药品公共保障计划、癌症相关组织或pCPA提出。审批的治疗类别是CADTH咨询委员会，包括处方集工作组（Formulary Working Group，FWG）、省级咨询组（Provincial Advisory Group，PAG）和药物咨询委员会（Pharmaceutical Advisory Committee，PAC）确定的重点领域。重点领域确定的因素包括相关性（政策关注点、临床应用情况、需要调整的政策及临床实践、相关治疗领域的重大进展）、及时性（提交报告的时间、有足够资源支持开展治疗类别审评和有能力帮助完胜审评的专家资源）和影响力（临床实践、目标患者、疾病流行情况、药品保障政策和行为改变、政府和社会的直接或间接经负担、其他HTA机构最近发表或完成的相关工作）。审评时限为6～12个月。

治疗类别简化审评是在治疗类别审评的基础上，当循证决策需求比较急迫，不需要进行新的荟萃分析或经济学评价时，对已发表的治疗类别内药物临床效果的荟萃分析、药物利用分析和市场独占权等系统化的证据进行总结。通常不再进行新的药物经济学评价，而采用费用比较、泛加拿大范围内的预算影响分析，和基于已有模型的经济学评价等形式。

（5）重大未满足的临床需求和临床获益的不确定性：通常涉及威胁生命的严重疾病或严重的慢性病；因基因突变出生时或幼儿期发病，造成减寿；给照护和卫生体系带来沉重负担；基于患者群的临床需求而非个别患者的临床需求；没有有效的药物或非药物替代治疗手段，或即使有药物，疾病发生率和死亡率仍旧很高；临床研究数量有限，样本量少（如罕见病，影响少数患者，发病率为5/10 000～1/100 000），研究困难；缺乏参照药；罕见病的替代性或适应性临床试验设计；短期研究获随访；无法识别异质性罕见病的疾病严重程度；临床研究只能采用替代终点；有实际意义的临床终点证据不足；存在有统计学意义的不确定性。

### 2. 支付标准确定方法

加拿大创新药品价值评估体系主要分为价格审查与卫生技术评估2个主要部分，分别由加拿大专利药价格审评委员会（Patented Medicine Prices Review Board，PMPRB）与CADTH开展价格监管与卫生技术评估。加拿大专利药定价委员会是卫生领域中除卫生部外的一个准独立司法机构（quasi-judicial body），负责全国创新专利药的价格管理。专利权人需要将专利药在加拿大的上市价格及销售情况报备给PMPRB。上市后，还需要将每一个规格和剂型的价格和在加拿大的销售信息每2年一次在PMPRB备案。在PMPRB依据《专利法》和《专利药定价委员会工作指南》开展工作，核心职责是防止全国范围内专利药在法定垄断期间价格过高。PMPRB对专利药的价格监管包括科学审评（选择参考药，审评新药对治疗类别的改进）和价格审评 2 个部分。

科学审评部分由 PMPRB 的人类药品咨询专家组（Human Drug Advisory Panel，HDAP）负责，首先根据适应证推荐适当的参照药品，并评估专利药对其所在治疗类别的临床效果改善情况。改善情况分为突破性治疗改善、实质性治疗改善、中度治疗改善、轻微或无治疗改善 4 个级别。PMPRB 对不同级别的新专利药实施不同价格监管标准。只有当审评药品比参照药品具有临床获益改善或疗效相当时，才会进一步依据经济学评价结果，推荐该药品直接纳入或有条件纳入省区公共保障范围。确定专利药价格主要参考以下原则：①一般新专利药品价格不能超过治疗同种疾病药品的最高价。②取得突破性进展或疗效有实质性提高的专利药，价格不超过加拿大规定的国际参考价。③专利药价格年增长幅度不能超过消费价格指数（consumer price index，CPI）。④参考 CADTH 对该药物的评价结果。

价格审评部分由 PMPRB 理事会工作人员负责，会不间断地审查在加拿大销售专利药的价格信息和专利药持有公司遵守理事会价格监管指南（咨询省区卫生部门、消费者组织和药品企业制定）的情况。PMPRB 通常采用指南推荐的方法和检验策略及公开的处方集等，对申请方提供的资料进行价格审评。首先依据专利药的上市日期及市场特征分为 4 类。①初始上市专利药（grandfathered medicines）：2019 年 8 月 21 日前已获得药品识别号（drug identification number，DIN）的专利药的所有剂型和规格的产品，无论这些剂型和规格是否在 2019 年 8 月 21 日后获批新的适应证（只要 DIN 不改变）。定价考虑因素包括其他市场销售价格，同一治疗类别其他药品在加拿大市场和其他市场的销售价格，以及 CPI。②初始上市专利药的新剂型和新规格（line extensions of grandfathered medicines）：2019 年 8 月 21 日后获得 DIN 的初始上市专利药的新剂型和规格产品。③期间专利药（gap medicines）：2019 年 8 月 21 日后获得 DIN，并于 2021 年 7 月 1 日前在加拿大首先销售的专利药。④新专利药（new medicines）：不在上述范围的其他专利药的所有剂型和规格产品。

后三类专利药定价时，除考虑第一类专利药定价时考虑的因素外，还需考虑该药在加拿大的药物经济学价值、市场规模和加拿大 GDP 及人均 GDP。专利药对治疗类别临床效果的改善级别是决定其上市时的最高平均价格（maximum average potential price）的依据。最高平均价格被用来评价专利药的价格水平。专利药企业需每 2 年就其价格和销售情况向加拿大专利药定价委员会进行说明。如果发现价格过高或有其他违规情况（如超出最高价格 5%），加拿大专利药定价委员会将以公开听证会的形式进行讨论。如情况属实，将勒令企业强制降价或以回款形式处罚。由于省区卫生健康部门是药品的主要买方，加拿大专利药定价委员会作出最高价格建议后，由各省区组成的 pCPA 集体议价。参与的各省区在议价后不能单独与企业二次议价，议价过程主要参考 CADTH 的药物经济学、预算影响分析等评估结果。

**（二）医疗器械（包括体外诊断试剂）**

**1. 准入路径与时限**

加拿大的医疗器械公共保障准入具有高度去中心化的特征，最终准入决策权在医院。新医疗器械获批上市后，由企业向加拿大卫生部治疗产品理事会（Therapeutic Products Directorate，TPD）医疗器械局提交准入申请，由省级、地区和医院卫生技术评估部门听取及医生意见提出报销建议。

省区卫生技术评估机构主要考虑疾病负担、预算影响、卫生系统总成本、成本效果等因素，医院卫生技术评估部门主要考虑当地需求、临床获益、供应商信息、实施的可行性和预算影响（价格和利用率）等因素。产品的绝大多数准入决策是在医院做出的。基于医院的准入流程通常是非正式的，通过现有专业网络达成的地区性或全国性共识可能对报销决策产生重大影响（图6-3）。

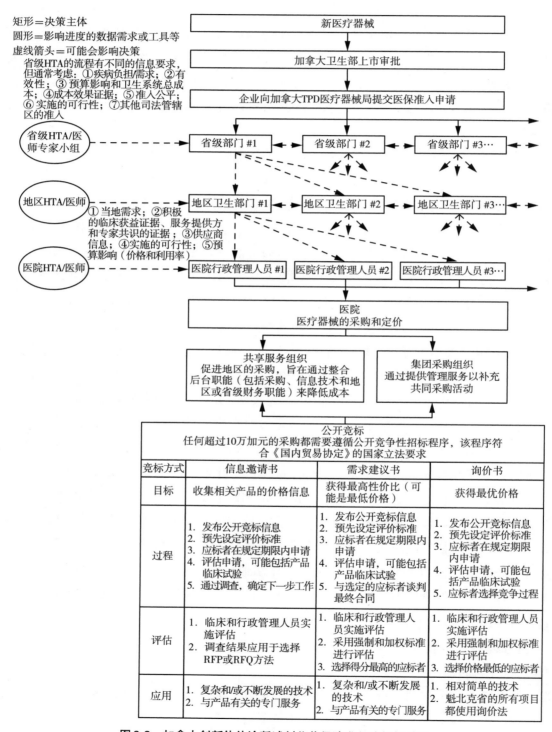

**图6-3  加拿大创新体外诊断试剂公共保障准入路径与时限**

## 2．支付标准确定方法

加拿大的创新医疗器械公共保障支付价格的决定权在医院，主要通过医院与共享服务组织（Shared Service Organizations，SSOs）或集团采购组织（Group Purchasing Organizations，GPOs）合作，以招标采购的方式决定支付价格。共享服务组织旨在通过整合采购、信息技术和财务预算等信息来降低成本。集团采购组织旨在通过集中采购同类产品或服务获取最优价格和最优服务，招标采购主要通过公开竞标（open competitive bidding，OCB）实现。公开竞标包括征求信息（request for information，RFI）、征求建议书（request for proposal，RFP）和询价/招标（request for quotation，RFQ/Tender）。征求信息的目的是收集相关产品价格信息，其调查结果应用于选择需求建议书或询价方法，主要应用于复杂和/或不断发展的技术；征求建议书的目标是选择最高性价比产品，主要应用于复杂和/或不断发展的技术；询价/招标的目标是选择价格最低的产品，主要应用于相对简单的技术（魁北克省所有项目都使用询价法）。

### （三）数字疗法

数字疗法的准入路径与时限和支付标准均参照体外诊断试剂。

## 四、创新医药产品获批上市和公共保障准入情况

如表6-1所示，2018—2022年，加拿大共有160个创新药品和38个创新体外诊断试剂产品获批上市（后者未含2022年数据），没有数字疗法获批上市。加拿大没有国家层面的公共保障药品目录，药品公共保障种类、数量及报销价格均省区政府决定，体外诊断试剂的公共保障由医院决定。

表6-1 加拿大创新药品及新体外诊断试剂获批上市数量（2018—2022）

| 年份 | 创新药品获批上市数量/个 | 创新体外诊断试剂获批上市数量/个 |
| --- | --- | --- |
| 2018 | 37 | 13 |
| 2019 | 25 | 12 |
| 2020 | 28 | 8 |
| 2021 | 36 | 5 |
| 2022 | 34 | — |
| 合计 | 160 | 38 |

注：创新药品数据来源于加拿大卫生部创新药品注册年度报告（Register Of Innovative Drug：https：//www.canada.ca/en/health-canada/services/drugs-health-products/drug-products/applications-submissions/register-innovative-drugs.html#a）。新体外诊断试剂数据来源于加拿大卫生部医药产品年度报告（Health product highlights reports，New drug for human use：https：//www.canada.ca/en/health-canada/services/drugs-health-products/highlights-reports.html），2022年报告截至2024年4月尚未公布。

加拿大从2014年开始有丙肝DAA获批上市，截至2023年年底共获批上市10个（表6-2）。

表6-2 截至2023年年底加拿大丙肝DAA获批上市情况

| 年份 | 数量 | 年份 | 数量 |
| --- | --- | --- | --- |
| 2014 | 2 | 2017 | 2 |
| 2015 | 3 | 合计 | 10 |
| 2016 | 3 | | |

## 五、创新医药产品公共保障准入与支付体系特点及对我国的启示

### （一）研发管线会议机制

医药创新企业和加拿大药物和卫生技术管理局都得益于加拿大的研发管线会议机制。创新企业在研发早期阶段就有机会获得加拿大药物和卫生技术管理局的技术指导，提出公共保障审评的动议，更好地准备公共保障准入的申请资料。加拿大药物和卫生技术管理局鼓励医药创新企业与之讨论可能面临的挑战和需要在更广泛的卫生系统跨部门协调的问题，以便在医药创新产品生命期的早期阶段就着手准备，帮助整个卫生体系更好地应对这些问题。

在我国，创新药企业只能在产品获批上市后（且在每年7月1日前）才有资格申请纳入国家医保目录，并有机会获得与国家医保局接触的机会。可借鉴加拿大的研发管线会议机制，使医药创新企业在临床研究阶段即有机会与医保管理部门接触。医保管理部门与药品监管机构联合为企业提供科学咨询，讨论临床试验设计、参照药选择等关键技术问题，使其临床研究更有针对性地生成上市许可和医保准入要求的有效性、安全性和经济性证据。

### （二）患者和医学团体等利益相关方参与公共保障准入

加拿大创新医药产品公共保障准入过程中纳入了利益相关方意见，患者、企业、医学团体都可以在准入过程中给出意见。特别是患者代表可以在报销药品审查前提供有关药品的证据和意见，包括但不限于患者接受审查药物治疗的感受和对审查药物的预期等。突出以患者临床获益为中心的价值评估，有助于创造一个更加公平的卫生体系。

我国现有的药品谈判过程主要以选定的专家意见为主。可借鉴加拿大经验，将利益相关方代表纳入决策过程可以增加评估的透明度，减少潜在的利益冲突，并提高公平性；有助于确保创新医药产品的公共保障准入基于科学和患者需求，而不是基于纯粹的经济考量；也有助于建立更广泛的多利益相关方的合作。这可以加强医疗决策的基础，确保充分听取各方声音。

# 第 **7** 章

# 德 国 实 践

## 一、创新医药产品定义

### （一）创新药品

欧洲药品管理局（European Medicines Agency，EMA）将创新药品定义为含有以前未获授权的活性物质（new active substance，NAS）或活性物质组合的药物。本书纳入分析的创新药品相关数据来自欧洲药品管理局批准的创新药，为含有新有效成分的药品或复方制剂，包括化学药和生物药；不包括新适应证、新剂型、新给药途径和改变适用人群等情形，不包括化学通用名药、生物类似药；排除疫苗、血液制品、致敏试验制剂、基因和细胞疗法，以及多数公共保障不覆盖的美容产品和非处方药。

### （二）创新医疗器械（包括体外诊断试剂）

《欧盟医疗器械条例》（EU 2017/745M）将医疗器械定义为由生产企业单独或组合使用，用于人体的一种或多种特定医疗目的仪器、设备、器具、软件、植入物、试剂、材料或其他物品。特定医疗目的包括对疾病的诊断、预防、监护、预测、预后、治疗或缓解；对损伤或残疾的诊断、监控、治疗、缓解、补偿解剖、生理或病理过程或状态的研究、替代、调节，通过对来自人体的标本（包括器官、血液、捐献的组织）进行体外检测来提供信息。其效用主要通过物理等方式获得，不是通过药理学、免疫学或者代谢的方式获得，或者虽然有这些方式参与但只起辅助作用。

欧盟将医疗器械按使用用途和固有安全风险从低到高分为4类。Ⅰ类：如医用检查手套等。Ⅰ类进一步分类：可测量性能（measuring function）为Ⅰm类；无菌（sterile）为Ⅰs类；可重复使用手术器械（reusable surgical instruments）为Ⅰr类。Ⅱa类：如一次性输液器等。Ⅱb类：如手术缝合线等。Ⅲ类：如冠状动脉支架等。每类医疗器械都有相应的技术要求。Ⅰ类器械（除Ⅰm、Ⅰs和Ⅰr外）不需要欧盟公告机构（Notified Body，NB）评估，生产企业自主完成产品的安全性、性能和临床使用效果评估，出具产品安全和性能符合性声明，通过欧盟授权代表编写包含产品的安全性、性能和临床使用效果的技术文档，完成产品检测和授权代表所在国的备案，即可获得欧盟强制性产品安全认证标识（Conformité Européene，CE marker），并在联盟范围内按照其预期目的销售和使用。Ⅰ类以上器械需要欧盟公告机构审核企业的质量管理体系，以及产品的安全性、性能和临床使用效果技术文档，方可获得欧盟强制性产品安全认证标识。药品监管机构不具体参与公告机构对医疗器械安全性、产品性能和临床应用效果评价，而是负责医疗器械的安全风险分级管理、审批医疗器械的临床研究申请，以及对已上市使用的器械导致的严重事件进行评估。

欧盟《体外诊断医疗器械条例》（EU 2017/746 IVDR）将体外诊断试剂定义为任何医疗器械，包括试剂、试剂产品、校准品、质控品、试剂盒、仪器、器具、成件设备、软件或系统。无论是单独使用还是组合使用，其制造目的为用于体外检测来自人体的血液和组织标本。检测目的为仅用于或主要用于提供生理或病理过程或状态、先天性身体或精神损伤、医学病症或疾病的倾向信息；确定与潜在接受者的安全性和相容性；预测治疗效果或反应；定义或监测治疗措施的信息。标本容器应归为体外诊断医疗器械。

体外诊断医疗器械按使用用途和固有安全风险分为A、B、C、D四类。与其他医疗器械一样，体外诊断医疗器械只有获得欧盟强制性产品安全认证标识，方可在联盟范围内按照其预期目的投入使用。A类体外诊断医疗器械遵循低风险一般医疗器械的上市程序，由企业自主完成产品性能评估和符合性声明，编写包含产品的安全性、性能和临床使用效果的技术文档，获得欧盟强制性安全认证标识。B类体外诊断医疗器械制造商除需要完成产品性能评估，还需开展符合性评估，以及对每类产品中至少一个代表性产品的安全性、性能和临床使用效果技术文件的评估。C、D类体外诊断医疗器械的制造商除需要开展性能研究，还需要开展符合性评估，在监管机构备案公告机构签发的产品性能及符合性评估证书，并向患者公开产品的安全性、性能和使用效果评估结果。对于市场上没有同类产品的D类创新体外诊断医疗器械，公告机构除需要开展实验室测试产品性能及符合欧盟实验室标准，还必须邀请专家委员会审核其评估报告，并建立该类产品的通用规范（common specification，CS）。

德国联邦药品及医疗器械管理局（Bundesinstitut für Arzneimittel und Medizinprodukte，BfArM）将医疗器械定义为具有医疗目的、供人类使用，通过物理手段实现预期作用的植入物，注射、输液、输血和透析产品，医疗软件，导管、起搏器、牙科产品、敷料，助视器、X线设备、安全套和实验室诊断试剂。医疗器械也可以是含有或涂有某种物质的产品或物质的制剂，单独使用时，是医药产品（包括血浆衍生物）的成分，除产品功能外，还能对人体产生影响。体外诊断试剂是单独或组合使用的试剂、校准品、质控品、试剂盒、仪器、器具、成件设备、软件或系统，用于体外检测来自人体的血液和组织标本。检测目的是提供生理或病理过程或状态信息；先天性身体或精神损伤信息；医学病症或疾病的倾向；确定与潜在接受者的安全性和相容性；预测治疗效果或反应；定义或监测治疗措施。标本容器应归为体外诊断医疗器械。

德国负责指定和监管公告机构的政府部门是医药产品及医疗器械健康保护中央管理局办公室（Zentralstelle der Länder für Gesundheitsschutz bei Arzneimitteln und Medizinprodukten，ZLG）。

### （三）数字疗法

2018年，德国联邦卫生部（Bundesministerium für Gesundheit，BMG）就开始着手立法，旨在实现德国医疗健康系统数字化转型。2019年，德国发布了《数字医疗法案》，将数字疗法命名为数字健康应用（digitale gesundheitsanwendungen，DiGA），即一种低风险医疗器械（Ⅰ、Ⅱa类）。DiGA在读取和控制载体设备的基础上，使用数字技术作为主要功能，检测、监测、治疗或减轻疾病、伤害或残疾等，由患者或医疗保健提供者和患者共同使用。仅供医生和护士使用的远程医疗方法或数字应用程序（如用于诊断或随访的设备），或者用于预防疾病发生的产品不属于数字疗法。DiGA需完成自我评估风险分类，取得欧盟强制性产品安全认证标识，并能够提供隐私合规性。BfArM建立了德国医疗器械信息和数据库系统（German Medical Devices Information and Database System，DMIDS），作为发布医疗器械公告和申请的国家门户网站，与欧洲医疗器械数据库（European medical devices database，EUDAMED）对接。

## 二、医疗保障体系及创新医药产品的公共保障概况

### （一）医疗保障体系

德国医疗保障体系是以法定医疗保险制度为主、商业医疗保险制度为辅的全民医保体系，两大医疗保险制度并行发展，"双轨运营"。德国《社会保险竞争法案》自2009年颁布以来，要求所有居民都必须参加法定医疗保险或商业医疗保险。大约87%的德国人参加法定医疗保险，11%参加商业医疗保险，另外2%（如军人）由特别保险覆盖。法定医疗保险的资金主要来源于政府预算、税收、强制参保人的保费。所有法定医疗保险参保人及其受扶养人享受同样的福利，福利待遇与参保人的身份、保费或保险期限无关。保费取决于参保人的收入水平而不是患病风险，随收入增加成比例增加。2023年，年收入低于66 000欧元者必须参加法定医疗保险，缴费比例为收入的14.6%左右。每月最高缴费限额为4987.5欧元，雇主和雇员各自承担一半缴费。联邦政府给予个体经营的艺术家、记者和作家参加医疗保险补贴。学生的人均保费统一为一般缴费金额（14.6%）的70%，每月约为110欧元。管理法定养老保险的机构和联邦就业局分别负责为退休和失业人员缴纳健康险保费。领取退休金者必须从企业退休金和其他非法定退休金中扣除全额缴款。月收入低于450欧元的雇员其配偶和子女参保不收取费用。

商业医疗保险（private health insurance，PHI）可为参保人提供全面保障，支付德国医疗保健系统提供的所有服务，包括医生和专家诊疗、健康检查、住院治疗、牙科及处方药物。参加商业医疗保险的人群主要为3类：①高收入公司雇员。参保人满足税前年收入66 000欧元后，可以自主选择法定医疗保险或商业医疗保险，也可以在参加法定医疗保险的基础上，再参加商业医疗保险，获得补充保障。②自由职业者。建筑师和律师等自由职业者或自营者，无论收入是否达到最高工资界限，均可根据意愿选择参加法定医疗保险或商业医疗保险。③政府公务员。政府为公务员参加商业医疗保险承担50% ~ 70%保费，其余金额由个人缴纳。

参保人还可根据自身情况购买法定医疗保险不覆盖的附加医疗服务，如牙科诊疗服务、医院照护、康复治疗、医疗辅助设备等。

德国的法定医疗保险事务由7个行业性的全国经办组织负责，属于依法设立的社会组织。每个经办组织都设置各自的联邦联合会、州联合会和城市疾病基金会。疾病基金会由3名雇主和3名雇员代表组成董事会，采用聘任制运作。疾病基金会负责法定医疗保险的管理、支出、与医院合同的签订等。法定医疗保险参保人可自由选择疾病基金会。参保人向中央基金缴纳费用，管理国家基金的国家保险局会根据每一个疾病基金会的参保人数、年龄结构、男女结构及慢性病的发病率等计算风险调剂值，并据此向疾病基金会拨付医保基金。中央基金除管理基金的分配外，最主要的功能是确保德国法定医疗保险的社会性，并监督各个地方基金会的选举。

由全国法定医疗保险医师协会（Kassenärztliche Bundesvereinigung，KBV）、德国医院协会

（Die Deutsche Krankenhausgesellschaft，DKG）和全国法定医疗保险协会（Gesetzlichen Krankenversicherung-Spitzenverband，GKV-Spitzenverband）组成的联邦最高联合会（Gemeinsamer Bundesausschuss，G-BA）负责协调全国各地疾病基金会的操作、信息规范、网络建设等，负责与全国医疗服务机构协商确定支付价格。G-BA由5名全国法定医疗保险协会中央基金代表（医疗服务购买方）、2名德国医院协会代表（医疗服务提供方）、2名全国法定医疗保险医师协会代表（医疗服务提供方）和1名全国法定医疗保险牙科协会代表（医疗服务提供方）组成。G-BA还聘请3名既不属于购买方又不属于提供方的代表，其中一个是委员会主席，最终组成13人委员会。G-BA就药品价格定期（基本每月1次）召开会议，并邀请参保人参会。参保人参会具有发言权，但没有投票表决权。投票权利由13人委员会执行。

法定医疗保险的报销范围和标准由德国《社会保障法典》第五篇社会保障（Social Security Code V）规定，包括预防疾病、分娩、疾病筛查、疾病治疗（门诊医疗、牙科、药物、心理治疗、由专业人员提供的照护、医疗辅助、住院/医院照护、家庭照护和某些领域的康复照护、社会治疗）、运输费用（如紧急救援）。此外，法定医疗保险基金还向其受雇成员发放病假工资，在患病的前6周支付100%工资；患病第7周到第78周的病假工资为上一年工资总额的70%（最高为90%）。2023年的日工资最高不超过116.38欧元。

德国医保对住院和门诊服务采用不同支付方式。住院医疗服务由公立医院、私立非营利医院、私立营利医院提供，按DRG支付。门诊医疗服务主要由独立执业医生（全科医生和专科医生）提供，包括门诊检查、咨询服务及转诊等服务内容。德国《社会保障法典》规定，全国法定医疗保险协会和全国法定医疗保险医师协会委任评估委员会负责制定《统一评估量表》，用以确定法定医疗保险覆盖的所有医疗服务和医用耗材目录。目录以点数为价值单位。门诊医生通过定期向当地的法定医疗保险医师协会（Kassenärztliche Vereinigung，KV）报告其提供医疗服务的总点数获取支付。法定医疗保险支付的费用包括按DRG支付住院费（部分费用按床日支付）、医师服务费和按谈判价格或参考价格支付药店的药费。

参保人必须为住院、处方药、义齿、医疗辅助工具、交通、保健专业人员的服务（如物理治疗和康复等）支付费用。患者自付费用标准为住院患者每人每天10欧元（最高不超过28天或每年280欧元），门诊照护辅助服务和产品（如药品）的共付金额为10%，最低5欧元，最高10欧元。法律规定特定人群、穷人或有大量医疗需求的人可免除支付患者自付费用，包括18岁以下的儿童和青少年（义齿、矫正治疗和运输除外）和需要生产照护的妇女。此外，所有成年患者自付费用的年上限为家庭收入的2%，严重慢性病患者的年上限为1%。

**（二）卫生技术评估发展历史**

20世纪90年代以来，随着循证医学在德国的兴起，以及控制医疗卫生费用的压力，疾病基金会、医师协会、医学科研高校、学术研究组织等开始致力于开展各种卫生技术评估的方法、应用、培训等研究，为各协会的相关疾病报销、内部决策等提供决策支持。自下而上的探索使多个利益相关方对卫生技术评估有了认知。在卫生医疗费用不断增长的压力下，联邦卫生部与多方利益相关方达成共识，通过基于卫生技术评估的循证决策控制费用增长并同时确保提供优质高效服务。在国家层面快速出台了法案，进一步促进卫生技术评估在更广范围的决策转化，联邦政府提供了较为稳定的资金支持。2000年，在德国卫生体系改革推进下，德国卫生技术评估研究所正式成立。2004

年，伴随着《法定医疗保险现代化法》（Statutory Health Insurance Modernization Act）出台，由众多利益相关方组成的卫生体系最高决策机构——联邦最高联合会正式诞生。联邦最高联合会被赋予组织或委托开展卫生技术评估的职责，在联邦卫生部的监督下通过基于卫生技术评估的循证决策过程，发布具有法律约束力的标准、指令等，对药品、诊断、治疗过程、医疗器械和非医学治疗的提供和报销做出相关规定。联邦最高联合会组建了独立的卫生技术评估机构——医疗质量和效率研究所（Institut für Qualität und Wirtschaftlichkeit im Gesundheitswesen，IQWiG），开展药品临床效果和成本评价、非药品医疗技术的干预项目评估（如医疗设备、诊断治疗方法、疾病预防筛查等），为联邦最高联合会决策提供参考。2010年，德国议会通过《医药产品改革法案》（Arzneimittelmarkt-Neuordnungsges，AMNOG），开始对新获批准上市药品的临床获益评估，用于新药定价和医保报销决策。

**（三）创新药品的公共保障**

新获批上市的药品除以下4种情况外，都可以纳入法定医疗保险：①非处方药品，根据治疗规范用于治疗严重疾病、12周岁以下参保儿童使用的药品和18岁周岁以下参保人用于治疗发育障碍的药品除外。②部分用于缓解18周岁以上成年参保人的感冒、流行感冒症状的药物，治疗非真菌感染的口腔及咽喉病症（如溃疡）的药物，泻药、晕动症之类病症的处方药。③用于提高生活质量的药品，如抗自然衰老进程、戒烟、减重等。④无效药品。

法定医疗保险覆盖的药品门诊处方费用由法定医疗保险直接支付给零售药店。自2004年以来，患者凭处方到零售药店调剂药品，患者支付的费用采取分段管理办法，统一标准为最低需支付5欧元；药品费用达到50欧元以上时，患者支付10%，但最高不超过10欧元；药品价格低于法定医疗保险最高支付标准30%时，可免除患者支付费用。住院患者也只需支付每天10欧元（每年280欧元）的固定个人自付费用，包括药品费用。

**（四）创新医疗器械（包括体外诊断试剂）的公共保障**

将新的医疗技术纳入公共保障的政策在门诊和住院服务之间有所不同。在门诊服务中，新的诊断或治疗技术和所有服务一样，只有联邦最高联合会证明了新方法的临床获益，并决定将其纳入法定医疗保险中，医生才能提供，并由法定医疗保险报销。对于住院服务，所有技术和服务都按照排除法的原则，只要没有被联邦最高联合会明确排除，医院就可以提供。院内提供法定医疗保险支付的技术和服务，需要医院支付研究院评估是否存在所对应的按DRG支付的编码及现有费率是否满足支付价格。如满足则可直接支付；如不满足，医院需要向医院支付研究院申请新技术和新治疗方法，批准后可以在该医疗机构内支付1年。在全国范围得到使用和支付，需1年后由医院向联邦最高联合会申请，纳入按DRG支付范围。

**（五）数字疗法的公共保障**

目前德国是唯一以法定医疗保险为数字疗法主要支付方的国家。《社会保障法典》（Social Security Code V）为数字健康应用设计了快速审批程序，并对这一程序的细节进行了规范。联邦药品及医疗器械管理局决定数字疗法是否可以纳入公开的数字健康应用目录，并由法定医疗保险支付。一旦相应的软件应用通过联邦药品及医疗器械管理局审批，成为法定数字健康应用，并进入数字健康应用目录，则该数字健康应用即可由医保认证的医生为相应适应证患者开具数字疗法处方，并由法定医疗保险支付。

## 三、创新医药产品的公共保障准入与支付标准

### （一）药品

#### 1. 准入路径与时限

德国于2011年起开始实施的医药产品改革法案（Act on the Reform of the Market for Medicinal Products，AMNOG）彻底改革了法定医疗保险报销的医药产品定价规则，并授权G-BA和IQWiG依据《社会保障法典》负责创新药的临床获益评估，评估结果作为确定法定医疗保险支付价格的决策依据。如图7-1所示，药品获得欧洲药品管理局批准上市后，将自动获得德国法定医疗保险报销资格。药品价格由企业自主制定，由法定医疗保险给予临时支付。在德国上市的新药或增加新的适应证，企业均需在新药实际进入市场之前，按要求的模板通过AMNOG平台递交临床获益评价电子审评材料（也可以通过CD或DVD提交资料），包括临床试验证据、经济证据（年度治疗成本）、成本效果分析（仅在价格谈判失败时需要）和法定授权人电子签名的附信。G-BA或其授权IQWiG及其他第三方机构在新药获批上市后3个月内，选择适当的参照药，从是否延长生存期、是否减轻不良反应、是否缩短病程及是否改善生活质量4个方面评价新药的临床获益改善。企业、联合会及专家可对评价结果给予反馈意见，创新药品的临床获益评定为具有重大临床获益改善、显著临床获益改善、较小临床获益改善、无法量化的临床获益改善、无临床获益改善或负临床获益改善6个等级。只有前4个等级新获批上市的药品才被认定为创新药品。

此后3个月内，G-BA基于临床获益评价结果，发布包括新药临床获益改善、目标患者、质量保障管理要求和价格信息的决议。如果新药上市后6个月内被评估为可提供临床获益改善，全国法定医疗保险协会中央基金（Central Federal Association of Health Insurance Funds）与企业开展法定医疗保险支付价格谈判。价格谈判的形式可以是企业自主确定的零售价格基础上的折扣（rebate）。如果谈判不能达成协议，企业可以申请由仲裁委员会基于欧洲价格水平决定法定医疗保险的支付价格。如果G-BA决定新药相比适当的参照药（理想状况下应具有临床终点研究证据，可证明临床实际应用收益）不能带来额外获益，将在上市后6个月内纳入参考价格体系。无临床获益改善且无法纳入参考价格体系的新药，也可以通过价格谈判协商法定医疗保险支付价格。年治疗费用不能超过参照药。

企业在开始Ⅲ期临床研究前，可请求G-BA就提交的临床获益评价申请资料及相关研究，以及参照药等问题提供技术咨询，并由联邦药品与医疗器械管理局（Federal Institute for Drugs and Medical Devices）或保罗·埃尔利希研究所（Paul Ehrlich Institute）参加，联合提供技术指导。企业需为此支付咨询费用。

#### 2. EMA/HTA平行科学咨询（Parallel EMA/HTA body Scientific Advice）

从2023年开始，欧洲各国的卫生技术评估机构可以自愿参加EMA/HTA平行科学咨询，旨在基于关键性临床研究产出稳健的数据，回答上市许可和卫生技术评估2个方面的问题。平行科学咨询需要最少有2家卫生技术评估机构参与，否则科学咨询就只能由EMA单独提供。平行科学咨询由EMA出具科学咨询信，并由参加平行咨询的卫生技术评估机构单独出具咨询文件或仅作为观察员参

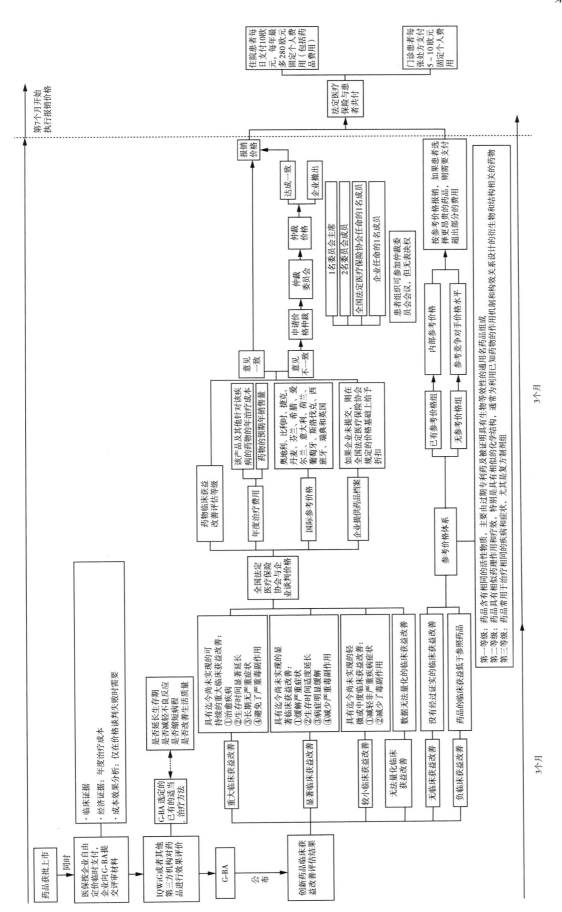

**图7-1 德国创新药品公共保障准入路径与时限和支付标准确定方法**

与平行科学咨询。

2025年即将开始实施的欧洲卫生技术评估法规（EU HTA Regulation）将规范未来欧盟对新医药产品的临床研究卫生技术评估，发布欧洲卫生技术评估报告联合临床评价（EU-HTA reports，Joint Clinical Assessments，JCA）。此前的中央卫生技术评估协调联络机构是G-BA，负责协调平行科学咨询申请和各国卫生技术评估机构。欧盟成员国可自主决定是否采纳该评估结果作为自己国家新药临床获益评估及公共保障的依据。该探索将先从创新抗癌药和先进疗法的评估开始。

### 3. 支付标准确定方法

在德国，药品批准上市后销售价格暂由企业自行确定，法定医疗保险按企业定价给予临时支付。企业需在3个月内提交医保准入和定价申请，由联邦最高联合会授权医疗质量和效率研究所或者其他第三方机构评估，并在第6个月形成最终评估意见。根据评估结果，具有临床获益、被认定为创新药品的新药由全国法定医疗保险协会基于联邦最高联合会评估结果与企业谈判确定法定医疗保险支付价格。双方达成一致协议后，法定医疗保险将从药品获批上市后第7个月的第一天开始执行上述协议价格。临床获益改善评估等级为后两个等级（无临床获益改善或负临床获益改善）的新获批上市药品将被纳入内部参考价格体系，参考竞争药品的价格水平定价。该价格也从新药获批上市后第7个月的第一天开始执行。

（1）价格谈判：全国法定医疗保险协会与企业间的价格谈判要素包括药物临床获益改善评估等级；年度治疗费用（包括该产品及其他针对该疾病的药物的年治疗成本）和药物预期年销售量；国际参考价格（如奥地利、比利时、捷克共和国、丹麦、芬兰、希腊、爱尔兰、意大利、荷兰、葡萄牙、斯洛伐克、西班牙、瑞典和英国等国）；生产企业提供的药品档案，未提交档案则在全国法定医疗保险协会规定的价格基础上给予折扣。此谈判价格不仅适用于法定医疗保险，也适用于商业医疗保险和自付患者。若谈判期间未能就医疗保险支付价格达成一致意见，则谈判双方中的任何一方都可以向仲裁委员会（由1名委员会主席、2名委员会成员、全国法定医疗保险协会任命的1名成员和生产企业任命的1名成员组成）申请价格仲裁。谈判价格或仲裁价格将作为医保的最高支付价格。谈判价格不对外公开。

（2）参考价格体系：被考虑纳入参考价格体系的药品可以加入已有的参考价格组。没有适合的参考价格组，则为其新设立参考价格组。参考价格组分为3个等级，含有相同活性物质，主要由过期专利药及被证明具有生物等效性的通用名药品组成；具有相似药理作用和疗效，特别是具有相似的化学结构，通常包含同类药物；用于治疗相同的疾病和症状，尤其是复方制剂。参考价格是法定医疗保险给予可报销药品的最高支付价格，企业可以自主制定销售价格，但高出参考价格的部分完全由患者负担。医师在开具处方时有义务告知患者所开具药品的价格是否高于参考价格，并向患者提供不高于参考价格的药品信息供患者选择。

（3）价格限定机制：德国法律要求制药企业必须向法定医疗保险提供一般强制性折扣，适用于所有药品。2023年，这一强制性折扣从销售价格的7%增至12%。获得重大临床获益评估等级的药物可以被豁免强制性折扣。此外，自2010年以来，德国一直实施药品价格冻结政策。提供新适应证或治疗新患者群体的药物可以豁免。

### （二）医疗器械（包括体外诊断试剂）

按照欧盟医疗器械法规规定，安全性和技术适用性是医疗器械市场准入的主要标准。与药物相比，医疗器械不需要证明潜在的健康获益或有效性方面是有益就可以推向市场。2015年，德国引入了一种检查和治疗方法的早期效果评价，即基于新的理论和科学概念，对具有特定侵入性的高风险医疗器械（Ⅱb、Ⅲ类风险）进行评估，旨在弥补由于批准要求低而缺乏的证据基础。

#### 1. 准入路径与时限

法定医疗保险分别采用按DRG支付和点数法支付住院和门诊服务，创新技术纳入医保支付的方式在住院和门诊服务中也有所不同。

（1）住院服务：德国住院医疗服务的费用按DRG支付，大部分医疗器械也在打包支付的定额费率之中。国家医院支付研究院（Institut für das Entgeltsystemim Krankenhaus，InEK）根据既往医疗费用数据，制定并定期修订按DRG支付的费率标准。新医疗技术及相应医疗器械可通过以下路径纳入医保支付。

1）有对应的DRG且费率足够支付新的医疗技术和器械，可直接获得医保支付。德国《社会法典》指出，新的检测或治疗方法只要满足一定的标准且未被明确禁止使用，原则可以立即在医院获得使用，并可获得医保支付。住院患者在诊治过程中所采用的医疗器械只要获得强制性欧盟产品安全认证标识并在德国上市，即可在医疗机构使用。医疗器械由企业自主定价，如希望获得法定医疗保险支付，需要在既有的DRG目录中找到合适DRG组别及支付标准。

2）有对应的DRG但其费率不能满足新技术或产品的支付要求，或新的医疗技术或器械没有相应的分组。医疗机构（包括医院、诊所、康复机构、护理机构等）、专科医学会、全国法定医疗保险医师协会、德国护理理事会、联邦医疗产品生产企业协会、全国制药行业协会，以及其他医疗专业协会及个人，可以向医院支付研究院申请DRG建议征询流程。建议征询流程包括新的分组建议，新增额外费用支付项目，修订编码指南建议，调整权重（complication and comorbidity level，CCL），费用测算建议和其他相关建议。额外费用分为自主谈判浮动性新增额外费用和定价性新增额外费用2种形式。前者属普及性较低的医疗技术或医用耗材，由法定医疗保险基金和申请新增额外费用的医院谈判协商支付标准。后者由医院支付研究院在全国范围内确定统一的支付标准。新增额外费用被纳入下一年度DRG目录测算调整范围，在医院支付研究院每年更新的DRG文件附录中公布新增额外费用目录和支付标准。

3）无对应分组编码，通过新诊断和治疗方法流程（neue untersuchungs-und behandlungsmethoden，NUB）申请新的支付标准。

4）没有对应手术操作编码，使用该技术或耗材的医院可以向德国医学文献与信息研究所申请编码，成功后再向医院支付研究院申请新诊断和治疗方法征询流程，通过与申请医院谈判确定新支付标准。

新的诊断和治疗方法申请的窗口期是每年的9～10月，医院支付研究院会在次年1～2月公布申请项目状态。申请的主体是医院，支付标准由地方法定医疗保险基金与申请医院谈判协商确定，医院支付研究院不参与制定支付标准。协商达成的支付标准仅适用于申请医院，不能扩展至其他医院，支付标准有效期为1年。医院支付研究院将根据部分申请医院使用该医疗技术和耗材的实际情况，确定是否可以将其纳入DRG后，方能在全国使用和支付。

（2）门诊服务：全国法定医疗保险协会与全国法定医疗保险医师协会共同成立评估委员会研究院（Institut für das，InBA），负责制定门诊医师结算项目和相对成本权重（点数）标准、计算全国法定医疗保险协会中央基金向全国法定医疗保险医师协会划拨的费用、确定医师总体收入，并对医师数量、收入等数据进行分析。门诊使用的新检查或治疗方法需纳入门诊医师结算项目，医保才会予以支付。

新的检查或治疗方法纳入医保结算项目的评估标准包括临床效果、医疗必要性、经济性。主要考虑以下方面验证临床效果，并与现有检查或治疗方法比较，包括患者相关终点疗效（尤其是发病率、死亡率和健康相关生活质量）；平衡预期的终点相关效果与风险、副作用；诊断方法的效果；平衡收益与风险；评估可行性和不良后果。医疗必要性审查主要考虑医疗问题与患者的相关性；疾病的自发病程和诊断或治疗替代方案。经济性需特别考虑用于个体患者的成本估算；与个别患者和所有保险人有关的成本效果评价（及后续成本估算）和与其他方法相比的成本效果分析。

### 2. 支付标准确定方法

医疗器械的定价主要由医院与企业通过谈判确定。公立医院在购买医疗器械发生的费用列入州政府预算。医院首先提出预算，由州政府批准预算后方可购买。按照预算与企业协商价格购买新器械后，如希望在医院使用并获得法定医疗保险支付，需要在既有的DRG目录中找到合适的DRG组别及支付标准或者由医疗质量和效率研究所进行新技术评估，通过后，进入法定医疗保险的保障范围（图7-2）。

### （三）数字疗法

2019年，《数字医疗法案》正式生效，成为数字健康应用审批的法律基础，标志着将数字健康应用正式纳入德国医疗保健系统，使用数字健康应用的患者可以获得法定医疗保险支付。2020年，《数字医疗保健法》对申请流程、数字健康应用要求及数字健康应用目录都做了规定。以《电子医疗法案》为基础的《数字医疗照护法案》出台，旨在创建部署在远程信息处理底层架构层上的电子病历和电子健康卡。这提升了医疗保健IT系统的互操作性，能够更好地获取远程医疗服务。按照相关规定，补充型商业医疗保险在特定条件下报销健康应用程序的费用，其中包括数字健康应用。2020年颁布的德国《数字医疗保健法》明确规范了处方数字疗法申请医疗保险报销资格的程序和要求，详细规定了将数字健康疗法纳入正式目录的对医疗服务有积极影响的证据。

### 1. 准入路径与时限

企业可以在为自己的产品申请医保准入前，与联邦药品及医疗器械管理局的下属机构创新办公室电话或书面联系，咨询程序性问题和需要准备的相关材料，旨在早期阶段使申请人了解监管框架和要求，并为数字健康应用快速审评提供指导，包括必要的程序步骤、研究概念或提交评估程序的文件。企业提出申请之后，首先进行形式审查，检查提交的文件和证据的形式完整性。在这一阶段，企业也可以与联邦药品及医疗器械管理局进行积极沟通。如果文件和验证是完整的，联邦药品及医疗器械管理局将在14天内向申请人确认收到正式完整的申请文件。如果申请文件不完整，联邦药品及医疗器械管理局将要求申请人在3个月内通过电子申请门户提交更改或完成补充，逾期将拒

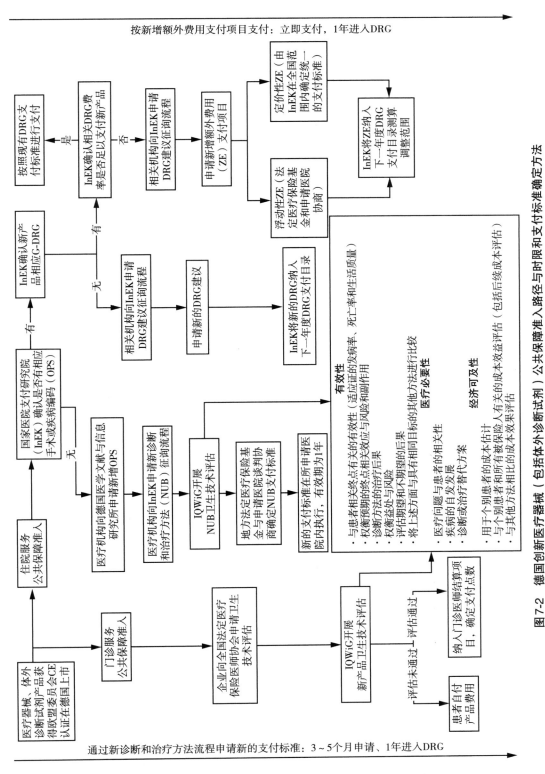

**图7-2  德国创新医疗器械（包括体外诊断试剂）公共保障准入路径与时限和支付标准确定方法**

注：相关机构包括医疗机构（如医院、诊所、康复机构、护理机构）、专科医学会、全国法定医疗保险医师协会、全国法定医疗保险基金种种医疗协商、德国护理理事会、联邦制药行业协会、联邦医疗产品制造商协会、其他医疗专业协会及个人。

绝申请。在确认企业提交的材料完整之后，联邦药品及医疗器械管理局将通知申请人收到完整申请文档的日期作为处理期的开始。如果在3个月内，企业发现无法提供所需的相关材料而需要撤回申请，必须在电子申请门户网站上提交一份书面的撤回申请。

在形式审查完成后，联邦药品及医疗器械管理局的专家和跨学科团队将评估企业提供的证据能否证明数字疗法满足以下要求：安全性、功能可靠性、质量稳定性、数据保护、数据安全行及对医护的积极影响等问题。联邦药品及医疗器械管理局将在收到完整申请文件的3个月内对生产企业的请求做出决定。在此阶段，联邦药品及医疗器械管理局会及时将发现缺陷和未解决问题传达给申请人，以便其有机会纠正缺陷和解释问题。

企业必须考虑是否直接申请纳入正式目录，或先申请纳入临时目录。申请直接纳入正式目录未通过评估的，不能立刻申请纳入临时目录。新的申请只能在1年后提交，且必须提交积极影响医疗照护的新证据。如果企业在联邦药品及医疗器械管理局做出决定之前主动撤回申请，可并不受1年后方可再次提交的限制。当不确定研究证据是否可以证明积极的医疗照护影响效果，企业可以提前向联邦药品及医疗器械管理局咨询。

联邦药品及医疗器械管理局发布的解释性备忘录明确：企业一般需要在德国进行至少1项比较研究来证明其产品至少具有1项对医疗照护的显著积极影响（positive healthcare effects，pVE），即通过影响患者相关的终点改善其生活质量，或改进医疗保健的程序和结构，如更好地协调照护。此备忘录还明确上述证据可以是专家意见、病例报告、应用观察和研究等。联邦药品及医疗器械管理局在3个月内决定是否纳入数字健康应用目录，并由法定医疗保险100%支付。

如果企业不能提供"对医疗照护有积极影响"的证据，只能申请纳入临时目录，并且联邦药品及医疗器械管理局会给予企业为期12个月的初步测试期来证明自己的产品能够满足上述要求，联邦药品及医疗器械管理局会在收到证据后3个月内决定是否将数字疗法从临时目录转到正式目录。

如果企业不能在初步测试期中提供足够的证据，应在不迟于测试期结束前3个月向联邦药品及医疗器械管理局提交延期申请，并且需要解释为什么在初步测试期结束时，对临床照护显著积极影响的证据还不能提供，以及何时缺失的证据可以产生。如果联邦药品及医疗器械管理局审查已经提交的相关证据，认为相关证据能够反映出这款产品在后续验证中通过的可能性很高，可以同意延长测试期限，否则拒绝延期申请并且将数字疗法从临时目录中除名。延长的期限最多不能超过12个月，如果在延长期结束时仍不能补充充足的证据，联邦药品及医疗器械管理局将其除名，同时会告知企业除名的理由和提供可能的解决方案（图7-3）。

## 2. 支付标准确定方法

数字健康应用被纳入正式目录的第一年内，企业有权根据产品价值和市场竞争自由定价，法定医疗保险在此时段按自由定价支付。企业需向全国法定医疗保险协会提交后续价格谈判材料，包括：①前期提交给联邦药品及医疗器械管理局的关于一般要求和对临床照护显著积极影响证据（包括真实世界的数据，通常含有治疗效果、患者生活质量改善、医疗资源利用情况等方面的信息）作为快速审批的一部分。②临床试验阶段的研究结果。③自付费用信息。④欧洲其他国家的价格信息。⑤联邦药品及医疗器械管理局关于将数字健康应用列入《数字医疗保健法》的完整通知。⑥数

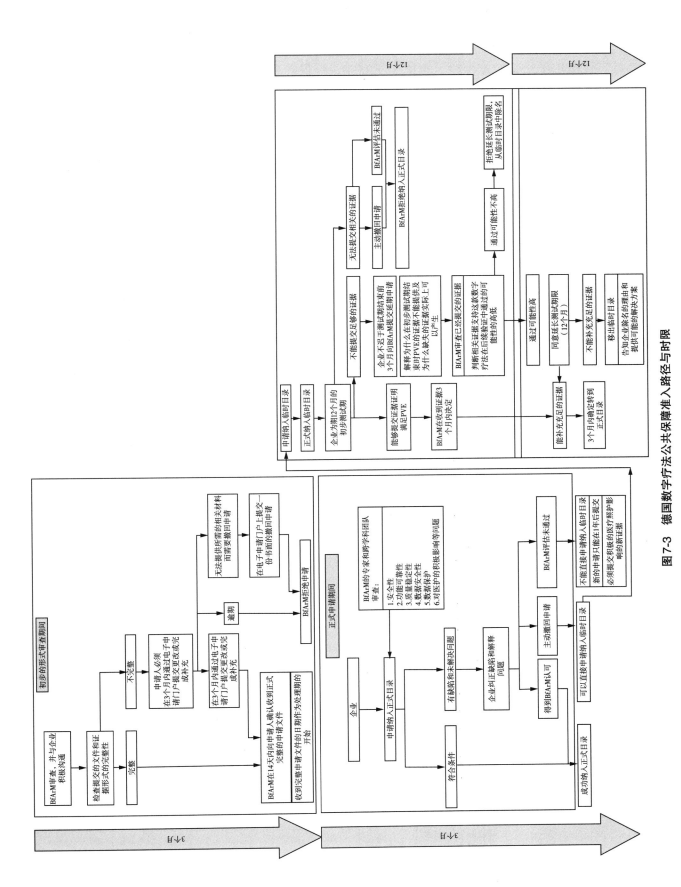

图7-3 德国数字疗法公共保障准入路径与时限

字健康应用从纳入目录到信息传输前5天内的使用量/处方数。

谈判过程一般是6个月，如果双方意见能够达成一致，将在上市后第13个月的第一天开始生效，并且不仅适用于法定医疗保险，也适用于商业医疗保险和自付患者。如果仍不能达成一致，谈判的任何一方都有权要求仲裁委员会在3个月内设定一个最高报销价格，最高报销价格将仅根据一组同类型的数字健康应用的自由设定价格来计算。此后的每一年全国法定医疗保险协会都会与企业进行价格谈判，谈判记录和相关文件及谈判价格保密（图7-4）。

在确定法定医疗保险支付价格的过程中，谈判双方都可以委托医疗质量和效率研究所对该产品进行成本效果评价。一种评价方法是通过研究证明积极临床效果的程度和/或开发和生产成本和/或与本国/欧洲价格比较，计算增量成本与效果间的关系。虽然针对不同的适应证，不同治疗手段所实现的健康获益可能不同，但医疗质量和效率研究所是对每种疾病治疗单独评价，并不对不同疾病的治疗方法进行直接比较。一般情况下，新产品有效干预的增量成本效果比值不应高于现有有效干预手段。另一种评价方法是将健康收益转化为支付意愿。现实中，只有在极少数情况下才采用。如果自由设定的企业价格低于数字健康应用目录中所有数字健康应用平均价格的25%，或者最后12个月内的收入不超过750 000欧元（包括增值税），可不进行价格谈判。临时目录中的数字疗法均参考与其具有类似效果的药品或医疗器械的价格，并将其设置为最高价格作为参考。纳入正式目录之后才会通过价格谈判决定医保支付价格。

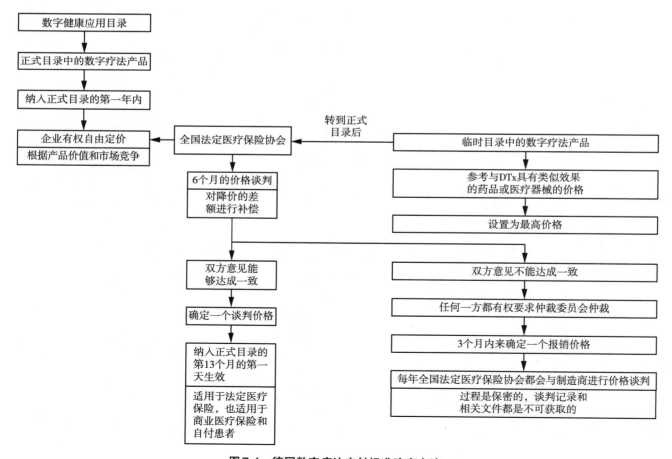

**图7-4　德国数字疗法支付标准确定方法**

## 四、创新医药产品获批上市和公共保障准入情况

旨在欧盟所有国家销售的药品和医疗器械必须经过欧盟集中申请程序审评审批。2018—2022年，欧洲药品管理局批准上市了200种含新活性成分的创新药品，按照欧盟体外诊断试剂监管新法规IVDR［REGULATION（EU）2017/746］批准了1021个新体外诊断试剂，德国联邦药品和医疗器械管理局批准了38个数字疗法（其中13个产品纳入正式目录，剩余25个目前列在"临时目录"，处于证明其满足"对医疗照护有积极的影响"阶段）（表7-1）。德国法定医疗保险对新上市的药品和体外诊断试剂可以立即按企业定价给予临时支付。医疗器械（包括体外诊断试剂）是包含在按DRG支付的服务中或按照点数支付。

表7-1　欧洲药品管理局批准的创新医药产品及德国联邦药品和医疗器械管理局批准的数字疗法产品及公共保障准入数量（2018—2022）

| 年份 | 获批上市创新药品数量/个 | 获批上市新体外诊断试剂数量/个 | 获批上市数字疗法数量/个 | 获批上市数字疗法截至2022年年底纳入公共保障数量/个 |
|---|---|---|---|---|
| 2018 | 40 | 136 | 0 | 0 |
| 2019 | 29 | 119 | 0 | 0 |
| 2020 | 37 | 132 | 8 | 6 |
| 2021 | 43 | 304 | 15 | 6 |
| 2022 | 51 | 330 | 15 | 1 |
| 总计 | 200 | 1021 | 38 | 13 |

注：药品获批上市数据来自药渡数据库和丁香园数据库中2018—2022年欧盟批准的新药数据，并采用Center for Innovation in Regulatory Science数据库中2019—2020年欧洲药品管理局批准的新活性物质（new active substance，NAS）数据交叉验证。体外诊断试剂获批上市数据来源于欧盟委员会医疗器械数据库（European Database on Medical Devices，EUDAMED），2018—2022年按照欧盟体外诊断试剂监管新法规IVDR［REGULATION（EU）2017/746］注册的"New Device"（https：//ec.europa.eu/tools/eudamed/#/screen/search-device?applicableLegislation＝refdata.applicable-legislation.ivdr&deviceTypes＝refdata.device-type.new-device&cndCode＝W&deviceStatusCode＝refdata.device-model-status.on-the-market&submitted＝true）。数字疗法获批上市及纳入正式目录数据来自德国联邦药品及医疗器械管理局网站提供的数字健康应用目录（https：//diga.bfarm.de/de/verzeichnis）。

德国从2014年开始有丙肝DAA获批上市，截至2023年年底共获批上市9个（表7-2）。

表7-2　截至2023年年底德国丙肝DAA获批上市情况

| 年份 | 数量/个 | 年份 | 数量/个 |
|---|---|---|---|
| 2014 | 3 | 2018 | 2 |
| 2015 | 2 | 合计 | 9 |
| 2016 | 2 | | |

## 五、创新医药产品公共保障准入与支付体系特点及对我国的启示

### （一）只对具有附加临床获益的创新医药产品给予支付激励

德国医保具有较强的支付能力。创新药品、创新医疗器械（包括体外诊断试剂和数字疗法）获批上市后自动获得医保临时支付。创新药品在上市后前6个月内、创新医疗器械在上市后前12个月内，医保按企业自由定价临时支付，给予创新企业较为慷慨的补偿。在自由定价和医保临时支付期内，联邦最高联合会委托医疗质量和效率研究所或其他第三方机构对新药的临床获益改善评级，并基于此确定医保正式支付新药的价格，没有临床获益改善的新药纳入参考价格体系。另外，只有具备积极医疗照护效果的数字疗法才会纳入"数字健康应用正式目录"，并由使用方与企业通过谈判确定价格，其余产品均纳入"临时目录"和参考价格体系。德国确定创新医药产品支付价格时，只对能改善临床获益的产品实行价格谈判，其余全部纳入参考价格体系，没有临床获益改善就没有价格激励的做法，一方面通过价格谈判获得一定溢价，激励真正的创新，另一方面通过参考价格控制医保支出。这一策略既保证患者在第一时间用上创新医药产品，又给创新企业以极大的价格激励，还确保公共资金支付的创新医药产品具有真正的临床价值。

我国基本医疗保险在人均筹资水平还较为有限的条件下，可能无法给予德国这样力度较大的自由定价和医保临时支付的激励。我国目前对所有申请纳入医保的新药实行"逢进必谈"政策。随着新申请纳入医保的药品数量不断增加，每年申请准入医保的药品数量都有几百个，谈判工作量比较大。考虑到目前我国上市的创新医药产品具有突破性创新的比较少，建议确定新药的医保支付价格时实行差异化管理。将创新程度低的产品纳入目录已有产品的价格竞争体系，只对填补临床空白和具有升级替代效果、创新程度高的新药通过价格谈判给予价格激励。确保临床、经济学和医保管理专家资源真正用在具有重大创新突破、未满足的临床需求和对基金影响更大的新药评估上，使药物经济学的核心价值最大化。

### （二）EMA/HTA平行科学咨询机制

欧盟建立了统一的药品监管机构，由欧洲药品管理局对旨在欧盟各国上市销售的药品进行集中审批。2023年开始，欧盟将欧洲药品管理局与各国的卫生技术评估机构也联合起来，为计划在欧盟国家上市创新医药产品的企业提供联合科学咨询，旨在帮助其基于关键性临床研究产出稳健的数据，回答上市许可和卫生技术评估2个方面的问题。2025年，创新医药产品最多的癌症治疗产品和先进疗法的临床研究将由EMA与欧盟国家的卫生技术评估机构网络联合开展集中卫生技术评估。欧盟的这种集中药品审批和集中卫生技术评估机制，以及两者间的紧密协调和配合，不仅节约参与欧盟市场竞争的创新医药企业在各国上市审批和公共保障准入的投入，更助其在临床研究阶段得到药品监管和卫生技术评估2个方面的技术指导，促进创新医药产品快速应用于临床，使广大患者尽早获益，还有利于高效利用各国的药品评估资源，实现双赢。

在我国，创新药企业只能在产品获批上市后（且在每年的7月1日前）才有资格申请纳入国家医保目录，并有机会获得与国家医保局接触的机会。可借鉴欧洲医保卫生技术评估机构在创新药临床研究阶段即介入，与药品监管机构同时为企业提供科学咨询的机制。

### （三）前瞻性的数字疗法监管体系

德国是唯一对数字疗法建立单独上市审批程序，制定审批指南和目录，并以法定医疗保险为主要支付方的国家。《数字供给法案》明确法定医疗保险可将数字疗法纳入报销范畴。德国对数字疗法的上市审批和公共保障支付体系最为全面、快速和专业，医保充分考虑软件应用快速更新的特性，3个月内即可完成医保准入审批。一旦通过上市审批，可快速进入市场，由认证医生为适应证患者开具处方，并由医保支付，这对于数字疗法企业是极大利好。

随着信息技术和数字技术的蓬勃发展，各行业迅速向数字化、智能化发展，这一趋势在医疗健康领域尤其明显。对数字医疗认知程度的提高和数字技术的迭代发展，数字疗法医疗器械应用范围快速扩大。我国药监部门陆续印发了一系列医疗器械和软件技术的审查和注册指导原则，初步搭建了数字疗法的监管体系。但我国医保对包括数字疗法在内的数字技术的临床应用支付还处于探索阶段，应加强对数字疗法公共保障的研究，实质性推进数字疗法拓展和优化传统医疗技术。

# 第 **8** 章

# 法国实践

## 一、创新医药产品定义

### （一）创新药品

参照欧洲药品管理局（European Medicines Agency，EMA）对创新药品的定义，创新药为含有以前未获授权的活性物质（New Active Substance，NAS）或活性物质组合的药物。本书纳入分析的创新药品相关数据来自EMA批准的创新药，为含有新有效成分的药品或复方制剂，包括化学药和生物药；不包括新适应证、新剂型、新给药途径和改变适用人群等情形，不包括化学通用名药、生物类似药；排除疫苗、血液制品、致敏试验制剂、基因和细胞疗法，以及多数公共保障不覆盖的美容产品和非处方药。

### （二）创新医疗器械（包括体外诊断试剂）

同德国实践。

### （三）数字疗法

法国将数字疗法定义为手机、患者监护设备、个人数字助理等无线设备支持的医疗和公共卫生实践。

## 二、医疗保障体系及创新医药产品的公共保障概况

### （一）医疗保障体系

法国实行法定的全民社会医疗保险制度，政府强制征收医疗保险费。从1946年成立到1998年，法定医疗保险的资金几乎完全来自雇员和雇主按薪酬比例缴纳的税费。1998年以来，基于员工薪酬贡献的医疗保险税费逐步由对所有收入来源征收的特定税费取代。除此之外，还有部分医保资金来自针对制药企业的利润征收的特定税费。其余部分主要为国家补贴和额外指定用途的税收（如烟草和酒精消费税）。社会保障和家庭津贴征收联盟在地方征收税费，资金统一收入中央社会保障局管理的单一国家资金池，并根据法律规定的缴款率，在不同的国家社会保障机构（国家医疗保险、退休基金、家庭津贴等）之间分配。社会保障基金隶属于各种计划（一般计划、农业计划、特殊计划），为各种风险（疾病、家庭、退休、工伤事故/职业病、自主权）提供经济援助。法定医疗保险使每个在法国稳定和定期工作或居住的人都有权获得连续保障。2016年，法国强化了人人享有健康保障，外来移民和自由职业者也可以获得保障。

法定医疗保险涵盖的门诊和住院照护福利不同。门诊覆盖的产品和服务纳入正面目录，包括医生实施的医疗干预、其他卫生保健专业人员实施的医疗干预、可报销药品、医疗器械和卫生材料目录。门诊服务的正面清单仅适用于按 DRG 支付系统以外的报销。住院治疗有特定的药物目录，支付住院、列入特别目录的昂贵创新药物和设备。其他类别的照护按疾病诊断相关分组支付，包含在可向患者提供的服务范围中。除非另有规定（如法规或特定指南），医院临床医生决定为患者提供照护和处方药物种类。创新干预手段或产品通常首先在医院引入（并且未通过按 DRG 支付），之后在上述的目录中列出。

几乎所有的医疗服务都有一定程度的患者共付。患者共付的标准根据法定医疗保险规定的固定费率确定。无论患者的保险计划和收入水平如何，都适用相同费率。根据服务类型和药物类型的不同，法定医疗保险承担的费用比例不同，一般为门诊费用的 70%，医疗辅助和实验室检测报销 60%。目前，收费超过 120 欧元的门诊费用，统一适用个人支付 18 欧元政策，但每次就诊只能申请使用 1 次。在 "协调照护路径"（coordinated care pathway）的财政激励和 "首选医生"（preferred doctor）计划下，患者需要通过首选医生转诊到上级医院或专家。在 "协调照护途径" 之外直接寻求专家或其他全科医生的患者报销比例下降到 30%。法定医疗保险承担住院费用的 80%，药品费用的 15% ～ 100%。某些服务（如 26 岁以下的妇科、眼科和精神科医疗服务）及所有与妊娠有关的照护，患者可按最高费率（70%）获得报销。

法国卫生系统为减轻慢性病患者和低收入者的经济负担建立了保护机制。慢性病患者可根据医疗标准纳入长期疾病计划。无论其收入如何，均可免除与慢性病有关的治疗个人费用。该计划最初涵盖 4 类疾病（癌症、结核病、小儿麻痹症和精神疾病），目前已涵盖 32 类疾病。2000 年，为生活在贫困线以下 20% 的个人提供国家资助的补充医疗保险计划。2004 年，推出医疗补助券，资助没有资格获得补充医疗保险计划，但收入在贫困线以下的个人购买商业医疗保险。

商业医疗保险在政府管理下，为法定医疗保险提供补充保障。商业医疗保险支付法定医疗保险需要参保人共付的部分，以及法定医疗保险未包含的医疗产品或服务，包括受互助保险法管理的互助保险、受商业保险法管理的商业保险和受社会保障法管理的公积金保险三种类型。互助保险最多，属于非营利性质，目的是在竞争允许的范围内，避免特定保险水平的保险费差别，实现成员间的团结和互助。该类型保险通过一定的风险等级评估和收入调整保费。其次是商业保险，商业保险主要通过包括健康状况在内的大量特征来评估保费。公积金保险在商业医疗保险市场的份额占比最低，以非营利为目标，专门负责团体性医疗保险。商业医疗保险公司以补充健康保险的形式组成全国联盟，参与医疗保健体系的治理。在年度《社会保障财政法》和所有医疗保健改革之前，特别是在涉及医疗保健系统融资决策时，都会咨询该联盟。在法定医疗保险费率发生变化及一揽子福利计划中引入新产品之前，也要征求该联盟的意见。该联盟还参与与卫生保健专业人员的国家谈判协议。

### （二）卫生技术评估发展历史

20 世纪 70 年代，法国开始关注医疗卫生服务质量提升，政府通过卫生图谱（Health Map，2003 年由区域卫生系统图替代）直接对卫生资源进行管理。卫生图谱描绘了各地区卫生服务部门的卫生服务设施的情况，是法国进行卫生规划的重要工具。1984 年，法国推出卫生技术评估方案，强调卫生技术的有效性。同时，成立特别基金，由独立的医学专家负责从事以科学为导向的应用型研究。受换届选举的影响，该方案未执行。1987年，法国政府设立卫生服务医疗评估国家委员会（National Committee for Medical Evaluation in Health Care），旨在探讨伦理问题和卫生服务评估方法，但该委员会既无预算也无官方议程。1989年，建立非营利性独立协会，即国家医学发展与评估局（National Agency for Medical Development and Evaluation，ANDEM），是一个非营利、独立的协会，负责除药品以外的卫生技术评估。1996年，国家卫生认证与评估署（National Agency for Accreditation and Evaluation in Health，ANAES）取代国家医学发展与评估局，成立了负责开展卫生技术评估和制定临床路径指南的部门，以及负责医院评审的部门。法国政府希望建立一个权威机构，纳入所有相关评估。2004年，在合并国家卫生认证与评估署和其他卫生技术评估机构或药品保障项目的基础上，成立法国国家卫生管理局（French National Authority for Health，HAS）。国家卫生管理局有独立财政自主权，但并非政府机构，旨在提高健康服务质量，促进医疗公平。其职责包括药物、医疗设备和手术干预的评估，临床指南的发布，以及医疗机构和临床医生的认证。

### （三）创新药品的公共保障

门诊服务覆盖的药品被纳入可报销药品目录，按照药品的效果评价等级设定相应的医保报销比例，大多数药物的报销比例为65%。具有重大临床获益、不可替代或价格昂贵的罕见病用药报销比例为100%。具有中等临床获益的药品可报销30%，临床获益较弱的药品可报销15%，临床获益证据不足的药品不能报销。有仿制药可选时，患者选择非仿制药，报销比率较低。每张药品处方药需缴纳一定的处方费。2023年为每张处方0.5欧元，每人每年的处方费上限为50欧元。18以下的未成年人、怀孕6个月以上的孕妇、用于避孕的未成年少女（15岁以上）、获得补充健康保险或国家医疗援助的人员可豁免处方费。患者需支付药品销售价与报销金额之间的差额，住院治疗采用打包支付方式，包括一般药品费用，不单独支付。对于昂贵的创新药物，法定医疗保险在按DRG支付的基础上按照药品效果评价等级额外支付。

### （四）创新医疗器械（包括体外诊断试剂）的公共保障

医疗机构的医疗委员会负责制定本机构使用的医疗器械设备目录。医疗器械的价格直接由代表医院的采购商或医院采购组与供应商协商。门诊患者使用的医疗器械可通过纳入符合报销条件的产品和服务目录（List of Reimbursable Products and Services，LPPR）保障，根据类型确定报销比例，最低为40%。住院患者使用的医疗器械主要通过住院费用打包支付，按照所需治疗和检测服务报销，报销比例一般为80%～100%。

### （五）数字疗法的公共保障

目前，数字疗法在法国无单独报销流程，参照医疗器械管理。

### 三、创新医药产品的公共保障准入与支付标准

#### （一）药品

##### 1. 准入路径与时限

创新药品获批上市后，企业向HAS递交纳入医保目录的申请。HAS委托下属的透明委员会（Transparency Committee，TC）进行新药的临床获益和临床获益改善评估。透明委员会组成评审委员会，给出是否纳入医保目录的建议，呈递给法国国家健康保险基金会（National Union of Health Insurance Funds，UNCAM）、医疗保健产品经济委员会（Economic Committee for Health Products，CEPS）与HAS，由这些部门对药品的医保准入、医保支付标准、报销比例和使用范围做出最终决定。整个流程约180天（图8-1）。

为满足患者尽早用上创新药品的需求，2021年，法国颁布了《社会保障融资法》，规定未获批上市的创新药品可通过临时使用授权获得医保报销，为临床急需或严重疾病患者同时提供药物及经济补偿。临时使用授权本质上是一种对未批准上市但临床急需的创新药物/新适应证获得临时医保报销的制度。当药品符合以下5个条件时，可获得100%报销：①药品在相关适应证中没有获批上市时，根据治疗试验结果表明药品具有显著有效性和安全性。②适用于严重、罕见或致残的疾病。③目前暂无合适的治疗方式。④临床急需，不能耽误的临床治疗。⑤就临床效果而言，该药品被认为是创新的。

获得临时使用授权的药品需与HAS签订治疗使用协议及数据收集协议（包括疗效、不良反应与药物实际使用条件等）。药品获批上市后，临时使用授权状态失效，企业需向HAS提交已获批适应证真实世界数据。HAS下属的透明委员会与医疗保健产品经济委员会对药品的临床效果与经济性评价，最终通过谈判确定医保支付价格。如果谈判价格低于临时使用授权阶段的价格，则药品生产企业被要求返还两者之间的差额。

##### 2. 准入标准确定方法

透明委员会负责对拟纳入医保的新药从有效性、安全性、质量可控性、创新性、社会属性等方面评估。药品临床获益和临床获益改善是评估的核心内容，同时也是医疗保健产品经济委员会对药品定价和国民健康保险基金会制定医保报销政策的重要参考依据。2013年开始，法国开始对临床获益改善评级分为Ⅰ、Ⅱ、Ⅲ级，且对医保基金预算产生重大影响（年费用超2000万欧元）的药品开展卫生经济学评价。卫生经济学评价由HAS下设的经济评价与公共卫生评价委员会负责，评估结果主要在医疗保健产品经济委员会与企业价格谈判时参考。

（1）临床获益评估：临床获益评估结果是药品纳入医保目录的关键因素，从药品的临床获益出发，考虑药品是否有临床价值和纳入医保。临床获益评估主要考察以下5个维度：①疾病的严重程度，包括该病的发病率和死亡率情况，其中疾病严重程度包括该病是否为慢性病、罕见病等。②药品的有效性和安全性等临床结局指标，相关数据主要由企业提供。③药品作用类别（用于疾病预防、症状缓解、疾病治愈）。④替代治疗方案情况。⑤对公共卫生的影响（疾病负担，对社区卫生保健的影响等）。

透明委员会根据新药的临床效果、疾病的严重程度、风险获益比及治疗替代药品评估，将

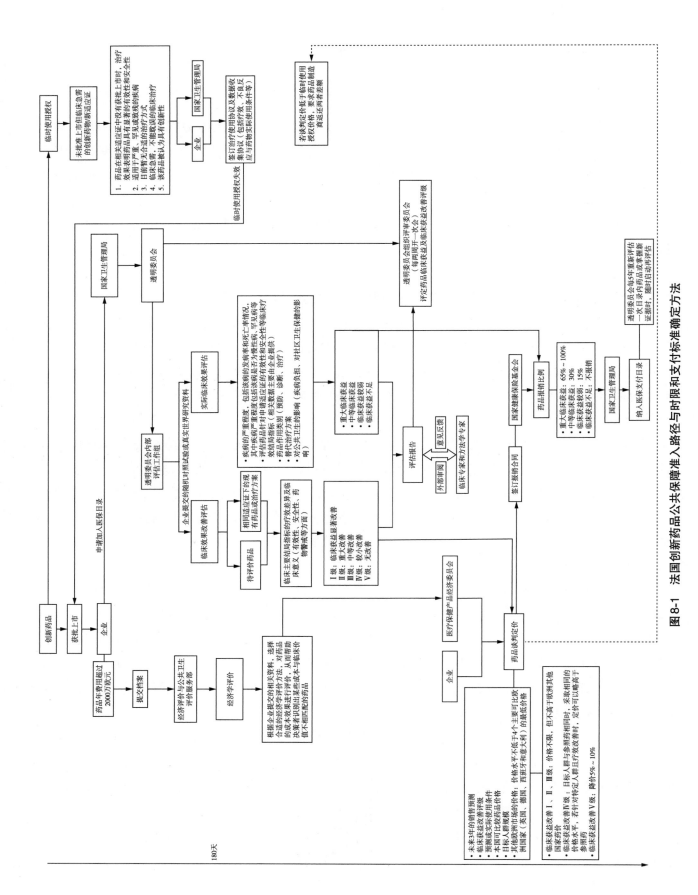

**图 8-1 法国创新药品公共保障准入路径与时限和支付标准确定方法**

新药的临床获益评估为四个等级，从高到低分别为重大临床获益（important）、中等临床获益（moderate）、临床获益较弱（mild）与临床获益不足（insufficient）。不同级别的临床获益对应不同的医保报销比例，分别为65%、30%、15%和不报销。有以下几种情况的药品医保不予报销：①临床获益小、无临床意义及产生严重不良反应事件。②临床获益小、不能证明具有显著效果。③临床试验针对的治疗人群与药品市场准入目标人群不一致。④无治疗、诊断或预防等临床作用。⑤药品临床适应证为改善不太严重的症状或所治疗疾病可自然治愈，如流行性感冒等。⑥临床上存在相似疗效的替代治疗方案，且替代治疗方案的疗效更好、不良反应更少。⑦无临床意义固定剂量复合药品。

（2）临床获益改善评估：临床获益改善主要从新药的有效性、安全性、药物警戒等方面评估其与现有的药品或治疗方案相比是否具有优势。评估时首先需确定新药的适应证，然后在该适应证下选择合适的参照药品。有多个适应证的药品，会有多个临床获益改善评级。临床获益改善级别包括以下5个等级：①重大改善（major-ASMR Ⅰ）。②重要改善（important-ASMR Ⅱ）。③中等改善（moderater-ASMR Ⅲ）。④较小改善（minorr-ASMR Ⅳ）。⑤无改善（no clinical improvementr-ASMR Ⅴ）。

药品的临床获益改善评估等级决定其医保支付价格。被评估为Ⅰ到Ⅲ级的创新药品，价格可高于现有疗法。被评定为临床获益改善Ⅰ级的药品比现有治疗方式具有显著疗效优势，一般为目标适应证的原研药，或该适应证下唯一的治疗药品，可获得较高的医保支付价格。Ⅴ级药品的价格只有低于现有疗法的价格才可能纳入医保目录。

（3）经济学评价：由于法国没有为新药纳入医保设定卫生技术评估阈值，为防止医保资金浪费，自2013年起，经济评价与公共卫生评价委员会开始对支出较大的药品进行卫生技术评估。经济学评价与公共卫生评价委员会下的经济学评价与公共卫生部门（Service of Economic Evaluation and Public Health，SEESP）可为申请企业提供早期咨询，与企业讨论卫生经济学评价方法的选择。早期咨询会议时间可选在末期临床试验开始前，以优化临床试验设计并获得经济学评价需要的数据，或者在完成临床试验后，以便深入讨论经济学评价方法。

正式评估以企业递交档案开始计时，接下来90天内，首先由HAS进行形式审查，再由经济评价与公共卫生评价委员会对企业提交的材料与法国发布的经济学评价指南的符合性、方法学局限性及经济学分析的可信度进行评价。根据企业提交的资料选择合适的卫生经济学评价方法，对药品与现有疗法的成本效果进行评价，确定企业提出的药品价格与对目标人群产生的效果是否匹配，是医疗保健产品经济委员会与企业谈判价格的依据。随后，经济学分委会召开内部会议，与企业就方法学问题达成一致意见，并由经济评价与公共卫生评价服务部项目研究员将上述问题告知企业。经过与企业沟通后，经济学分委会再次召开会议讨论上述问题，由经济评价与公共卫生评估委员会评估后形成意见，再次告知企业。企业可以书面回复或者要求举行听证会。最终意见将在听证会后由经济评价与公共卫生评估委员会确定，并发送给医疗保健产品经济委员会和企业。

### 3. 支付标准确定方法

法国对创新药品的医保支付价格由医疗保健产品经济委员会根据临床获益改善评估结果确定，并就该价格与制药企业进行谈判达成价格协议。谈判的主要参考依据包括临床获益改善级别、竞品价格、欧洲市场价格、未来三年销量预测等。临床获益改善级别为Ⅰ、Ⅱ、Ⅲ级的新药纳入医保的价格可保持欧洲其他国家同等价格水平。医疗保健产品经济委员会与代表在法制药公司的法国制药工业协会达成一致，不将法国的这些类别创新药品价格设定在英国、德国、意大利和西班牙的最低价格之下。临床获益改善等级为Ⅳ级的药品只当仿制药即将上市，药品面临降价，预期不会对医保基金造成较大冲击，或与参照药相比能够实现净成本节约，或企业同意签订量价协议的情况下，才可以被考虑纳入医保。该等级药品的定价原则与参照物价格、目标人群密切相关，当目标人群与参照药相同时，采取相同的价格水平；当产品仅针对特定人群且获益改善时，定价可以略高于参照药。临床获益改善级别为Ⅴ级的药品只能通过低于参照药的价格才能列入医保目录，降价幅度通常在5%～10%。

### 4. 价格限定机制

医疗保健产品经济委员会与企业签订创新药品履约合同。如果新药不能证明有声称的临床效果，企业将返还医保已支付的费用。合同期限一般为5年，规定已批准适应证的价格和预期销售量。当销售额超过合同上限时，企业将50%～80%的费用返还给医保。当EMA授权销售用于新适应证的药物时，医疗保健产品经济委员会会审查现有的价格－数量协议，并可以要求降低价格。企业还被要求在第一个相应的仿制药上市时，将原研药的出厂价削减15%。自2010年起，对于第一个仿制药在专利到期后超过5年上市的产品，可完全或部分豁免这一要求。原研药专利到期后18个月，价格最少要下调12.5%，同时所有相应的仿制药的价格最少下调7%。

## （二）医疗器械（包括体外诊断试剂和数字疗法）

### 1. 准入路径与时限

体外诊断试剂和数字疗法均参照医疗器械的公共保障准入方法。首先均需获得欧盟强制性产品安全认证标识，满足通用数据保护条例（General Data Protection Regulation，GDPR）合规性。所有新器械和医疗技术都必须经过评估才能纳入公共保障。HAS下属的医疗器械与卫生技术评估委员会（Medical Device and Health Technology Evaluation Committee，CNEDiMTS）根据医疗器械内部评估指南（internal assessment guidelines for medical device），负责评估医疗器械、医疗产品和相关服务（包括体外诊断试剂和数字疗法）的实际临床获益（actual clinical benefit，ACB）和预期临床获益改善（likely Clinical Added Value，CAV）。评估过程中可以调用外部专家，HAS伦理委员会对这些专家的公开利益声明进行分析和验证，在确认专家遵守保密规则的情况下进行材料评估。专家的审评意见会采用书面报告的形式呈现，在国家医疗器械和卫生技术评估委员会主席的要求下，专家可以出席会议，提出他们的观点并回答国家医疗器械和卫生技术评估委员会成员的问题。外部专家不参与委员的审议或表决，意见只作审评时的参考。企业在评估过程中可要求听证。

如图8-2所示，申请公共保障准入前，企业、分销商或服务提供商需要按照规定创建一个电子账户，设定2个人作为申请的客户经理与政府部门进行沟通，然后必须通过法国医药产品经济委员会医疗器械Medimed DM电子提交平台向HAS提交报销申请卷宗，同时必须通过法国海关总署Sésame电子提交平台向国家医疗器械和卫生技术评估委员会和医疗保健产品经济委员会提交副本申请档案。一般情况，从提交报销申请到公布是否列入公共保障的时间为180天。

HAS首先检查文件的有效性，由HAS的项目经理作为申请方的联系人，国家医疗器械和卫生技术评估委员会成员不会回应申请方的任何与档案相关的请求。如果档案完整，HAS项目经理将在30天内通知医疗保健产品经济委员会登记档案，审查期同时开始，申请人需要及时向平台缴费。申

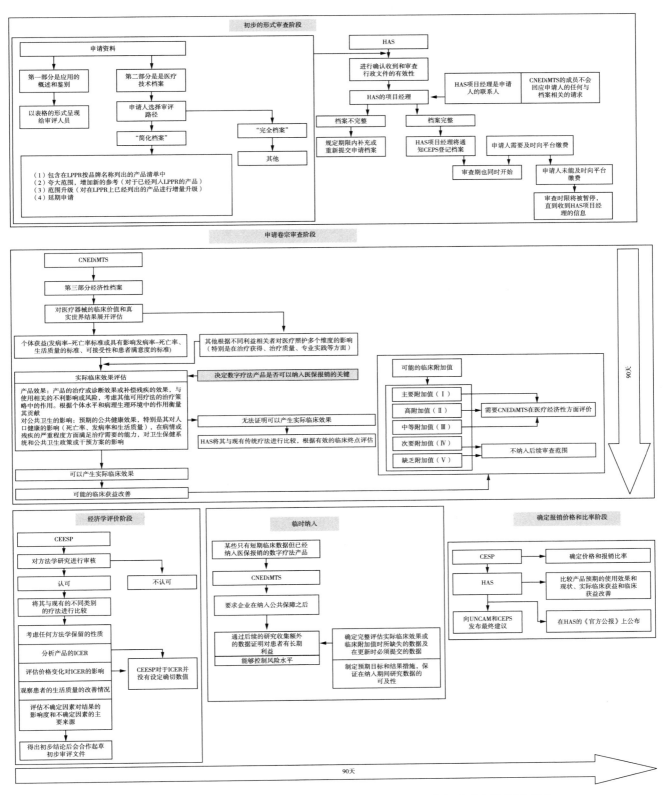

**图8-2 法国医疗器械（包括体外诊断试剂和数字疗法）公共保障准入流程及时限**

请档案的评估一般在90天内完成。申请资料包括产品概述和鉴别、医疗技术档案、经济档案3个部分。医疗技术档案部分可选择完全档案和简化档案2条路径。除以下4种情况，所有申请必须走完全档案路径：①已列入符合报销条件的产品和服务目录的产品增加产品名称。②已列入符合报销条件的产品和服务目录的产品升级（仅改变与临床效果无关的参数，如外观、尺寸、形状等；产品没有新增适应证；产品的临床附加值等级和参考产品的选择没有发生变化）。③已列入符合报销条件的产品和服务目录的产品优化升级（不改变产品主要的作用方式或临床效果，没有新适应证的增加，没有新的临床获益）。④续期（5年报销期限到期前进行重新提交准入申请）。

医疗技术档案评估主要考虑患者个体获益（发病率、生活质量的标准、可接受性和患者满意度的标准）和不同利益相关方对医疗照护多个维度的影响（特别是在治疗获益、治疗质量、专业实践等方面），这在设计临床试验时就要考虑到数据的收集应该利于和黄金标准比较。在这个环节，HAS给予患者协会在企业提交申请档案时提交"患者贡献"的机会，组织利益相关方听证会，让患者参与医疗技术评估，充分听取患者意见。

医疗器械的实际临床获益和预期临床获益改善是决定产品是否可以纳入公共保障的关键，体现在产品在病理生理学背景下的治疗/诊断/助残效果和风险，根据产品在个体水平和病理生理环境中的作用来衡量。纳入公共保障还须考虑产品的公共卫生效益，即基于流行病学测算，对人口健康、死亡率、发病率和生活质量等方面公共健康影响力。只有能够证明产品可以产生实际临床获益，HAS才会将其与现有产品比较，根据有效的临床终点评估其可能拥有的临床附加值。对于某类已经纳入符合报销条件的产品和服务目录的医疗器械，作为参考的临床获益水平会随着新数据的出现而变化。委员会根据以下临床获益评估等级决定是否纳入公共保障：①重大（Ⅰ级）。具有显著临床获益，在相关医学领域发挥重要作用。②重要（Ⅱ级）、中度（Ⅲ级）或轻微（Ⅳ级）。在提高功效、风险降低或助残和/或生活质量提高方面可以证明与参照药相比，可改善临床获益。③缺乏（Ⅴ级）。没有任何证据表明产品相对于现有产品具有更高临床获益，包括没有任何比较临床研究可以证明临床获益或无法解释的比较研究的数据，与同一类别中的另一个医疗器械等效，或研究结果仅能证明非劣效性。

临床获益评估等级为Ⅰ～Ⅲ级时，国家医疗器械和卫生技术评估委员会与经济和公共卫生评估委员会合作开展经济评价。经济和公共卫生评估委员会首先审核企业提交的方法学资料，只有认可企业采用的方法学时，才会将其与现有参考产品比较，计算增量成本效果比值，评估价格变化对增量成本效果比值的影响，并观察患者生活质量的改善情况，评估不确定因素对结果的影响度和不确定因素的主要来源，最后得出初步结论后会合作起草初步审评文件。初步审评文件提交给医疗保健产品经济委员会以确定价格和报销比率，HAS根据产品预期的使用效果和现状、实际临床效果和临床获益评估结果作出决定，并向国家疾病基金会和医疗保健产品经济委员会发布最终建议，在HAS官方公报上公布决定，通知传达给公共决策者和申请人。全过程需要在180天内完成。

### 2. 支付标准确定方法

一旦国家医疗器械和卫生技术评估委员会完成与参考产品的实际临床效果和临床获益改善的技术审评，医疗保健产品经济委员会确定是否列入符合报销条件的产品和服务目录、价格和报销比例，国家补充性医疗保险基金联盟制定目录内的费用偿付标准。企业和医疗保健产品经济委员会谈判决定治疗和预测处方量范围内的价格并签署合同。实际处方量超过合同约定的，企业必须将额外收入的50%～80%返还给政府。通过在限定条件下奖励额外的价值，法国的医疗器械定价体系在较低的价格和较高的创新能力之间达成强有力的平衡。价格谈判的原则依据临床获益评估等级，Ⅰ～Ⅲ级产品参考欧盟5国价格，可以制定比参考价格更高的价格，但不得高于英国、意大利、德国和西班牙外部参考价格的平均值；Ⅳ级将参考价格作为产品定价；Ⅴ级低于参考价格。支付价格确定后，国家疾病基金会将新疗法登记在符合报销条件的产品和服务目录上，并制定与疗法的临床获益评级相对应的报销比例，价格5年内不能上涨。价格和报销比例都确定好后，在HAS的官方公报上公布。纳入符合报销条件的产品和服务目录的年限最多为5年，申请人必须在符合报销条件的产品和服务目录到期日前6个月提交续期申请，由国家医疗器械和卫生技术评估委员会定期对其实际临床效果和临床获益进行重新评估。只有当该产品或服务具有足够的实际临床效果以证明其有理由继续报销时，该产品才能续期。

对于某些只有短期临床数据但已经纳入医保报销的产品，国家医疗器械和卫生技术评估委员会可以要求企业在纳入公共保障之后，通过真实世界研究收集额外的数据来证明患者长期获益，并且能够控制风险水平。纳入后研究的一般流程是，首先确定完整评估实际临床效果或临床获益时所缺失的数据及在更新时必须提交的数据，然后制定预期目标和结果措施，保证在纳入期间的研究数据的可及性（图8-3）。

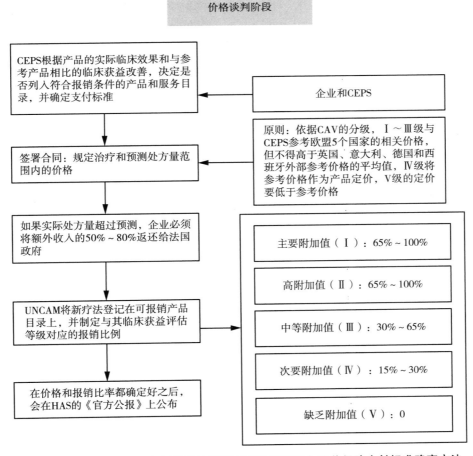

**图8-3 法国医疗器械（包括体外诊断试剂和数字疗法）公共保障支付标准确定方法**

## 四、创新药品获批上市和公共保障准入情况

### （一）药品

旨在欧盟所有国家销售的药品和医疗器械，必须经过欧盟集中申请程序审评审批。2018—2022年，欧洲药品管理局批准了200个含新活性成分的创新药品，按照欧盟体外诊断试剂监管新法规IVDR［REGULATION（EU）2017/746］批准了1021个新体外诊断试剂。获批上市当年即纳入公共保障的创新药品有53个。2018—2022年获批上市的200个创新药品中，截至2022年年底，120个纳入医保支付，从获批上市到公共保障准入中位时长206天（表8-1）。

表8-1　欧洲药品管理局批准的创新药品获批上市及纳入法国公共保障情况（2018—2022）

| 年份 | 获批上市创新药品数量/个 | 获批上市当年即纳入法国公共保障的创新药品数量/个 | 获批上市创新药品截至2022年底纳入法国公共保障数量/个 | 纳入法国公共保障创新药品从获批上市至公共保障准入中位时长/天 |
|---|---|---|---|---|
| 2018 | 40 | 7 | 32 | 264 |
| 2019 | 29 | 4 | 18 | 278 |
| 2020 | 37 | 12 | 24 | 170 |
| 2021 | 43 | 11 | 30 | 166 |
| 2022 | 51 | 16 | 16 | 158 |
| 合计 | 200 | 53 | 120 | |

注：获批上市数据来自药渡数据库和丁香园数据库中2018—2022年欧盟批准的新药数据，并采用Center for Innovation in Regulatory ScienceCenter for Innovation in Regulatory Science数据库中2019—2020年欧洲药品管理局批准的新活性物质（New Active Substance，NAS）数据交叉验证。公共保障准入数据来自法国国家卫生管理局官网"All publications-Recommendations，medications，procedures，devices，etc."栏目（https：//www.has-sante.fr/jcms/fc_2875208/fr/rechercher-une-recommandation-un-avis）检索药品名称，可获得纳入公共保障药品的审评报告。

### （二）体外诊断试剂

2018—2022年，欧洲药品管理局按体外诊断试剂法规IVDR批准新体外试剂902个（表8-2）。公共保障准入后的产品进入可报销目录，但未在公开网站公布。

表8-2　欧洲药品管理局批准的新体外诊断试剂获批上市情况（2018—2022）

| 年份 | 数量/个 | 年份 | 数量/个 |
|---|---|---|---|
| 2018 | 156 | 2021 | 197 |
| 2019 | 189 | 2022 | 228 |
| 2020 | 132 | 合计 | 902 |

注：体外诊断试剂数据来自欧盟委员会医疗器械数据库（European Database on Medical Devices，EUDAMED中，2018—2022年按体外诊断试剂新法规IVDR［REGULATION（EU）2017/746］on in vitro diagnostic medical devices批准的"New Device"（https：//ec.europa.eu/tools/eudamed/#/screen/search-device?applicableLegislation＝refdata.applicable-legislation.ivdr&deviceTypes＝refdata.device-type.new-device&cndCode＝W&deviceStatusCode＝refdata.device-model-status.on-the-market&submitted＝true）。

### （三）数字疗法

2018—2022年，法国无数字疗法获批上市。

### （四）丙肝药品

法国从2014年开始有丙肝DAA获批上市，2023年年底前共获批上市9个，其中1个获批上市当年即纳入公共保障。截至2023年年底，共有5个纳入公共保障，从获批上市到公共保障准入中位时长为246天（表8-3）。

表8-3　截至2023年年底法国丙肝DAA获批上市及公共保障准入情况

| 年份 | 获批上市丙肝DAA数量/个 | 获批上市当年即纳入公共保障丙肝DAA数量/个 | 截至2023年年底纳入公共保障丙肝DAA数量/个 | 从获批上市至公共保障准入中位时长/天 |
|---|---|---|---|---|
| 2014 | 3 | 1 | 2 | 231 |
| 2015 | 2 | 0 | 0 | — |
| 2016 | 2 | 0 | 2 | 232 |
| 2017 | 2 | 0 | 1 | 246 |
| 合计 | 9 | 1 | 5 | |

## 五、创新医药产品公共保障准入与支付体系特点及对我国的启示

### （一）临床研究阶段的经济学评价指导

法国建立了与药物、医疗设备（包括数字医疗设备）等研发企业召开早期咨询会议的机制。早期咨询会议时间在Ⅲ期临床试验开始前，旨在为创新医药企业提供技术指导，优化临床试验设计，以便获得经济学评价需要的数据。早期咨询会议也可选择在完成Ⅲ期临床试验后，深入讨论经济学评价方法。为确保公共保障准入决策的独立性，早期沟通期间的建议并不能决定负责药物经济学评价的透明委员会及国家医疗器械和卫生技术评估委员会的最终评估结论。这一机制提高了公共保障准入的效率。

我国现行的新药医保准入不断加大与企业的沟通力度，为企业设置了专门的沟通渠道，正式谈判前还组织相关专家与意向参与谈判的企业围绕拟谈判品种的支付标准测算进行充分沟通。但目前的事前沟通仅限于当年调整医保目录工作方案公布前已获批上市的新药。为进一步提高医保准入效率，可参考法国做法，由负责谈判的国家医保局建立咨询机制，在临床研究阶段为创新企业收集符合卫生技术评估指南要求的临床效果证据和费用证据提供技术指导。

### （二）按照创新程度制定报销和支付标准

法国对创新药品的临床获益和临床获益改善评估，并作为药品纳入医保目录的关键因素。药品临床效果评估从疾病严重程度、药品有效性和安全性等临床获益结局指标、药品作用类别（预防、诊断、治疗）、替代治疗方案和对公共卫生的影响5个方面考虑药物临床获益的显著程度，分为重大临床获益、中等临床获益、较弱临床获益和临床获益不足4个等级。不同等级的临床获益对应不同的医保销比例。创新程度较高的药品以英国、德国、意大利和西班牙等欧洲国家的价格水平为参照，可以自由设定价格或者与欧洲国家保持一致。创新程度较低的药品必须通过量价协议或者降价

才能被医保准入。

从2024年开始，我国开始探索建立新上市化学药品首发价格形成机制，通过分层次、有差别的方式确定首发化学药品的医保支付价格，支持高质量创新化学药品在产品生命周期起始阶段获得与高投入、高风险相符的收益回报。对于其他创新药，也应采取上述策略制定差异化的医保支付价格确定方法。另外，我国对纳入医保的药品按相同的比例报销，不缺分临床获益程度，也不区分与现有治疗手段比较的临床获益改善程度。借鉴上述基于新药临床获益及临床获益改善程度的不同等级的定价和报销政策，可从需方角度限制创新程度不高的新药的使用，进一步激励真正的医药创新。

**（三）针对医疗器械发布详细的卫生技术评估方案**

法国是少数专门针对医疗器械发布详细卫生技术评估方案的国家之一，对创新医疗器械和数字疗法的附加临床获益评价，分为不同等级。不同等级的创新医药产品实行不同的限价和报销政策，对预期结果好、安全性好的项目实行快速评估，激励创新。

我国对创新医疗器械的卫生技术评估较少，特别是临床价值高且费用高的新医疗器械，医疗器械评卫生技术评估的维度、准则与方法尚缺乏共识。可参考上述做法，根据医疗器械的特点对不同产品采用不同卫生技术评估方法，并制定出按照不同临床获益等级的支付标准。

# 第 9 章

# 英国实践

## 一、创新医药产品定义

### （一）创新药品

英国官方机构资料未见对创新药物的定义。学术界将创新药物定义为"完全或部分新的活性物质或生物实体，或者这些实体的组合，通过药理或分子机制对抗疾病、缓解症状或预防疾病，以及作为可以改善患者管理和结果的药物，包括新适应证、新技术和制造过程、新制剂、新组合和已知药物新的递送系统"。本书纳入分析的英国创新药品相关数据为含有新有效成分的药品或复方制剂，包括化学药和生物药；不包括新适应证、新剂型、新给药途径和改变适用人群等情形，不包括化学通用名药、生物类似药；排除疫苗、血液制品、致敏试验制剂、基因和细胞疗法，以及多数公共保障不覆盖的美容产品和非处方药。

### （二）创新医疗器械（包括体外诊断试剂）

医疗器械指任何仪器、器具、软件、材料或其他物品，无论是单独或联合使用，连同任何附件，包括生产企业拟专门用于诊断和/或治疗目的的软件和其适当应用所必需的软件，生产企业拟用于人类的诊断、预防、监测、治疗或减轻疾病诊断、监测、治疗、减轻或赔偿伤害或残疾调查，替代或改变解剖学或生理过程控制，不能通过药理、免疫或代谢手段达到人体的主要预期作用，但可以通过这种手段辅助其功能。

体外诊断试剂指任何试剂、试剂产品、校准器、控制材料、试剂盒、仪器、设备或系统，无论单独或联合使用，生产企业打算用于体外检查标本，包括来自人体的血液和组织捐赠，或主要用于提供有关生理或病理状态先天性异常、确定潜在受者的安全性和相容性、或监测治疗措施的信息。体外诊断试剂必须在英国药品与健康产品管理局（Medicines and Healthcare Products Regulatory Agency，MHRA）注册并拥有欧盟强制性产品安全认证标识。英国将体外诊断试剂分为A、B、C、D四类，A类风险最低，D类风险最高。B、C、D类产品需要指定机构独立审计。

### （三）数字疗法

英国未对数字疗法产品单独做出定义，认为数字疗法包含在更广意义上的数字健康技术（digital health technologies，DHT）范畴，需要App综合处理平台、合规的营销声明、隐私及安全指南、可能被包含在内的医疗指南、基于价值的激励及互用性标准等支撑，按医疗器械范畴管理。作为医疗器械软件（software as a medical device，SaMD），数字疗法旨在实现一个或多个医疗目的，且不需要成为硬件的某部分，只需要通过数字技术就能实现预期目的，通常用于诊断、预防、监测、治疗、缓解、补偿、替换、修改或控制某些临床症状。在"数字健康技术证据标准框架"（evidence standards framework for digital health technologies）中，按照DHT的功能和给用户带来的潜在风险，DHT分为A、B、C三层，数字疗法位于C层。

A层：发挥为系统服务的作用，旨在节约成本或减少工作时间或改善效率，不直接影响患者健康或患者照护结果。

B层：发挥与健康照护者沟通、记录健康照护状态和健康促进的作用，帮助人们和患者更好地管理个人健康。

C层：发挥为临床管理提供信息、指导和驱动临床管理的作用，或监测、诊断、治疗疾病，具有直接健康结果，按医疗器械监管。

数字疗法在英国除像其他医疗器械一样需要经过MHRA对其安全性和有效性审评审批，并获得英国符合性认证（UK Conformity Assessment mark，UKCA mark）或欧洲通用安全和性能认证（Conformite Europeenne，CE mark），还需符合2018年开始实施的《欧盟通用数据保护管理条例》（General Data Protection Regulation，GDPR）。另外，数字疗法还必须满足英国数字卫生技术的国家标准，即数字技术应用评估标准（digital technology assessment criteria，DTAC），才能应用于国家卫生服务体系（National Health Service，NHS）。DTAC由NICE以指南的形式制定和公布，主要关注临床安全性、数据保护、技术安全性、互通性、可用性和可及性。英国目前尚无专门机构评估数字疗法DTAC的符合程度，主要由医疗机构在采购时，对供应商及其产品做尽职调查，确保数字疗法满足英国关于数字健康技术的基本要求。

## 二、医疗保障体系及创新医药产品的公共保障概况

### （一）医疗保障体系

英国的医疗保障体系以NHS为主体。NHS的基本原则是，所有合法的英国居民无论是否有支付能力，都可以根据临床需要获得医疗保健服务。NHS提供的服务包括4个部分：①初级卫生保健（primary care），即由全科医生（general practitioner，GP）提供的普通门诊。通常情况下，首诊医生需要预约，还包括社会药房（community pharmacy）、牙科和眼科诊所服务。②二级医疗（secondary care），通常为由医院提供的择期医疗服务和医院急诊，由GP和医院转诊。还包括999和111急诊、急救服务及GP工作时间以外的GP服务和精神卫生服务。③三级医疗（tertiary care），为高度专科医疗（highly specialized treatment），包括神经外科、移植、整形外科和有暴力倾向的心理健康服务（secure forensic mental health services）等。④社区医疗（community health），包括社区照护、健康探访、儿童健康和生殖健康等。医疗服务提供体系各组成部分并非是割裂的，各级医疗相互整合，确保患者在各级间流转时获得连续的医疗照护。90%以上的急诊和住院服务主要由NHS公立医院提供，私立医院服务范围和覆盖人群近年逐步扩大。

NHS筹资来源包括一般个人所得税收、国民保险缴费（national insurance）、非政府机构资助（患者自付、自愿健康保险、慈善筹资及由企业为其雇员提供的医疗保健资金）等。所得税、国民保险缴款和增值税三大税种约占NHS资金来源的2/3。自2023年起，以1.25%的税率面向所有国民

征收健康和社会照护税（health and social care levy）。私人医疗资金来源主要来自商业医疗保险、个人共付和直接个人支付，其中个人共付是国民与 NHS 共同分担的费用，如牙科治疗与照护、门诊处方费等；直接个人支付包含私人治疗、社会照护、配眼镜的视力检查和普通眼科检查及非处方药费用。

商业医疗保险作为 NHS 的补充，主要通过委托代理和补充保障 2 种方式衔接 NHS。委托（commissioning）指 NHS 医疗服务购买方执行的战略规划、服务购买和全程监控等一系列管理过程。委托代理即 NHS 将部分或全部服务外包给具有相应资质的商业医保公司，由商业医保公司代理 NHS 采购和服务，商业医保公司是这部分医疗保障的第三方经办主体。补充保障指由个人自费或雇主为雇员团体购买补充医疗保险，在 NHS 提供服务项目的基础上获得更加快捷和优质的服务，如快速入住私人医院、获得推荐顾问的私人照护、获得未纳入 NHS 保障的先进治疗药品（如部分癌症药物）等。提供补充保障功能时，商业医保公司采取自主运营、自负盈亏的独立运作方式，通过提供多元化、个性化的服务项目满足不同客户的健康保障需求。补充医疗保险既面向个人也面向团体，商业医保公司享有自主定价权。政府对商保公司的运营过程不做过多管制，但会时刻监控其资本充足率、消费者福利及产品销量，并控制公司利润及行政费用等，以确保商业公司的正常合法运营。

### （二）卫生技术评估发展历史

20 世纪 90 年代，英国以"第四个维度"（fourth hurdle）评估新药的共识逐步形成，即除评估药物的质量、安全性、有效性 3 个维度外，还要考虑药物的价格及其与现有治疗方法相比的获益改善，以决定是否纳入公共保障。由于地域间公共服务差异巨大，随着英国政府财政预算日益紧张，健康服务需求不断上升，医疗费用持续上涨及老龄化社会的来临等因素，卫生部门决定对 NHS 健康服务支出进行科学评估，以改善医疗质量和限定支付范围。1999 年，工党政府通过立法成立国家临床优化研究院（National Institute for Clinical Excellence，NICE），旨在帮助 NHS 实现不断提高医疗卫生的整体标准，减少临床实践中不可接受的差异，确保资源得到最佳利用和使患者获得最大利益的目标。

国家临床优化研究院建立初期，以新药评估为切入口探索开展卫生技术评估，为 NHS 支付决策提供建议，并逐步建立了规范的卫生技术评估流程、机制和方法。2004 年，通过立法规定，NHS 需在 3 个月内为国家临床优化研究院推荐的药物或治疗技术提供资金或资源，认定了国家临床优化研究所评估结果对医疗资源配置和筹资决策的直接影响，驱动有关指南和证据的临床应用。同时，所有国家临床优化研究院指南在 1～3 年内重新审评，不断更新证据基础以支持循证卫生决策理念的贯彻实施。2005 年，国家临床优化研究院与当时的英国卫生发展中心（Health Development Agency）合并，开始为公众预防疾病，促进健康生活方式，制订公众健康指导。其职责范围扩大到指南的开发，机构名称也改为国家卫生与临床优化研究院（National Institute for Health and Clinical Excellence，NICE）。2013 年的《基本法》（Primary Legislation）将国家卫生与临床优化研究院重新定位为非政府部门公共机构（Non Departmental Public Body），并进一步巩固了 2012 年《健康与社会服务法案》中为国家卫生与临床优化研究院确定的法律地位。据此，国家卫生与临床优化研究院的职责进一步扩大为开发社会照护服务指南和质量标准，机构名称也再一次相应改变为国家卫生与照护优化研究院（National Institute for Health and Care Excellence，NICE）。NICE作为独立公共机构，一方面在职能上要对其发起人——卫生部负责，另一方面在机构运行上又独立于政府，其指南和推荐意见也都是由各个独立委员会完成的。卫生技术评估从药品扩大到医疗器械和公共卫生干预手段。在以增量成本效果比值作为准入判断时，增加对重症、罕见病、终末期救治等特殊考量的权重，并对成本效果阈值进一步分层调整。由于在"是否应该为小群体患者支付高额的药物"方面存在分歧，2019年，NICE启动了对卫生技术评估方法的审查。新的评估指南进一步明确如何考量新药有效性或其成本的不确定性，如何评估生命质量并将其纳入NICE的经济分析，评估某些新技术成本效果的特别挑战（如针对某些癌症的靶向基因治疗），如何评估疾病负担和特定疾病的更广泛社会影响，以及如何在制定指南时考虑公平性。

### （三）促进医药创新的整合政策体系和制度安排

英国于2016年成立了NHS加速获取协作（accelerated access collaborative，AAC）机制，致力于将卫生服务相关决策者与行业创新者聚集在一起，以一种以前从未有过的方式加速有影响力和具有成本效果的创新产品和技术被临床医生和患者使用，促进有应用价值的医药产品和技术创新。加速获取协作机制覆盖创新产品和技术从理念的诞生到认证、真实世界的测试及使用和传播全流程。具体项目包括以下内容。

1. 医疗企业家培训计划（clinical entrepreneur training programme）。为致力于医疗技术开发的科研人员和企业家提供一些列创业培训支持。

2. 加速获取协作早期创新（AAC early stage innovations）。通过NHS的医疗保健不平等创新计划（innovation for healthcare inequalities programme，InHIP），解决贫困人口和其他服务不足人口面临的医疗保健不平等问题。该计划由来自全国各地的项目团队（包括临床和非临床专业知识）与当地社区合作，促进当地获得最新的卫生技术和药物，尽量减少医疗保健不平。这些技术和药物专注于5个临床优先领域，包括孕产、心理健康、呼吸、癌症诊断和心血管疾病。

3. 医疗保健小企业研究计划（small business research initiative for healthcare，SBRI）。支持开发能解决未满足的临床需求的创新产品。以患者需求为导向，包括改善患者照护，使NHS能够通过研究和开发获得新的创新，以解决已证明的医疗保健挑战和未满足的临床需要，增加NHS的价值，为英国经济带来经济价值和财富创造机会。

4. 测试工具（test beds）。由英格兰卫生服务体系（NHS England）和国家卫生服体系改进组织（NHS Improvement）委托，将NHS组织和行业合作伙伴聚集在一起，在现实环境中测试数字技术与路径，利用数字技术的潜力改变为患者和照护人员提供医疗保健的方式。

5. NHS Insights优先计划（NHS insights prioritisation programme，NIPP）。旨在加快创新的评估和实施，支持疫情后的工作方式，提高服务恢复力，并为患者带来好处。

6. NHS创新加速器（NHS innovation accelerator，NIA）。为能够真正解决未满足的临床需要的创新者提供定制的、包括一系列知名专家的指导，与健康科学学术网络和其他利益相关方的组织联系，以及有针对性的学习和资金支持等。

7. 快速应用产品计划（rapid uptake products programme）。为获得NICE批准的创新产品快速应用提供量身定制的支持。

8．路径转化基金（pathway transformation fund）。帮助NHS将快速应用产品（经过验证的创新产品）纳入日常实践。包括与快速应用产品供应商合作，提供工作人员培训和认证费用；路径重新设计和/或业务支持费用；为所需的专科护士和临床工作人员提供资金；支付双倍运营成本。

9．创新和技术支付计划（innovation and technology payment programme，ITP）。消除引入新技术的一些财务和采购障碍。

10．健康科学学术网络（academic health science networks，AHSN）。识别和传播卫生创新，推动创新思想和技术在大量人群中的采用和传播。每个AHSN为所在地区的居民提供服务。将NHS和学术组织、地方政府、慈善机构和行业联系起来，并提供一系列实际支持，以促进整个卫生和社会照护经济的变革，明确关注改善患者的成果。旨在支持每个发展阶段的创新者，帮助他们了解NHS的挑战。

11．健康科学学术中心（academic health science centres，AHSC）。汇集大学和NHS专业组织的区域伙伴关系网络。通过地方政府和行业在内的当地合作伙伴合作，将早期科学研究和发现转化为改善健康和照护的服务。

12．健康和照护人工智能奖（Artificial Intelligence in Health and Care Award）。由加速获取协作机制和国家卫生研究院（National Institute for Health Research，NIHR）负责为人工智能健康和照护奖提供资金，以加快测试和评估最有前途的人工智能技术，这些技术符合NHS长期计划中规定的战略目标。

13．NHS创新服务（NHS innovation service）。NHS创新服务为在开发和广泛采用的健康创新组织提供支持和指导。帮助医疗保健创新者与NHS合作，并获得他们所需的支持，以更快地将他们的创新产品提供给临床医生和患者。帮助创新者了解在NHS中获得使用和传播的基本要素，如法规和标准，以及NHS的采购和报销流程。

14．MedTech资助授权（MedTech funding mandate）。是一项部长级NHS长期计划，旨在加速NICE批准的、节省成本的健康技术和诊断产品纳入NHS。

**（四）创新药品的公共保障**

NHS的保障范围几乎涵盖所有在英国批准上市的处方药。NICE提供包括药物、医疗设备、临床实践的指导意见。从2002年起，NHS支付的所有门诊和住院服务及产品，均需采纳NICE的卫生技术评估意见。英格兰NHS收取药品处方费（2024年5月1日起为每张处方收费9.9英镑），威尔士、苏格兰和北爱尔兰免收药品处方费。特殊人群（包括16岁以下的儿童，低收入抚养个人，孕妇，60岁以上的人和其他具有有效医疗豁免的个人群体）可以免费获得处方药。慢性病患者等凭借处方预付款证明（prescription prepayment certificate，PPC），只需支付3个月（32.05英镑）或12个月（114.50英镑）的固定金额，即可在相应期限内无限量获得处方药。

为解决癌症患者昂贵的新药及新技术临床可及性和可负担性问题，英国为超过NICE成本效果阈值的抗癌新药建立了新的筹资渠道。2011年，NHS与医药企业联合建立了癌症药物基金（Cancer Drugs Fund，CDF），支付未获得NICE积极的推荐意见纳入NHS支付的癌症创新药物。部分癌症创新药物因证据不充分或增量成本效果比值在可接受支付阈值之外，但疗效预期较好，没有更好的替代药物，临时被纳入癌症药物基金支付。CDF支付期间，企业收集真实世界临床证据，作为NICE

进一步卫生技术评估的依据，以决定最终是否可纳入NHS常规支付。

由于纳入支付的药物快速增长，CDF的资金开始面临严重超支和对其效率和公平性的质疑。在诸多压力下，英国对CDF进行了一系列改革，包括2014年重建准入和退出机制，对已纳入支付的药品启动再评价，增加成本效果等新指标作为价值判断依据，使不具有成本效果优势的药品及时退出支付。2015年，政府减少了通过该基金提供的治疗数量，以抑制螺旋上升的费用，要求CDF支付的所有新药必须接受NICE的评估，并依此决定是否退出支付或纳入NHS常规支付。改革后的CDF支付评价标准重回NICE的评估体系，并在资金预算管理、动态管理机制、审批流程规范等方面做出安排，以应对基金预算超支、准入标准不明和退出机制缺失等方面的问题。NICE的评估结果形成三类审评意见，推荐（Yes）、不推荐（No）和具有不确定性（uncertainty）。获得推荐意见的药品NHS直接支付。CDF不再支付不推荐的药品，包括已经获得CDF支付的药品。具有不确定性的药品虽具有临床价值，但临床效果证据尚不充分，或存在费用不确定性，可通过CDF临时支付，企业与CDF签订商业协议和真实世界数据收集的标准，在临床使用中继续收集相关证据，为再评估做准备。为解决支付超支问题，CDF预算由NHS确定固定金额，如发生基金超支，由企业按比例向基金支付超支部分，且不设上限。企业可申请临时资金，用于支付再评价获得推荐意见的药物在退出CDF支付转为NHS正常支付过渡期内的补偿，补偿比为药品价格的100%。CDF支付的超适应证使用也需要通过相应评估流程，获得推荐建议后，申请预算补偿。2021年，英国政府成立了新的创新药物基金（innovative medicines fund，IMF），用以临时支付癌症之外更多具有不确定性的新药。

**（五）创新医疗器械（包括体外诊断试剂）的公共保障**

英国的临床委托服务购买组织（Clinical Commissioning Groups，CCGs）负责建立医疗机构和地方服务体系层面的新技术登记制度。大部分医疗卫生服务都是各地的CCGs委托购买的。2022年，英国全国203个CCGs由43个整合照护系统（integrated care systems，ICS）取代，开始由整合照护系统负责卫生保健服务的购买，对不同类型的服务采取不同类型的支付方式。初级卫生保健服务采用按人头支付为主，按质量结果支付为辅的支付方式；医院服务按结果支付为主的付费体系，根据患者和服务类型将费用类似的医疗活动进行编码形成了不同的医疗服务资源组。医疗器械、医用耗材等涵盖在医疗服务内容中，与服务项目打包进行支付。

2023年，MHRA发布创新器械获取路径（innovative devices access pathway，IDAP），旨在通过集成创新器械的监管和获取路径，使患者能够更快获得创新和变革性的医疗设备。获得创新器械获取路径资格的新器械研发企业（主要申请人必须是有资格在英国销售医药产品的法人实体，并在英国获批上市和销售该产品）可得到专家团队的非财务支持，帮助其制定特定产品的开发路线图（target development profile，TDP），明确整个产品开发过程中的监管和准入关键点（包括质量管理体系支持、快速临床研究、联合科学建议、通过卫生技术评估支持产品的应用等）。MHRA在创新企业满足ISO 13485或同等要求的必要安全标准条件下，授予特殊使用授权。

为激励和推广创新技术的使用，NHS主导建立创新技术目录（innovation and technology tariff，ITT），包括医疗设备、数字平台及创新技术。在此基础上，建立创新技术支付计划。纳入该计划的创新技术在全国范围内统一定价，由NSH支付使用费用，临床医生或医院以零成本的方式从创新技术供应商处订购创新产品。

**（六）数字疗法的公共保障**

英国早在 2002 年就启动了国家卫生信息技术计划。2013 年推出 NHS 健康应用程序库（Health Apps Library），收录数字健康产品。2017 年建立 NHS 应用程序库（NHS Apps Library），并通过 NICE 和专门负责指导和监督数字医疗活动提供相应的评估手段，包括隐私、安全、临床及互用性。2021 年，NHS 应用程序库转化为确保 Apps 和数字医疗工具（digital health tools）符合 NHS 的临床安全性、数据保护、技术安全、通用性、可用性和可及性标准的数字技术评估标准（digital technology assessment criteria，DTAC）系统。

为了给抑郁和焦虑患者提供更现实可行的常规治疗，NHS 与 NICE 于 2008 年开展了一项国家改善心理治疗获取计划——改善心理治疗产品的可及性。该计划是在 NICE 的指导下的一个负责收集循证医疗数据的国家强制性数据库，包含数百万经过治疗的患者信息。当涉及为医疗实践提供信息时，改善心理治疗获取计划通过培训专业人员并将其部署到整个英格兰的专业服务部门，以改善数字化心理疗法的可及性。同时，该计划还收集几乎所有通过该项目治疗的患者的常规健康结果测量指标。每年可为超过 537 000 名患者提供抗抑郁和焦虑障碍的心理治疗，对每位患者在每次治疗后进行抑郁和焦虑值测量，并对治疗后的症状进行评分，还会向 NHS 定期报告获得服务的人数及结果。

2017 年年初，英国政府就计划实行一项无纸化 2020 应用评估流程（paperless 2020 App assessment process），对应用程序设置了全面的评估机制，从效能、成本影响和可用性等多方面进行考量。此外，通过该流程评估的一些应用程序可以纳入创新和技术目录（innovation and technology tariff），在全国范围内上市，激励生产企业努力研发改善健康获益和具有经济效益的数字疗法。

2022 年，英国出台了《英国医疗器械的未来监管办法》，MHRA 在医疗器械改革的基础上发布了软件和人工智能作为医疗设备变更计划（Software and AI as a Medical Device Change Programme）。这是一项确保软件和人工智能监管要求，并明确提出加强保护患者的工作计划。该计划提供完整的监管框架，在保护患者和公众权益的基础上，通过对医疗器械软件安全性检查、公开指导意见、简化审批流程、推动双边或多边的国际合作等计划，旨在将英国塑造成一个面向全球市场的创新医疗器械软件的发源地。

## 三、创新医药产品的公共保障准入与支付标准

### （一）药品

#### 1. 准入路径与时限

如图 9-1 所示，获得 MHRA 批准上市的创新药品均需由 NICE 采用卫生技术评估的手段，基于增量成本效果比值，提出是否纳入 NHS 保障和临床应用的建议。NICE 的卫生技术评估包括单一技术评估（single technology assessment，STA）、多技术评估（multiple technology assessment，MTA）和快速技术评估（fast technology assessment，FTA）。STA 针对单一药物或治疗方法，由独立证据审查小组（independent evidence review group，ERG）负责，评估周期为 43 周。MTA 用于评估复杂的主题（如一种适应证有多种药物或治疗方法），由独立评估小组（independent assessment group，AG）负责，评估周期为 51 周。FTA 针对能够提供超高性价比的技术，由 ERG 或 NICE 秘书处负责，

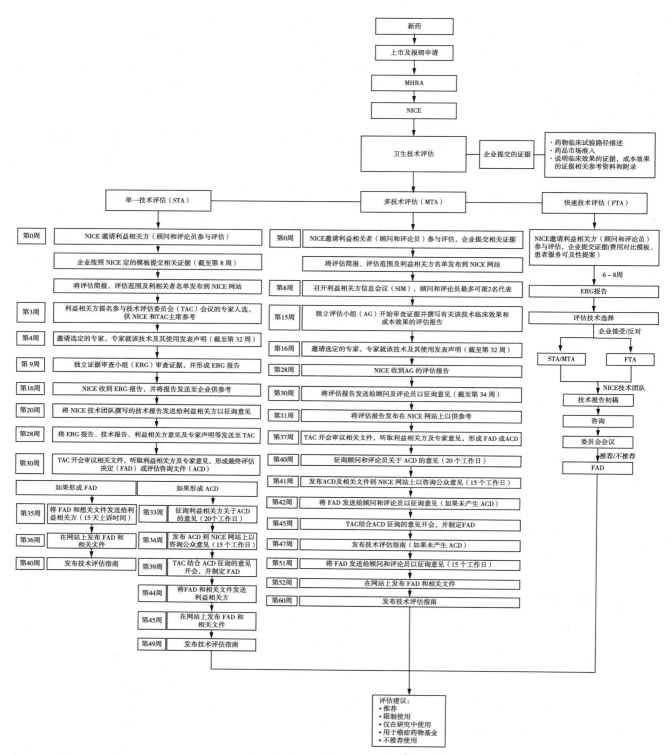

**图 9-1　英国创新药品公共保障准入路径与时限**

评估周期为 32 周，旨在使患者更快地获得最具成本效果的新疗法。通过 FTA 获得推荐审评意见的产品和技术，NHS 将在 30 天内支付。HTA 流程如下。

（1）提交证据：NICE 邀请顾问提供被评估产品或技术的临床效果和成本效果信息。与此同时，NICE 邀请企业提交证据，并在收到证据后转交 ERG 评审。

（2）证据评审：ERG 对企业提交的证据进行评审，准备报告并提交 NICE。NICE 基于企业提交的证据、ERG 报告和顾问审评观点等撰写技术报告，发给顾问、审评员及相关专家。NICE 会与企业进一步交流如何利用现有证据减少临床效果和成本的不确定性。

（3）评估委员会评估：相关文件送达独立评估委员会评估，并召开委员会会议。委员会将做出最终评估决定（final appraisal determination，FAD）或评估咨询文件（appraisal consultation document，ACD）。通常仅在审评意见为不推荐或限制使用时，才对外咨询，撰写评估咨询文件。顾问、审评人员和公众都可对评估咨询文件进行评论，评估委员会再次召开委员会会议，做出最终评估决定，并由 NICE 公开最终评估决定。企业可就 NICE 未公平行事或者超出权利行事提出申诉。如未申诉或申诉未得到支持，最终评估决定和建议将作为 NICE 指南发布。

**2. 管理获取协议**

MHRA 认可的有前途的创新药品可能由于临床效果证据尚不充分或成本效果的不确定性，无法获得 NICE 的积极推荐意见，NHS 无法支付该药品用于临床。为了确保 NHS 支付有价值的创新药品，并加速创新药品的临床应用，NHS 采用管理获取（managed access）的方式与企业达成管理获取协议（managed access agreement，MAA），允许这类产品可暂时应用于临床，企业被要求同步收集创新药品在真实世界中的证据，进一步评估不确定性。NICE 基于进一步评估结果给出是否纳入 NHS 支付范畴的最终决定。

MAA 由数据收集协议和商业获取协议 2 个部分组成。NICE 与企业和利益相关方达成最长达 5 年的协议，规定 NHS 支付的商业条款、所有利益相关方的作用和责任，有资格接受治疗的患者群体、临床评估类型及需要收集和分析的数据。协议期间，企业被要求收集足够的数据，解决任何不确定性问题。协议期间发生的治疗费用由 CDF 和 IMF 支付。管理获取协议监督小组定期举行会议，检查数据的质量和数量，与企业讨论数据收集进展、分析计划、获取或治疗服务问题、临床评估期间出现的任何问题，以及患者和临床医生反馈的任何安全性问题。小组成员资格根据具体情况决定，取决于临床实践中需要收集证据的内容，包括 NICE 和 NHS 英格兰员工、临床医生和临床专家、来自患者组织的代表、企业代表、收集和分析数据的 NHS 数据管理成员等。管理获取协议结束后，NICE 将更新指南，并决定是否建议该疗法在 NHS 中常规使用、治疗。如果证据表明该疗法不具成本效果，则不建议使用。

**3. 早期药物获取计划与创新许可和获取路径**

英国分别在 2014 年和 2021 年建立了早期药物获取计划（early access to medicines scheme，EAMS）和创新许可和获取路径（innovative licensing and access pathway，ILAP）。NICE 在 2 个计划中发挥重要作用，在新药临床研究阶段（前者为完成临床试验或 III 期临床试验后期至获批上市前，后者为临床试验早期）即介入提供技术指导。两系统并行引导高效、快速的新药上市许可和公共保障准入评估。

（1）EAMS：纳入 EAMS 的创新药物为解决患有危及生命等未满足临床需求的药物，在尚未获批上市时（临床研究晚期），企业可自愿申请该计划下的评估路线。MHRA就药物的临床获益和风险提供科学意见。MHRA的科学意见不会取代正常的药品许可程序。科学意见基于两步评估，首先必须获得MHRA授予的"有前景的创新药物"（promising innovative medicine，PIM）称号，随后才能申请"早期获取药物科学意见"（early access to medicines scientific opinion）。企业需参加与MHRA的申请前会议（pre-submission meeting），确保产品适合申请"早期获取药物科学意见"，并讨论需要提供的支撑数据，确保企业提交的数据和信息足以支撑MHRA批准EAMS申请。MHRA基于早期临床研究结果（可在获批上市前若干年），经过科学会议讨论，判断申请药物可能是EAMS的候选药物，授予PIM称号，并通知NICE。科学意见基于患者获益数据，描述PIM的风险与获益，支持医生和患者在药品正式获批上市前决定是否使用该药。

获得PIM称号的新药的研发企业被强烈建议寻求与MHRA和NICE面对面讨论的机会，分别从药品监管和卫生技术评估的视角制定和详细讨论产品开发计划，以便获得2个监管机构为其产品定制的关键问题书面建议报告，获得联合科学建议（joint scientific advice）。NICE市场准入办公室还可有偿与企业讨论EAMS期间企业的数据收集计划，使企业充分了解NICE的评估框架和流程，以及EAMS阶段及NICE评估后可能实施的、旨在促进临床应用的管理获取协议，确保企业为潜在的技术评估（technology appraisal，TA）或高度专业化技术（highly specialised technologies，HST）评估做好准备，以解决其产品的临床效果或费用的不确定性问题。在申请和准备EAMS阶段，企业可申请与NICE举行有偿的EAMS会议，讨论卫生技术评估的关键性技术问题。

EAMS积极意见通常在Ⅲ期临床试验末期，即药品获批上市前12～18个月给出。企业在EAMS阶段免费向患者提供新药，并开始收集真实世界的临床证据，用于NICE评估。EAMS产品遵循正常的TA或HST流程和方法。由于NICE必须在药品获批上市后尽快发布公开咨询的初步建议或最终建议，EAMS产品将列为NICE评估工作的优先事项，以便在药品获批上市后3个月内（通常流程为6个月）发布评估委员会决定。NICE给出积极推荐意见的药品，NHS需在3个月内支付。对EAMS产品，此过程缩短至30天。

（2）ILAP：为了促进能解决未满足的临床需要、有良好前景的创新药物研究开发，加速其早日满足上市许可及公共保障准入的条件，创新企业还可申请通过ILAP获得上市许可和纳入NHS。该路径可为申请企业提供新药临床研究和监管工具包，支持设计、开发和审批所有阶段，包括获得创新护照（innovation passport，IP）和制定特定产品的开发路线图2个关键步骤。特定产品的开发路线图将规定药品的监管框架和研发计划，识别潜在的风险，为促进患者可及性制定相应服务路线图。创新药品在成功申请到IP后，才可以获取特定产品的开发路线图。特定产品的开发路线图是支持和加速新医疗技术的开发和评估的指导性文件，以解决英国尚未满足的特定临床或公共卫生需求。制定特定产品的开发路线图会议的时间安排在IP决定取得积极意见后或批准函中建议的日期。IP持有人应填写特定产品的开发路线图提交表格，提交表格后，持有人将被邀请与MHRA和合作伙伴会面。在会议上，持有人将简要介绍特定产品的开发路线图每个部分的内容，突出具体的挑战和机会，以及持有人有兴趣使用的工具包（提供支持药物设计和开发的活动，帮助更快、更有效地为患者提供具有临床重要性和前景的药物）。会议结束后，合作伙伴将制定特定产品的开发路线图，该路线图将在4～6周内发送给持有人。IP申请获得创新护照的标准及预期数据的类型包括3种。

标准 1：病情、患者或公共卫生领域的信息。包括危及生命的疾病或严重衰弱；或有重大的患者需求或公共卫生需求。

标准 2：药品满足以下一个或多个特定领域。①创新药物，如先进治疗医药产品（advanced therapy medicinal products，ATMP）、新的化学和生物实体、新型药物装置组合。②正在开发的具有临床意义的已批准药物新适应证。③罕见病和/或其他特殊人群（如新生儿和儿童、老年人和孕妇）用药。④与英国公共卫生优先事项目标相一致的发展，如首席医疗官、卫生和社会照护部（Department of Health and Social Care，DHSC）或生命科学部门协议。

标准 3：药品有可能为患者带来益处。患者如何从即将上市的产品或适应证中受益的概述，包括与替代治疗方案相比，拟议产品的有效性或安全性改善，对改善患者照护或生活质量的贡献。

希望申请 IP 的申请人在填写并提交表格后 4 ～ 6 周内，将被邀请与 MHRA 讨论产品是否符合以上标准。合作伙伴（全威尔士治疗和毒理学中心、MHRA、NICE、苏格兰药品联盟）将共同考虑申请产品是否满足创新标准，申请人在 4 周内收到申请结果通知。

### 4. 支付标准确定方法

如图 9-2 所示，通过测量和对比拟评估药品和参照药品的成本与健康获益，计算增量成本效果比值（incremental cost effectiveness ratio，ICER），即每获得一个 QALY 的成本。将 ICER 与外部参考值（决策者意愿支付阈值）比较，判断评估药品是否具有经济性，作为决策依据。若 ICER 低于决策者意愿支付阈值，则该药品与参照药品相比，被认为具有经济性；反之被认为不具备经济性。英国一般药物的支付阈值为 20 000 ～ 30 000 英镑/QALY，罕见病治疗药物的决策者意愿支付阈值为 30 000 ～ 100 000 英镑/QALY，生命终末期药物的支付阈值为 50 000 英镑/QALY。NICE 根据药品 ICER 与决策者意愿支付阈值的对比结果给出 5 类推荐意见，包括推荐使用、限制使用、仅用于研究、具有临床效果及成本不确定性、不推荐使用。NICE 将卫生技术评估报告上报 DHSC，最终决定是否将药品纳入 NHS 支付，以及药品在 NHS 的使用范围。

2017 年，NICE 推出预算影响分析（budget impact test）。任何在使用前 3 年可能花费 NHS 超过 2000 万英镑的产品，都必须经过供应商和 NHS 之间的进一步谈判，降低总体成本后才能得到 NICE 积极的推荐意见。

创新药品价格由企业自由确定，但通过"品牌药品定价和获取自愿计划"或"法定计划"管理，核心是控制创新药物（品牌药品）的销售额年增长率，以保证 NHS 在创新药物上的支出在可承受范围内。

（1）品牌药品定价和获取自愿计划（Voluntary Scheme for Branded Medicines Pricing and Access，VPAS）：由 DHSC 代表英国政府与英国制药工业协会达成，旨在将最有价值和最有效的药物更迅速投入使用的非合同形式的自愿协议，每 5 年更新一次。该计划的核心通过控制品牌药物销售额增长速度，将品牌药物支出控制在 NHS 可承受的范围内。同时支持和促进英国创新和生命科学工业的发展，为 NHS 财政可持续做出贡献。从 2024 年开始，新一周期的 VPAS 演变为品牌药品定价、获取和增长自愿计划（Voluntary Scheme for Branded Medicines Pricing，Access and Growth，VPAG），目标为促进创新和具有成本效果的药品可及，与其为患者和 NHS 带来的价值相称，并支持 NHS 的财政可持续。

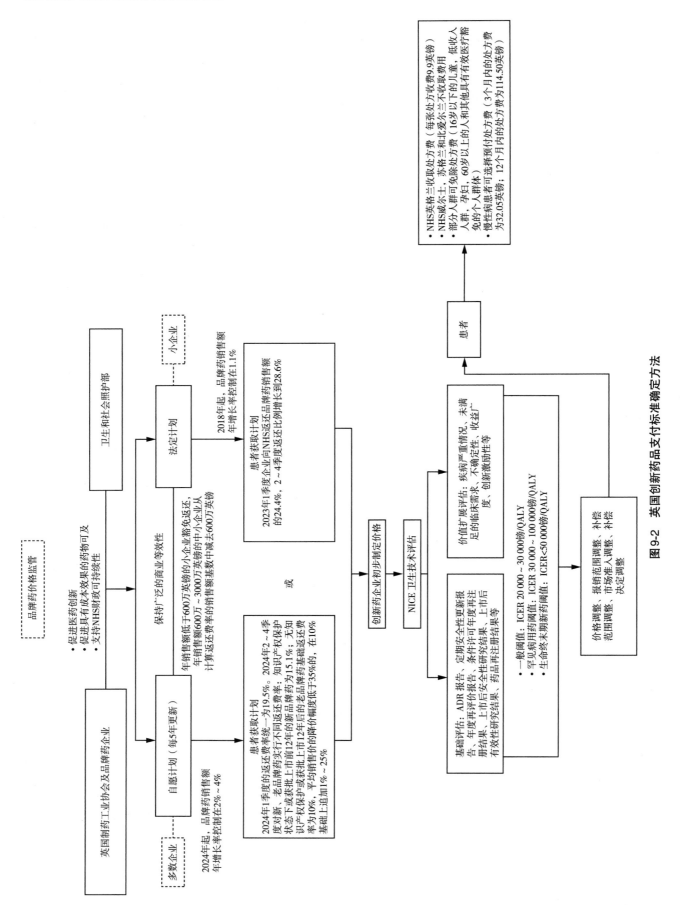

图9-2 英国创新药品支付标准确定方法

VPAG旨在将NHS支付的品牌药销售额增长率控制在一定水平。2024年为2%，此后4年逐步增加到4%。为了保持在这个上限内，该计划的成员必须向DHSC返还其供应给NHS的品牌药净销售额的一定百分比。百分比取决于双方协商的品牌药销售额增长率与预计销售额增长率之间的差额。小企业成员（上一年度NHS支付创新药品总额低于600万英镑）不受销售额增长率限制，豁免返还。中型企业（上一年度NHS支付创新药品总额600万～3000万英镑）前600万英镑销售额可从计算返还费率的销售额基数中减去。2024年1季度的返还费率统一为19.5%。2024年2～4季度对新、老品牌药实行不同返还费率：知识产权保护状态下或获批上市前12年的新品牌药为15.1%；无知识产权保护或获批上市12年后的老品牌药基础返还费率为10%，平均销售价的降价幅度低于35%的，在10%基础上追加1%～25%。平均销售价格低于参考价35%以内的，视其销售价格降低程度，返还费率在10%基础上增加1%～25%。未经DHSC事先批准，VPAG成员不得提高产品价格。DHSC负责评估产品涨价的理由和企业利润。

（2）法定计划（statutory scheme）：未签署VPAG的小企业自动受法定计划的约束，品牌药的最高销售价格受政府控制。该计划于2018年依据NHS品牌药法规（Branded Health Service Medicines Regulations）设立。政府从原来对品牌药价格的降价策略转化为要求企业以与VPAG类似的方式，向政府支付其年净销售额一定百分比的策略。法定计划旨在限制NHS支付的品牌药费用增长，确保NHS财政可持续，同时兼顾药物支出和研发投入，以支持生命科学产业及经济发展。自2018年起，品牌药销售额年增长率控制在1.1%。2023年1季度的品牌药销售额返还率为24.4%，2～4季度增长到28.6%。向NHS供应品牌药的年销售额低于500万英镑的小企业，低价药及平行进口药品供应企业可免除向NHS返还费用。企业不能自行涨价或新制定药品价格，需要评估产品的临床需求、治疗等效或类似产品的成本（包括其他欧洲经济区国家）、产品是否含新活性物质，以及估计利润和其他财务参数等，获得批准。

### 5. 患者获取计划

为了让高值创新药物更有可能通过卫生技术评估，纳入NHS常规支付，企业可通过患者获取计划（patient access scheme，PAS）与NHS达成价格协议。PAS包括简单的折扣计划（simple discount schemes）和复杂方案（complex schemes）。简单折扣计划容易实施，审查通常在4周内完成，包括低于市场价格的固定价格协议，或按市场价格的百分比给予NHS折扣。复杂计划涉及与NHS的高度协商，形式包括回扣（rebates）、零成本供应的库存（stock supplied at zero cost）、用量上限（dose capping）和基于临床效果的计划（outcome-based schemes）等。专家小组在NICE收到申请后至少8周内举行会议，考虑该计划在英格兰和威尔士NHS内实施的可行性。通常在专家小组会议后4周内向NHS提交建议，总审查期至少12周。企业可以在不同时期提交PAS。当获得NICE积极推荐意见的可能性较高时，评估委员会可以在NHS正式批准之前考虑PAS。特殊情况下，企业可按以下要求在NICE评估过程中提交简单折扣提案：①以书面形式通知NICE，希望尽早提交简单折扣提案。②简单折扣提案必须及时提交给NHS，以便其完成对拟议计划的审议，并在下一次委员会会议前至少14天通知NICE，以便有足够的时间审查。③采用NICE的患者获取计划提交模板，提供有关简单折扣提案的信息。④PAS必须在技术报告或评估咨询文件咨询截止日期前提交给NICE。

在评估咨询文件发布后提交简单折扣提案时，NICE可以选择重新安排随后的委员会会议，以便有足够的时间考虑和审查拟议的计划。NHS在评估咨询文件发布后批准简单折扣提案时，可能导致评估委员会修改其建议，如果推荐该技术，将发布最终评估决定。

指南发布后12周内，企业可以要求基于PAS进行快速审查。评估委员会通常会在企业提出请求后6个月内审议该提案。快速审查将仅用于审议新的PAS。如果企业希望提交PAS以外的其他新证据，NICE将考虑在快速审查的背景下是否可以接受，或者是否会触发对提案的全面审查。作为快速审查提交的提案被NICE视为商业秘密，除非评估委员会的审议导致指导建议的更改，有关拟议计划的所有事项（计划提案的存在除外）通常都保密。

英国通过加速创新医药产品公共保障准入、促进患者可及的策略概览见图9-3。

**（二）医疗器械（包括体外诊断试剂）**

如图9-4所示，NICE具体负责开展卫生技术评估的卫生技术评估中心（Centre for Health Technology Evaluation，CHTE）有3个评估项目，分别为药品技术评估项目（technology appraisal programme，TAP）、医疗技术评估项目（medical technologies evaluation programme，MTEP）和诊断技术评估项目（diagnostics assessment programme，DAP）。各类创新产品和技术在获得NHS支付前，都需要经过NICE的卫生技术评估。生产企业、流通企业或代理方均需在NHS创新服务（NHS innovation service）平台注册其创新产品和技术，提交和储存所有关于该创新产品或技术的资料，获得NHS innovation service的支持，提供技术咨询，匹配能帮助其在NHS应用的机构。医疗技术和诊断技术及产品必须已经获得或在12个月内获得英国符合性认证（UK conformity assessment mark，UKCA mark）或欧洲通用安全和性能认证（conformite europeenne，CE mark）；数字产品必须符合英国数字技术评估标准（digital technology assessment criteria，DTAC）或在12个月内达到DTAC。

**1. 准入路径与时限**

（1）确定范围：确定卫生技术评估项目主要依据疾病或人群的健康状况；应用场景（如医院住院部或门诊，或在社区中）；照护途径；相关技术（及相关应用场景）；适合于评估的主要结果测量指标。DHSC要求NICE考虑NHS和个人社会服务之外公共部门的成本；如果不是常规使用，则需考虑治疗所需任何伴随的成本（包括诊断等）；评估对健康的影响和对成本影响的时间范围；考虑该技术可能对患者亚群体临床有效或具有成本效果。

（2）评估证据：包括临床有效性（clinical effectiveness）、成本效果考量（value for money）和不可衡量的利益和非健康因素（uncaptured benefits and non-health factors）。

（3）决策：基于成本效用分析的经济学评价（economic evaluations based on cost-utility analyses）或基于成本比较分析的经济学评价（economic evaluations based on cost-comparison analyses）。

（4）最终确定并发布指南：对医疗技术和诊断提供指导（resolution for medical technologies and diagnostic guidance）。

**2. MTEP**

MTEP作为NICE卫生技术评估中心的一部分，负责评估创新医疗器械和诊断产品，包括一般医疗器械、有源医疗器械、有源植入医疗器械和检测或监测疾病的体外诊断医疗器械。与现有诊断技术相比，患者或卫生体系获益相似，但可降低成本；或成本差不多但获益更多的，通常由MTEP负责评估。MTEP主要用于诊断检查和技术的复杂评估，基于临床效用和成本效果分析结果给出推荐意见，需要

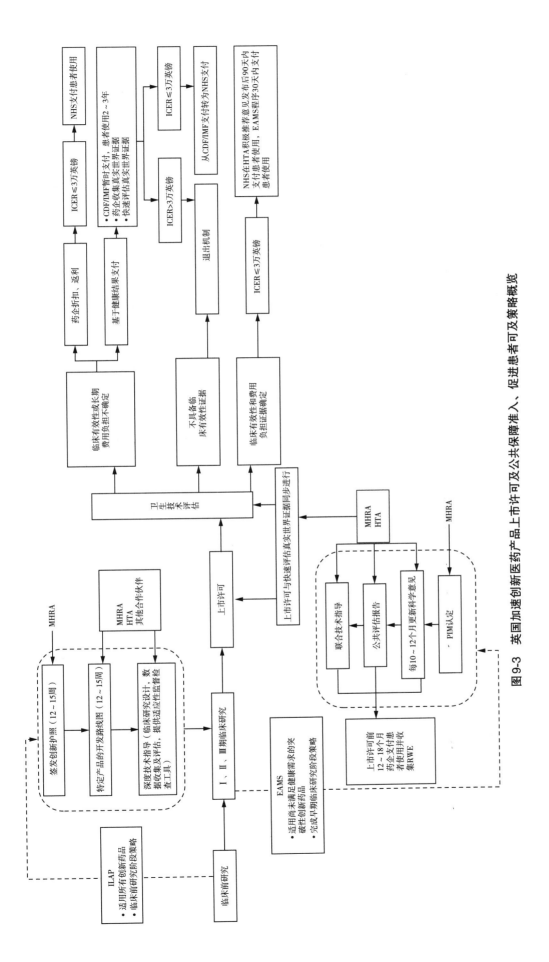

图9-3 英国加速创新医药产品上市许可及公共保障准入、促进患者可及策略概览

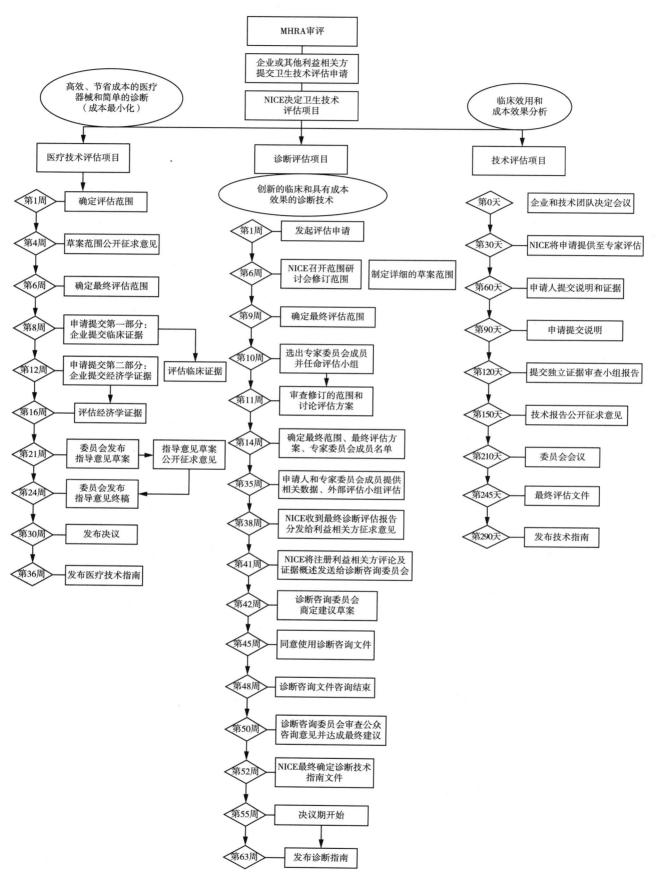

**图9-4　英国创新医疗器械（包括体外诊断试剂）公共保障准入路径与时限**

考虑多个技术或适应证。与现有诊断技术相比，以较高成本带来更多获益的一般由DAP负责评估。

首先MTEP需要在专家顾问（expert advisers）、患者组织（patient organisations）和独立的医疗技术咨询委员会（Medical Technologies Advisory Committee，MTAC）的支持下，准备待评估创新医疗技术的背景文件（scope），包括创新医疗技术基本信息，给患者带来的生活质量和期望寿命的额外获益及医疗系统获益（包括降低成本），受益患者数量，疾病对患者生活质量与期望寿命的影响，创新技术本身的成本（包括购置、相关基础设施、维护和耗材等运转成本），审批状况，可持续性，以及可为评估提供咨询和审查意见的相关专业技术组织、社团和患者组织。通过评估对象选择监管组（topic oversight group）审核后方可纳入评估。MTEP邀请相关方对背景文件进行审评并确定后，在NICE官网公布。一般此过程需6周。创新医疗技术公司在此后6周内按照背景文件提供证据。

由通过公开招标流程选择的、具有医疗基础审评资质的独立外部审评中心负责审查和审评企业提交的证据，并准备评估报告，明确关键问题和不确定性。此过程一般需要6周。申请者提供的患者及卫生体系获益资料，采用单一医疗技术评估的方法，不会与其他类别相似的技术进行比较，而是以现有医疗技术或管理模式作为参照，开展比较成本效果分析。如果监管组认为待评估医疗技术领域有若干同等的尚处于开发中的创新医疗技术，则会建议 NICE采用多技术评估（multiple technology evaluation）的方法进行评估。

MTAC组织月度公开会议，基于评估报告给出初步推荐意见，并通过NICE官网公开征询意见。相关方和公众可在4周内给出意见和建议。推荐意见有5种，包括推荐应用（recommendation for use），在特定情形下部分推荐应用（recommendation for use in specific circumstances），建议收集进一步证据（recommendation for development of further evidence），用于研究（recommendation for use in a research context），以及无患者或卫生系统获益证据，不推荐应用（case for adoption not supported）。MTAC基于征询到的意见建议给出最终推荐意见和指南。指南负责人（guidance executive）批准后再次公开征询意见，此过程一般需要3周。一般在第36～38周正式公布指南。

### 3. DAP

DAP作为NICE卫生技术评估中心的一部分，负责评估创新的诊断技术。与现有诊断技术相比，以较高成本带来更多获益的诊断技术一般由DAP负责评估。这类诊断技术包括所有类型的用于评估患者疾病状况的测量和检查技术，如判定或排除特定疾病、寻找病因线索、评估分期或疾病严重程度及监测疾病进展的病理学检查、影像学检查、内镜检查，监测患者随时间的变化以确定其病情变化的算法或测试组合及生理测量，针对无症状人群的特定疾病筛查监测。因为这些代表了对患者进行的大部分检查。它不包括基于临床体征检测的检查（作为不涉及使用仪器或设备的"床旁"临床检查的一部分）。

被评估的医疗技术和诊断技术由MTAC选择确定。评估开始首先由DAP的信息服务部门（Information Services）或技术团队通过包括非标准来源（灰色文献、生产商提供的数据和未发表数据等）的多来源文献检索，确定需要回答的主要问题和范畴（scoping），然后联系相关产品申请方及其参照产品的生产企业，邀请外部专家委员会（External Assessment Group，EAG）成员及各利益相关方，组织研讨会（scoping workshop）和评估组会议（assessment subgroup meeting）。Scoping阶段大约需要12周时间。

EAG 负责审查诊断技术的检测准确性、临床效果的系统综述证据及成本效果的模型分析结果，并给出诊断技术评估报告（diagnostics assessment report，DAR）。此阶段大约需要 30 周。检测的准确性、影像检查结果或病理学基因检测结果是诊断技术的评价模型采用的中间测量指标。不同实验室的检测准确性、原理和读取检测结果的经验与技术、不同批号和性能的实验材料，以及受试者工作特征曲线的阳性判断阈值（cut-off point on the receiver operating characteristic curve）等都会影响检测的准确性，产生假阳性或假阴性结果。诊断技术的效果证据数量与质量通常低于药品。患者的治疗获益多数基于诊断监测结果，检测或技术的价值在于其对照护路径的影响效果，诊断技术，特别是那些自动化的技术推陈出新很快，新方法、改进版和升级版层出不穷。诊断技术在照护路径中的最佳位置通常并不明显，需要评估不同的选择。

DAP 的诊断咨询委员会（Diagnostics Advisory Committee，DAC）包括 22 位执委会成员和临床专家，负责审查所有证据并给出初步建议，制定诊断咨询文件（Diagbostics Consultation Document，DCD）和公开征询意见，审查 DCD 和为 NICE 发布指南作出最终推荐意见。DAC 针对公开征询到的对 DCD 的意见组织讨论会议，制定最终推荐意见和诊断技术指南文件（Diagnostics Guidance Document，DGD），经 NICE 指南负责人批准后公开发布决议和指南。此过程大约需要 20 周。

指南发布后，DAP 会每 3 年更新证据的系统检索，确保纳入新证据。NICE 会告知申请者及相关方将可能会影响相关诊断技术产品价值的信息，包括产品及其参照产品价格的显著变化。如果出现新的重要证据，NICE 会审查、更新或收回指南。申请者、研究人员和临床医生可主动为 NICE 提供新证据。

## 4. 支付标准确定方法

决定新诊断技术支付价格的主要因素包括效率、适用性和质量相关的成本参数及各地区相关医疗行为的标准费用，采用卫生技术评估手段测算临床获益和成本效果。评估的核心是计算获得每个质量调整生命年的成本是否超过当前的照护标准。用于诊断技术经济学评价模型的成本信息为 NHS 实际支付的价格，包括卫生部门公布的检测、治疗、监测、随访、人员、设施、培训等相关资源利用等均纳入成本。对于有多种用途的诊断技术，首先根据被评估的诊断技术用途的预期使用量确定平均成本。如果有证据表明该诊断技术有用于其他用途的价值，则可在成本测算时增加其他用途的固定成本。能为某项治疗延长生命年或抵消诊疗成本的诊断技术相关成本均纳入成本测算。经济学评价时不考虑增值税，预算影响分析会考虑增值税。

随着 NHS 引入整合照护系统（integrated care systems，ICS）取代原来的 CCGs，形成新的地方医疗治理结构，NHS 的支付模式也在不断变化。NHS 提供的医疗服务由国家病例组合办公室（National Casemix Office，NCO）进行分类和编码，形成医疗保健资源组（Healthcare Resource Groups，HRG），是 NHS 支付的基础，也用于地方绩效管理。NHS 根据患者从入院到出院接受医疗服务的 HRG 的类型支付。HRG 的价格根据医院医疗服务的平均成本计获得，且兼顾通货膨胀、技术发展和效率上升等因素，每年都进行调整。在 HRG 系统内，采用短期补充支付，排除一些高成本新技术，在支付标准之上根据成本进行协商支付，或者长期下调患者分组、建立新的 HRG 组及调整费率等。在 HRG 系统外，根据创新技术成本进行单独协商，给予新设立医疗服务项目单独支付。

为了支持 NHS 应用创新技术，加强其对新医疗技术的支付能力，英国 NHS 的创新和研究部门

（Innovation and Research Unit）建立了NHS创新技术支付目录（innovation and technology tariff, ITT）和创新技术支付计划（innovation and technology payment，ITP），对已经证明具有临床有效性并准备在NHS应用的创新技术给予竞争性支持。在预算范围内选择一系列具有成本效益的创新技术，主要针对能带来显著患者获益和为NHS节约成本的低成本创新医疗设备、数字平台及创新技术。由临床医生、卫生管理者及NICE和健康科学网络（academic health science networks，AHSNs）代表等组成的专家委员会决定每年重点支持哪些创新技术。被采纳的创新技术在全国范围内统一定价，统一由NHS England支付，支付期限为2年。纳入ITP的创新技术产品通过"零成本模式"（zero cost model）由医疗服务提供方订购，直接从供应商免费提供，由NHS支付供应商。

### （三）数字疗法

#### 1. 准入路径与时限

作为一类数字健康技术的数字疗法必须经过NICE评估，获得积极推荐意见方可在NHS应用。为了指导数字健康技术企业在早期开发阶段就按照NICE的临床有效性证据标准生成和收集证据，用于上市后NICE的卫生技术评估，以证明其对英国卫生和社会照护系统的价值，NICE为数字健康技术制定了证据标准框架（evidence standards framework，ESF）。根据产品的生命周期，企业需要满足ESF中的24项证据标准，包括设计因素（design factors）、描述价值（describing values）、展示性能（demonstrating performance）、传递价值（delivering value）和运行注意事项（deployment considerations）。ESF与数字健康技术上市监管的要求密切关联，旨在其早期开发阶段就为开发者提供一套证据生成标准。卫生体系的审评者和决策者可依据ESF基于真实世界证据开展临床和经济学评价，遴选可能为患者和卫生系统带来获益的数字健康技术。ESF也可用于指导医疗器械（包括体外诊断试剂）的评价。

为了让NHS和患者早日从创新数字健康技术中获益，NICE建立了早期价值评估（early value assessment，EVA）机制，为包括数字产品、器械、诊断试剂在内，有前景、可满足国民重点健康和社会照护需要的数字健康技术提供快速卫生技术评估。NICE采用的是边试验边改进（"test and learn" approach）策略，以每个产品和技术案例开展至少10个试点的方式推进。评估旨在确定有关技术的现有证据，探索是否能解决未满足的健康需求或社会照护需要，特别是精神卫生、心血管产品（预测心脏衰竭风险）、癌症早期发现和促进提高重点卫生保健能力的医疗技术。评估还需确定缺失的、需要进一步收集的重要证据，详细说明数字疗法应用于临床后需要收集的真实世界的证据。最后，基于新证据开展经济学评价，提出应用该技术的完整建议。经济学评价确定应用该技术及收集数据可能给患者或接受照护者及NHS和提供照护者带来的影响（包括成本），确定相关研究未明确的不确定性，如结构或参数及模型，以及可能影响模型分析结果、决策不确定性的问题，指导进一步证据收集。

整个早期价值评估周期约为6个月，包括8周时间用于确定范畴、相关方和聘请专家委员会成员，9周时间用于外部审评，以及7周时间用于制定指南和向社会征询意见。最后由诊断试剂咨询委员会（Diagnostic Advisory Committee）、医疗技术咨询委员会（Medical Technologies Advisory Committee）或决策小组（Decision Panel）做出决策。专家委员会（Specialist Committee）成员也受邀参加决策。决策意见分3种：①收集进一步胜局有条件推荐使用（conditionally recommended for use while further evidence is generated），并给出征集收集方法建议。②建议仅用于研究（recommended in research），不确定是否能解决未满足的健康和照护需求。③不推荐使用（not recommended for use），不可能解决未满足的健康和照护需要，或即使用于研究也具有潜在风险（图9-5）。

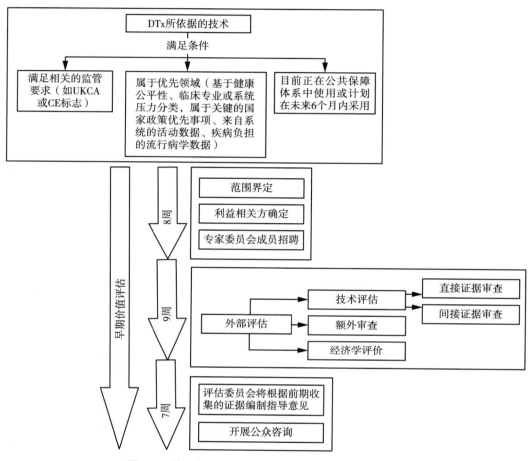

图9-5 英国数字健康技术早期价值评估流程与时限

### 2. 支付标准确定方法

英国在国家层面没有专门对数字疗法进行补偿的途径。地方在资助和补偿数字疗法方面发挥着主导作用。地方医疗治理和决策的关键决策机构是从2022年开始取代原来203个CCGs的43个ICS。数字疗法获批上市之后，企业需要与各整合照护委员会沟通、协商，说服其接受和使用自己的产品和技术，并且收集真实世界的数据，在这段时间内企业可以自由定价。企业可以与各ICS谈判获得NHS支付的资格。谈判主要参考有效性证据，并结合产品真实世界应用中的证据。未来，英国可能通过加速获取协作机制的相关机构协作，建立基于NICE的卫生技术评估、全国统一的数字健康技术NHS支付标准，与其他产品和技术一样在国家层面获得NHS支付的资格，但各ICS可以与供应商谈判购买价格。

## 四、创新医药产品获批上市和公共保障准入情况

英国2018—2022年批准了209个创新药品和26 007个体外诊断试剂，没有数字疗法获批上市。本书中英国的创新药品公共保障准入时间以NICE发布指南的时间为准。获批上市当年即纳入公共保障创新药品有28个。2018—2022年获批上市的209个创新药品中，截至2022年年底，有91个已纳入公共保障，从获批上市到公共保障准入中位时长为324天（表9-1）。体外诊断试剂打包在医疗服务项目中，不单独支付。

表9-1 英国创新药品和体外诊断试剂获批上市及公共保障准入情况（2018—2022）

| 年份 | 获批上市创新药品数量/个 | 获批上市当年即纳入公共保障的创新药品数量/个 | 获批上市创新药品截至2022年年底纳入公共保障数量/个 | 纳入公共保障创新药品从获批上市至公共保障准入中位时长/天 | 获批上市体外诊断试剂数量/个 |
| --- | --- | --- | --- | --- | --- |
| 2018 | 40 | 2 | 20 | 477 | 3478 |
| 2019 | 29 | 2 | 15 | 412 | 737 |
| 2020 | 43 | 7 | 20 | 371 | 943 |
| 2021 | 48 | 11 | 30 | 240 | 16 392 |
| 2022 | 49 | 6 | 6 | 49 | 4457 |
| 合计 | 209 | 28 | 91 | | 26 007 |

注：药品获批上市数据主要来源于英国药品与健康产品管理局。英国脱欧前的新药获批数据补充了药渡数据库和丁香园数据库中2018—2020年欧洲药物管理局批准的新药，并与Center for Innovation in Regulatory Science数据库中2019—2020年欧洲药品管理局批准的新活性物质（New Active Substance，NAS）数据交叉验证；药品公共保障准入数据通过NICE官网"NICE guidance"界面（https://www.nice.org.uk/guidance）搜索药品名称，得到相应的指南文件，以指南发布时间作为药品纳入英国公共保障体系的时间。体外诊断试剂2018—2019年数据来源于欧盟委员会医疗器械数据库（European Database on Medical Devices，EUDAMED），按照体外诊断试剂新法规IVDR[REGULATION（EU）2017/746 on in vitro diagnostic medical devices]，由欧洲药物管理局批准的"New Device"（https://ec.europa.eu/tools/eudamed/#/screen/search-device?applicableLegislation = refdata.applicable-legislation.ivdr&deviceTypes = refdata.device-type.new-device&cndCode = W&deviceStatusCode = refdata.device-model-status.on-the-market&submitted = true）。英国脱欧后，2020—2022年体外诊断试剂数据来源于由英国药品与健康产品管理局数据库（Public Access Registration Database，PARD）（https://pard.mhra.gov.uk/），检索"IVD"得到2018—2022年批准的产品。

英国从2014年开始有丙肝DAA获批上市，2023年年底前共获批上市9个，其中2个获批上市当年即纳入公共保障。截至2023年年底，共有7个已纳入公共保障，从获批上市到公共保障准入中位时长232天（表9-2）。

表9-2 截至2023年年底英国丙肝DAA获批上市及公共保障准入情况

| 年份 | 获批上市丙肝DAA数量/个 | 获批上市当年即纳入公共保障丙肝DAA数量/个 | 截至2023年年底已纳入公共保障丙肝DAA数量/个 | 从获批上市至公共保障准入中位时长/天 |
| --- | --- | --- | --- | --- |
| 2014 | 3 | 0 | 2 | 389 |
| 2015 | 2 | 1 | 1 | 315 |
| 2016 | 2 | 1 | 2 | 159 |
| 2017 | 2 | 0 | 2 | 196 |
| 合计 | 9 | 2 | 7 | |

## 五、创新医药产品公共保障准入与支付体系特点及对我国的启示

### （一）专业独立的卫生技术评估机构支持公共保障决策

从2002年起，英国NHS支付的所有门诊和住院医疗服务及产品，均采纳NICE的卫生技术评估意见。英国依托NICE专业化、多路径、严格透明的卫生技术评估工作，为创新药品、医疗器械及数字疗法都建立了较为成熟、完善的公共保障准入程序，将安全、有效并具有成本效果的创新医药产品有序纳入NHS保障，并为NHS提供包括药物、医疗设备、临床实践的专业指导意见。

我国尚无类似NICE这种独立的国家卫生技术评估机构，评估程序和标准尚需完善，创新医药产品的公共保障准入由国家医保局临时聘用的专家审评，有待建立更具有连续性和权威性的专业机构。鉴于我国各地经济和医疗卫生资源差异较大，可借鉴英国NICE经验，组建国家级及省级专业卫生技术评估机构，对创新医药产品进行卫生技术评估，开发和公布国家卫生技术评估指南，公开决策标准，提高权威性、透明度和公众信任度。

### （二）国家顶层协调机制下卫生技术评估机构与药品监管机构协作，促进医药创新和患者可及

英国政府有计划地选择和营造对国家科技发展具有引领作用，并能发挥全球影响力的产业，由承担国家重大科技规划与计划实施的非政府部门公共机构主导部署科研力量，并进行统筹、协调、管理和资助。占据全球医药创新（特别是生物医药创新）领先地位，是英国重要的国家发展目标之一。通过实施加速获取协作计划，将NHS与各政府管理部门、监管机构、医药产业、研究者和患者有机地联合起来，加速突破性创新医药产品和技术的应用，是英国促进医药创新国策的重要策略之一。

我国虽然也制定了创新驱动的国家发展战略及医药产业发展战略，各相关政府部门也围绕促进医药创新出台了很多政策措施。政府部门及其技术机构之间有机协作的程度还有待于进一步加强。英国的卫生技术评估机构通过早期获取计划和创新许可和获取路径项目，在临床期间就与药品监管机构同步为创新企业提供技术指导的做法，以及基于上市后验证性临床研究证据进一步开展卫生技术评估的做法，都值得我国借鉴。药监与医保部门的上述协作，有助于早日将临床急需的医药产品用于患者，并提高支持上市许可及卫生技术评估的临床效果证据质量。

### （三）为高值突破性创新医药产品建立新的筹资渠道和支付方式

英国由医药企业和公共资金共同出资建立的癌症药物基金和创新药物基金，为由于临床效果或成本不确定的突破性治疗药物提供临时支付机制。一方面激励了创新企业，另一方面加快了患者可及，另外还减少了公共资金的预算压力。

联合创新企业共同支付高值创新医药产品的机制，值得我国筹资水平整体不高的基本医疗保险借鉴。随着生物科技快速发展，新产品、新技术的数量和价格不断攀高，尚处于保基本水平的基本医疗保险的预算压力将不断加大，必须创建新的筹资渠道，用于支付创新医药产品，才能使激励创新的支付具有可持续性。

### （四）基于真实世界证据的卫生技术评估应对临床效果和长期费用的不确定性

英国创新医药产品公共保障准入和支付体系的另一突出特点是实施管理获取模式和患者获取

计划，即针对高值创新药物，NHS和企业围绕加速患者可及和控制不确定性2个目标，制定一系列NHS支付协议和真实世界临床证据的收集计划。NHS与高值创新药企业共同承担加速患者获取创新药物的责任，分担临床效果和长期费用不确定性带来的支付风险。

近年来，我国基本医保不断加速对创新药品的支付，创新药品在续约时只考察用量，缺乏对扩大患者群后真实世界临床应用效果的跟踪评价。可借鉴上述做法，从附条件获批上市的创新药品入手，建立附条件的公共保障机制和真实世界临床应用效果的跟踪评价机制，基于限定时间内的真实世界临床效果证据，决定创新药品的最终医保准入状态和支付价格。

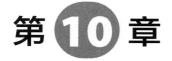

# 第 10 章

# 瑞士实践

## 一、创新医药产品定义

### （一）创新药品

瑞士将创新药品定义为瑞士医药管理局授权的首个含有特定活性物质的药品。本书纳入分析的瑞士创新药品相关数据为含有新有效成分的药品或复方制剂，包括化学药和生物药；不包括新适应证、新剂型、新给药途径和改变适用人群等情形，不包括化学通用名药、生物类似药，排除疫苗、血液制品、致敏试验制剂、基因和细胞疗法，以及多数公共保障不覆盖的美容产品和非处方药。

### （二）创新医疗器械（包括体外诊断试剂）

瑞士联邦委员会将医疗器械定义为用于人类的仪器、装置、设备、软件、植入物、试剂、材料或其他物体，以及单独或组合实现一个或多个特定医疗目的（诊断、预防、监测、预测、预后、治疗或减轻疾病、伤害或残疾）；检查、更换或改变解剖结构或任何生理或病理过程或状况；或通过体外检查人体标本（包括器官、血液和组织捐赠）生成信息。其在人体内或对人体的主要预期作用不是通过药理学或免疫学手段或代谢实现的（但其作用方式可以得到这些药物的支持）。医疗器械还包括用于避孕清洁、消毒或灭菌的产品。医疗器械的附件本身不是医疗器械的物品，但生产企业通常与一个或多个特定医疗器械一起使用。

体外诊断医疗器械包括试剂产品、校准品、对照材料、试剂盒、仪器或系统，由生产企业单独或组合用于体外检查来自人体的标本，包括血液和组织捐赠，专门或主要用于提供以下一项或多项的信息，包括生理或病理过程或状况，先天性身体或精神障碍，对特定健康状况或疾病的易感性，确定潜在接受者的安全性和耐受性，治疗的可能效果或对治疗的可能反应及确定或监测治疗措施。

标本容器也被认为是体外诊断医疗器械。体外诊断医疗器械的附件是指本身不是体外诊断医疗器械，但生产企业打算与一种或多种特定的体外诊断医疗器械一起使用的物品，并且根据其预期目的明确允许其使用，旨在专门和直接支持体外诊断医疗器械或诊断医疗器械的医疗功能。

### （三）数字疗法

数字疗法是一种医疗器械软件，指在医疗器械法规或体外诊断医疗器械法规中对医疗器械的定义中规定的用途，单独或联合使用的软件。其中，软件必须具有医疗用途，才能被认定为医疗器械软件。软件生产企业所描述的预期目的与设备的资格认定和分类有关。与软件在医疗中使用有关的对患者、软件使用者或任何其他人造成伤害的风险，包括可能发生的故障，并不是软件是否符合医疗器械的标准。

为了获得医疗器械软件的资格，产品必须首先满足该指南对软件的定义及欧盟法规（EU）2017/745-MDR第2（1）条对医疗器械的规定。体外诊断医疗器械软件还必须满足体外诊断医疗器械的定义。并非所有在医疗中使用的软件都有资格作为医疗器械。例如，通过匹配记录元数据和记录检索标准的简单检索用函数不属于医疗器械软件。旨在处理、分析、创建或修改医疗信息的软件，如果该信息的创建或修改受医疗目的约束，则可被定性为医疗器械软件。

## 二、医疗保障体系及创新医药产品的公共保障概况

### （一）医疗保障体系

瑞士的医疗保障体系充分反映其联邦治理结构。联邦政府只负责监督强制性医疗保险计划和传染病防控等，在国家层面明确强制性医疗保险的报销范围，具体由瑞士联邦公共卫生办公室（Federal Office of Public Health，FOPH）负责。州政府主要负责监督医疗保健的提供（如医院、先进医学、从事卫生专业的授权和预防）。联邦政府统一制定强制性医疗保险的待遇政策、报销范围及个人共付费用；州政府负责组织、实施具体业务；独立于政府的私营或半私营的保险公司负责经办。医保公司一般设置一个非营利性部门，专门提供强制性医疗保险，并经营补充医疗保险及其他形式的保险，但保险公司不得从强制性医疗保险中营利。瑞士国民和在瑞士有稳定工作收入的非瑞士公民，以及受雇企业总部位于瑞士的非瑞士公民均须在瑞士居住3个月内强制性购买医疗保险。参保人可自由选择保险公司，保险公司必须接受所有投保申请。参保人一般多从同一家保险公司购买强制性医疗保险和补充医疗保险，任意选择险种。强制性医疗保险的资金来自被保险人的缴费、个人负担的费用，以及联邦和各州政府的公共资金。强制性医疗保险保费由FOPH征询州政府意见后批准，不与参保人收入、性别或健康状况挂钩，只与保险公司和被保险人的居住地和险种相关，分儿童、青少年和成人三个年龄层。同一地区、相同年龄参保人的相同医疗保险合同保费相同。低收入者可获得联邦和州政府补贴，减免医保缴费。正在受教育的中低收入家庭的儿童保费减半，青少年保费减少80%。州政府还会根据个人医疗费用支付金额，对高费用患者给予保费补贴。

强制性医疗保险的所有成员都享有标准的福利待遇。联邦健康保险法将服务内容定义为诊断或治疗疾病及其后果所必需的服务及生育服务，条件是这些服务有效、适当和具有成本效果（联邦健康保险法第32条）。服务内容由联邦政府在明确的正面和负面清单规定，涵盖大多数全科医生、脊椎指压按摩师、助产士和临床专家服务，以及住院照护、药品目录、患者家庭使用的医疗设备、实验室检测和物理治疗、语言治疗、营养咨询、糖尿病咨询、护士的门诊照护和职业治疗（如果由医生开处方）、运输或救援等。心理治疗服务只能由合格的专科医生提供，只有专科医生执业过程中开具的处方药才能报销。在正面清单的基础上还包括一些预防和筛查措施，包括巴氏涂片检查、人类免疫缺陷病毒检测、结肠镜检查、乳腺X线检查、遗传咨询和选定的疫苗接种等。上述服务优先考虑在居住地提供。有医疗需要的情况下，可以为居住地以外的患者提供门诊和住院服务。强制性医疗保险还支付照护中心的服务或居家照护，包括医生处方的注射服务、换衣服、处置伤口、检查血压和脉搏、用药和只用医疗器械咨询及糖尿病足患者的脚部护理等。

2023年，瑞士18岁以上成人年度标准起付线为300瑞士法郎。超过起付线以上的费用个人支

付10%，个人支付一般不超过20%，这部分费用每人每年最多不超过700瑞士法郎。儿童及18岁以下青少年每年最多不超过350瑞士法郎，超过部分由医保基金负担。个人为住院服务（包括住院住宿和照护）支付每人每天15瑞士法郎，儿童及18岁以下青少年、25岁以下在读青年及接受孕产妇相关服务的妇女可免除住院费。被保险人的医保公司和居住州政府按固定比例共同负担医保支付的住院费。居住州政府至少支付55%，医保公司最多支付45%。强制性医疗保险为居家照护服务按小时支付评估、咨询、协调、治疗和基本照护费用，个人每人每天最多支付15.35瑞士法郎。强制性医疗保险还为需要每天超过20分钟机构照护服务的参保人支付按时间长短计算、不超过115.20瑞士法郎（220分钟）的日费用。个人支付每人每天23瑞士法郎。多数洲个人支付的居家和机构照护服务费用低于上述标准，不足部分由州和/或市政府承担。妇女怀孕期间和怀孕后的常规超声检查、分娩、产科护理、产前课程和母乳喂养咨询等孕产妇服务，从怀孕第13周到分娩后8周，免征一般医疗服务的个人共付额（包括非妊娠相关疾病的治疗费用）。联邦公共卫生办公室制定了药物和特殊疗法、先天性异常专科制剂、活性物质和赋形剂的正面清单，都规定了强制性基本健康保险/残疾保险的最高支付价格和费率。按项目付费是瑞士供应商支付的主要方式。2012年开始，对医院和妇女生产中心急性期住院服务实行按DRG支付。

### （二）卫生技术评估发展历史

瑞士1998年就建立了卫生技术评估网络，汇集所有与卫生技术评估有关的活动。成员包括FOPH、瑞士各州公共卫生部部长会议、瑞士医学会（Swiss Medical Board）及大学和医院。2008年，瑞士对技术评估程序重新审视，公众对引入针对新技术和服务的卫生技术评估系统、协调不同类型技术的卫生技术评估程序和提高透明度的必要性进行了大量讨论。作为回应，2011年，FOPH基于有效性、适宜性和经济性原则，制定了住院服务的官方评估标准。随后，2014年，一项关于法定医疗保险质量中心的拟议联邦法案对瑞士卫生技术评估产生了重要影响。该法案提出了以下改善卫生技术评估的措施：引入遴选系统，确定新技术和服务是否应进行卫生技术评估；引入重新评估当前法定医疗保险所涵盖技术和服务的系统；生成卫生技术评估报告；开发和更新卫生技术评估方法。

由于不同利益相关方的强烈反对，该法案被撤回。瑞士医学委员会目前在积极倡议改善（或彻底改革）卫生技术评估系统，目的是加强现有的相关组织机构和项目，确保配置充足的资源用于质量管理、患者安全和卫生技术评估。

### （三）创新药品的公共保障

瑞士的住院服务自2012年起全面实行按病种分组付费，药品费用与相应的服务打包收费，不单独计算。门诊服务一般采取按医疗服务目录付费或按人头付费方式。虽然瑞士没有硬性规定医院不得设立药房，医院药房同零售药房缴纳同样的税收，医院一般不设药房。零售药房需要备齐联邦药品管理委员会批准的全部药品。FOPH编制专科药目录（specialty list）并在其官网公布目录动态更新情况。获批上市的药品需要通过评估纳入该目录，强制性医疗保险才会支付。该目录由FOPH与负责评估新药的咨询委员会协商后，基于药品的有效性、适宜性、经济性等多维度评估确定。瑞士通过外部参考价和每年调整2次的汇率，确定专科药目录内药品的强制性医疗保险支付标准。外部参考价的参考国主要包括欧洲国家（丹麦、德国、荷兰、英国、奥地利、法国、瑞典、比利时和芬兰）。从2022年开始，瑞士开始实行专利过期药品内部参考价，强制性医疗保险为同一活性物质或治疗类别的药品按相同的标准支付。

个人支付的费用超过年度起付线后，一般为专科药目录内药品支付 10% 的费用。个人为专科药目录内专利过期药品（目录内包含相同活性物质的仿制药或生物类似药）支付比例提高到 40%。药品出厂价高于具有相同活性物质、价格排序靠后 1/3 药品的平均出厂价 10% 以上的，个人自付提高到 40%。医生明确因医疗原因需要使用原研产品时，个人自付 10%。治疗需要目录外药品、目录外适应证或瑞士尚未批准上市的特殊情况下，强制医疗保险经咨询医疗审查人员，获得 FOPH 批准后，可按个案处理，支付相关费用。

### （四）创新医疗器械（包括体外诊断试剂）的公共保障

日常生活中的医疗辅助器具由伤残保险报销，所有作为医生或医院执行的服务和诊断治疗使用的医疗设备都自动由强制性医疗保险支付。强制性医疗保险对医疗服务过程中使用的医疗器械的支付方式在门诊服务、医院医疗设备、外科手术、实验室检测诊断及患者直接使用中有所不同。实验室检测和患者家庭使用的医疗器械必须列入正面清单或医疗器械和辅助设备目录，才能由强制性医疗保险支付，并向社会公布。根据生产商申请和 FOPH 评估，目录每年更新。如果联邦医疗福利委员会与瑞士医学会协商后确定有必要进行评估，生产者必须提供科学和经济证据，然后由 FOPH 以标准化的方法进行评估。

### （五）数字疗法的公共保障

瑞士目前尚未出台针对数字疗法相关法律法规等，对于数字疗法的监管和纳入公共保障体系的路径并未做明确规定，按照医疗器械进行监管审批等。

## 三、创新医药产品的公共保障准入与支付标准

### （一）药品

#### 1. 准入路径与时限

如图 10-1 所示，只有列入 FOPH 专科药目录的创新药品才能由法定医疗保险报销。瑞士联邦政府于 2015 年开始对纳入目录的药品实施卫生技术评估计划。该计划依据《联邦健康保险法》规定的法定医疗保险所涵盖的药品（服务）必须满足有效性、适宜性和经济性标准，同时将定期审查（3 年一次，治疗效果有重大进展的突破性创新药品最多可 15 年一次）药品是否满足这些标准。对可能不符合上述标准的药品，通过卫生技术评估从目录中剔除或限制报销。

企业在向 FOPH 提交准入申请之前，通常会与之讨论，确保理解相关要求和标准，并在申请过程中提供充分的信息和数据。申请者首先在主题提交表（topic submission form）中填写药品相关信息，包括药品类型、评估理由（疗效有争议或尚未确定、安全性有争议或尚未确定、成本效果有争议或尚未确定）、预期年销售额、成本、替代方案。申请提交截止日期为每年 3 月 1 日。FOPH 对提交 HTA 的药品进行初步分析和界定（pre-scoping），确定药品类别，明确后期选择 HTA 机构的目标。HTA 机构对药品类别再次界定，明确相应的评估方法，形成 HTA 草案（HTA protocol）。草案首先提交给一个由 4 ～ 5 名独立专家组成的审查小组评估科学性，并提交给利益相关方（包括健康保险协会、患者组织、医疗保健专业协会、专业协会、行业协会或其他利益相关方）。利益相关方在 20 个工作日内对草案提出意见。HTA 机构将从有效性、适宜性、经济性，以及法律、社会、道

德伦理等维度对药品评估，并出具HTA报告。报告首先由审查小组进行质量评价，并提交给利益相关方在20个工作日内提出意见。报告发布在"HTA计划"网站（HTA-Projekte）。联邦委员会将对HTA报告再评价（appraisal），并向联邦公共卫生办公室反馈意见或建议。联邦公共卫生办公室综合以上各方意见后，作出药品是否被纳入专科药目录的决定，并将决定公布。企业对结果有异议的，可以向FOPH提出再次评估或者对评估结果进行申诉。

### 2. 准入原则

（1）有效性（effectiveness）：对疾病的诊断、治疗、照护或预防有贡献；与参照药品相比，能够提供更好的风险-效果平衡；适用于瑞士的临床实践环境。

有效性的决定因素是服务是否对实现预期结果（诊断、治疗、预防、照护）做出客观适当的贡献。不仅包括治疗结果，还包括稳定、缓和病情或发挥预防作用。有效性评估以患者获益为中心，必须使用科学方法证明患者获得服务的有效性。证明有效性还需要排除混杂因素（如多发病）。研究对瑞士临床实践环境的适用性，是因为与瑞士条件不同的卫生保健体系的混杂因素不同。

（2）适宜性（appropriateness）：与患者照护相关且适用，符合法律要求、道德和社会方面或社会价值观，其质量和适当使用在实践中可以得到保证。

对适宜性的一般评估考虑了服务的相关性（特别是医疗需求）及其在治疗途径中的适用性。此外，根据国际通用的卫生技术评估原则，检查其是否符合组织、法律、道德或社会方面的要求。同时，必须在实际环境中确保服务的质量和适当使用。

（3）经济性（economic efficiency）：其关税和价格合理；与参照药物相比，"物有所值"或额外成本能带来相应的获益；费用对强制性医疗保险的影响是可以接受的。

根据瑞士的健康保险法，供应商和保险公司之间需达成税费协议，国家管理部门确定的税费和价格必须经过科学计算并被认为合理，以尽可能低的成本实现高质量的照护。如果有效性和适宜性一致，则通常认为最便宜的替代方案具有经济性。在药品满足高度有效性和适宜性的情况下，对于法定医疗保险来说，更高的费用及其补偿是合理的，如果成本和收益之间存在巨大差异，或者药品带来的经济负担太大，将不再满足经济效益的标准。瑞士法定医疗保险支付的药品必须通过每三年一次的定期审查，利用卫生技术评估手段确保医保支付的所有药品一直都满足上述标准。

### 3. 支付标准确定方法

创新药品价格由联邦药品管理委员会同制药企业协商定价。联邦药品管理委员会由一名联邦政府官员牵头组织，由药学专家、保险公司代表等方面的人士组成，统筹考虑药品成本、替代药品价格、药品疗效、社会公众的承受能力等因素。制药企业首先提出意向价。对已有相同适应证的上市药品，联邦药品管理委员会根据适应证及国内和国际治疗指南确定参照药品（需已经包含在瑞士的专科药目录内），基于同一治疗类别内已有药物价格（内部参考价格）确定价格。没有参照药品的，参考德国、丹麦、英国、荷兰、法国、奥地利、比利时、芬兰和瑞典药品价格（外部参考价格）的平均价格确定新药价格。如果参考国没有这种药物，也可考虑其他国家。参考价格由企业提供，由国家管理部门或协会证明。如果一个参考国的价格过高或过低，则该价格将不被考虑在内。如果企业有异议，可以向联邦公共卫生办公室提出申诉，并请求进行再次审查或调解（图10-1）。

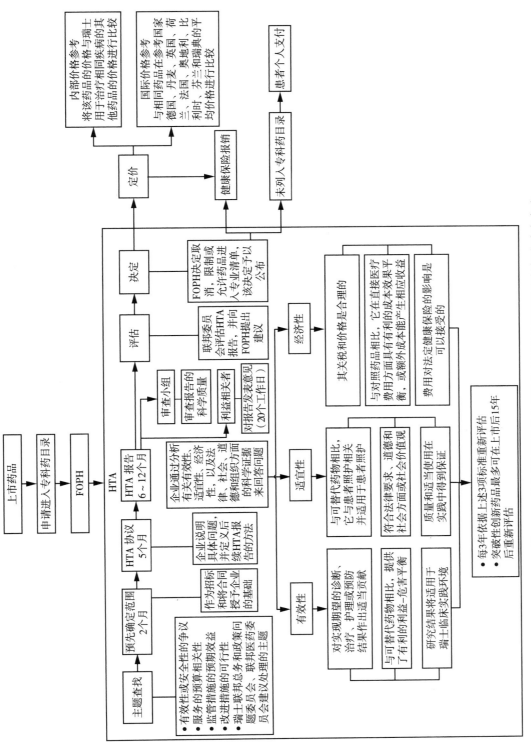

图 10-1 瑞士创新药品公共保障准入路径与时限和支付标准确定方法

**（二）医疗器械（包括体外诊断试剂）**

**1. 准入路径与时限**

如图10-2所示，列入正面清单的医疗器械才能由法定医疗保险支付。FOPH负责评估新技术（也包括部分现有技术）是否符合联邦健康保险法要求的有效性、适当性和经济性原则。医疗服务科负责评估医疗服务、实验室检测、供患者使用的设备和产品。医疗器械卫生技术评估步骤与药品相同。

**2. 支付标准确定方法**

通过FOPH评估的产品被列入正面清单或医疗器械和辅助设备目录，才能由法定医疗保险支付。住院服务应用的医疗器械可以作为基于按疾病诊断相关分组支付系统的一部分，由法定医疗保险支付，不单独计费。门诊服务实行全国统一的门诊医疗服务收费制度，医生使用的实验室分析检测试剂等，基于相对权重和积分值组成的收费系统支付。患者在照护中心或居家需要医疗器械，由医生开具处方，并从强制性医疗保险的合同机构购买才能获得强制性医疗保险支付。医疗器械和辅助设备目录规定了产品组（如胰岛素泵）的最高补偿额。如果患者选择了一种比医疗器械和辅助设备目录规定的最高报销价格更贵的特定产品，则必须自费支付差额。

**（三）数字疗法**

**1. 准入路径**

瑞士未对数字疗法纳入公共保障作出明确规定，具体内容参照体外诊断试剂部分。

**2. 支付标准**

具体内容参照体外诊断试剂部分。

## 四、创新医药产品获批上市和公共保障准入情况

**（一）药品**

2018—2022年，瑞士有165个创新药品获批上市。获批上市当年即纳入法定医疗保险专科药目录的创新药品有34个。2018—2022年获批上市的创新药品，截至2022年年底，已有83个纳入专科药目录，从获批上市至纳入专科药目录中位时长203天（表10-1）。

表10-1 瑞士创新药品获批上市及公共保障准入情况（2018—2022）

| 年份 | 获批上市创新药品数量/个 | 获批上市当年即纳入公共保障创新药品数量/个 | 获批上市创新药品截至2022年年底被纳入公共保障数量/个 | 纳入公共保障创新药品从获批上市至纳入公共保障中位时长/天 |
|---|---|---|---|---|
| 2018 | 27 | 7 | 16 | 207 |
| 2019 | 27 | 9 | 19 | 101 |
| 2020 | 38 | 4 | 23 | 507 |
| 2021 | 36 | 5 | 16 | 206 |
| 2022 | 37 | 9 | 9 | 68 |
| 合计 | 165 | 34 | 83 | |

注：药品获批上市信息来自瑞士治疗产品管理局公布的已批准新活性成分人用药物年度报告（https://www.swissmedic.ch/swissmedic/en/home/humanarzneimittel/authorisations/new-medicines.html）；公共保障准入信息来自瑞士联邦公共卫生办公室不断更新和公布的所有专科药目录（Specialities List，SL）（https://www.xn--spezialittenliste-yqb.ch/）。

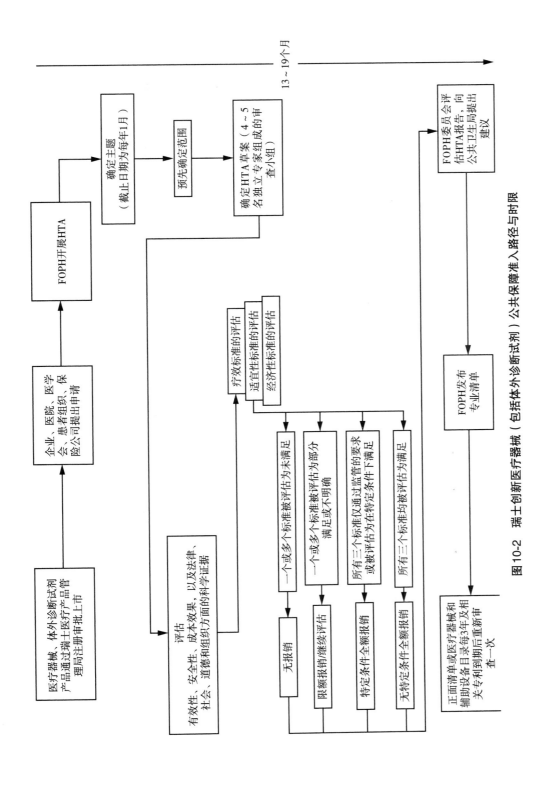

图10-2　瑞士创新医疗器械（包括体外诊断试剂）公共保障准入路径与时限

## （二）体外诊断试剂

2018—2022年，瑞士有43个获批上市的体外诊断试剂纳入正面清单或医疗器械和辅助设备目录（表10-2）。

表10-2　瑞士创新体外诊断试剂获批上市情况（2018—2022）

| 年份 | 数量/个 | 年份 | 数量/个 |
|---|---|---|---|
| 2018 | 14 | 2021 | 14 |
| 2019 | 1 | 2022 | 14 |
| 2020 | 0 | 合计 | 43 |

注：体外诊断试剂公共保障准入数据来源于联邦公共卫生办公室公布的医疗器械和辅助设备目录（Mittel und Gegenständeliste, MiGel: https://www.bag.admin.ch/bag/de/home/versicherungen/krankenversicherung/krankenversicherung-leistungen-tarife/Mittel-und-Gegenstaendeliste.html），选择2018—2022年进入目录的体外诊断试剂。

## （三）数字疗法

2018—2022年，瑞士没有数字疗法获批上市。

## （四）丙肝药品

瑞士从2014年开始有丙肝DAA获批上市，2023年年底前共获批上市9个，其中2个获批上市当年即列入法定医疗保险专科药目录。截至2023年年底，共有3个已列入法定医疗保险专科药目录，从获批上市到被列入法定医疗保险专科药目录中位时长70天（表10-3）。

表10-3　截至2023年年底瑞士丙肝DAA获批上市及公共保障准入情况

| 年份 | 获批上市<br>丙肝DAA<br>数量/个 | 获批上市当年即纳入<br>公共保障<br>丙肝DAA数量/个 | 截至2023年年底已纳入<br>公共保障<br>丙肝DAA数量/个 | 从获批上市至<br>公共保障<br>准入中位时长/天 |
|---|---|---|---|---|
| 2014 | 4 | 0 | 0 | — |
| 2015 | 1 | 0 | 0 | — |
| 2016 | 2 | 1 | 2 | 66 |
| 2017 | 2 | 1 | 1 | 70 |
| 合计 | 9 | | 3 | |

## 五、创新医药产品公共保障准入与支付体系特点及对我国的启示

瑞士法定医疗保险支付的药品和服务必须满足安全性、有效性、适宜性和经济性标准，医保支付的药品必须通过每3年一次的定期审查，采用卫生技术评估手段，确保医保支付的所有药品一直都处于满足上述标准的状态。经评估不符合上述标准的药品将被从专科药目录中剔除。具有重大治疗进展的突破性创新药品可获得最长达15年的定期审查豁免。

我国医保从2017年开始对创新药品试行通过国家层面的价格谈判准入和确定支付价格的政策，

目前已建立了一套安全性、有效性和经济性评价方法。2017年以后纳入医保支付的所有药品都经过了上述评估（逢进必谈），但谈判续约时基本不再评价谈判期内真实世界的安全性和有效性证据。而真实世界的安全性和有效性评价对临床效果不确定性较高的药物是至关重要的。另外，基本医疗保险药品目录上的1200多种药物多数未经过安全性、有效性和经济性系统评价。应借鉴上述做法，对医保支付药品的真实世界安全性和有效性证据和经济性进行定期评价。

# 第11章

# 中国实践

## 一、创新医药产品定义

### （一）创新药品

中国将新药定义为中国境内外均未上市的药品，分为创新药和改良型新药。创新药品强调含有新的、结构明确的、具有药理作用的化合物，指从靶点验证、候选药物确定和优化、临床前药理毒理等安全性数据、临床概念验证及验证性试验都没有直接数据证明对人体安全、有效的药物。改良型新药在已知活性成分基础上进行优化，强调具有临床价值。

《药品注册管理法》（2020年修订）将创新药品分为中药创新药品、化学创新药品、创新疫苗、创新生物制品四类。其中，化学创新药品为境内外均未上市、含有新的、结构明确的、具有药理作用和临床价值的化合物，不包括改良型新药；创新疫苗指境内外均未上市的疫苗；创新生物制品指境内外均未上市的治疗用生物制品。

本书纳入分析的中国创新药品相关数据为含有新有效成分的药品或复方制剂，包括化学药和生物制品。化学药为化学药品注册分类下的1类（境内外均未上市的创新药品）和5.1类（境外上市的原研药申请在国内上市）；生物制品为国家药监局首次批准的国产及进口的生物药。不包括新适应证、新剂型、新给药途径和改变适用人群等情形，不包括化学通用名药、生物类似药；排除疫苗、血液制品、致敏试验制剂、基因和细胞疗法，以及多数公共保障不覆盖的美容产品和非处方药。

### （二）创新医疗器械（包括体外诊断试剂）

医疗器械指直接或者间接用于人体的仪器、设备、器具、体外诊断试剂及校准物、材料及其他类似或者相关的物品，包括所需要的计算机软件；其效用主要通过物理等方式获得，不是通过药理学、免疫学或者代谢的方式获得，或者虽然有这些方式参与但只起辅助作用。其目的包括疾病的诊断、预防、监护、治疗或者缓解；损伤的诊断、监护、治疗、缓解或者功能补偿；生理结构或者生理过程的检验、替代、调节或者支持；生命的支持或者维持；妊娠控制；通过对来自人体的标本进行检查，为医疗或者诊断目的提供信息。

国家对医疗器械按照以下风险程度实行分类管理：①Ⅰ类风险程度低，实行常规管理可以保证其安全、有效性。②Ⅱ类具有中度风险，需要严格控制管理以保证其安全、有效性。③Ⅲ类具有较高风险，需要采取特别措施严格控制管理以保证其安全、有效性。

按医疗器械管理的体外诊断试剂包括在疾病的预测、预防、诊断、治疗监测、预后观察和健康状态评价的过程中，用于人体标本体外检测的试剂、试剂盒、校准品、质控品等产品，可以单独使用，也可与仪器、器具、设备或系统组合使用。根据风险程度由低到高，按以下类别管理：①Ⅰ类具有较低的个人风险，没有公共健康风险，实行常规管理可以保证其安全、有效性，通常为检验辅助试剂。②Ⅱ类有中等个人风险和/或公共健康风险，检验结果通常是几个决定因素之一，出现错误的结果不会危及生命或导致重大残疾，需要严格控制管理以保证其安全、有效性。③Ⅲ类具有较高的个人风险和/或公共健康风险，为临床诊断提供关键的信息，出现错误的结果会对个人和/或公共健康安全造成严重威胁，需要采取特别措施严格控制管理以保证其安全、有效性。

根据国家药品监督管理局制定的《生物制品注册分类及申报资料要求》，生物制品分为预防用生物制品、治疗用生物制品和按生物制品管理的体外诊断试剂，其中按照生物制品管理的体外诊断试剂包括用于血源筛查的体外诊断试剂、采用放射性核素标记的体外诊断试剂等。体外诊断试剂注册分创新型体外诊断试剂（Ⅰ类）和境内外已上市的体外诊断试剂（Ⅱ类）管理。

创新医疗器械指申请人通过其主导的技术创新活动，在中国依法拥有产品核心技术发明专利权，或者依法通过受让取得在中国发明专利权或其使用权，创新医疗器械特别审查申请时间距专利授权公告日不超过5年；或者核心技术发明专利的申请已由国务院专利行政部门公开，并由国家知识产权局专利检索咨询中心出具检索报告，报告载明产品核心技术方案具备新颖性和创造性。符合下列情形之一的医疗器械可以申请优先审批：①诊断或者治疗罕见病，且具有明显临床优势。②诊断或者治疗恶性肿瘤，且具有明显临床优势。③诊断或者治疗老年人特有和多发疾病，且目前尚无有效诊断或者治疗手段。④专用于儿童，且具有明显临床优势。⑤临床急需，且在中国尚无同品种产品获准注册的医疗器械。⑥列入国家科技重大专项或国家重点研发计划的医疗器械。

对于其他应当优先审批的医疗器械，由国家药品监督管理局广泛听取意见，并组织专家论证后再确定是否予以优先审批。以上所提及医疗器械均属于境内Ⅲ类和进口Ⅱ、Ⅲ类医疗器械。创新体外诊断试剂可以申请适用以下创新产品注册程序：①申请人通过其主导的技术创新活动，在中国依法拥有产品核心技术发明专利权，或者依法通过受让取得在中国发明专利权或其使用权，且申请适用创新产品注册程序的时间在专利授权公告日起5年内；或者核心技术发明专利的申请已由国务院专利行政部门公开，并由国家知识产权局专利检索咨询中心出具检索报告，载明产品核心技术方案具备新颖性和创造性。②申请人已完成前期研究并具有基本定型产品，研究过程真实可控，研究数据完整可溯源。③产品主要工作原理或者作用机制为国内首创，产品性能或者安全性与同类产品比较有根本性改进，技术上处于国际领先水平，且具有显著的临床应用价值。

### （三）数字疗法

目前，中国尚未对数字疗法的定义、范畴、应用场景等给出明确界定，仅能从国家级和地方级的部分互联网技术、医疗信息化、智慧医疗、慢性病管理和电子产品的相关政策获取有关信息。行业内普遍认可的是数字疗法联盟（Digital Therapeutics Alliance，DTA）对数字疗法的定义，即"向患者提供基于循证依据的治疗干预，这些干预措施由软件驱动，以预防、管理和治疗机体不适或疾病。它们可以独立使用或与药物、设备或与其他疗法配合使用，以优化患者治疗和预后"。

中国数字疗法的审评审批、监管处于探索阶段。2017年12月，国家药品监督管理局公布了《移动医疗器械注册技术审查指导原则》，明确指出所有用于患者管理的移动医疗独立软件或软硬件都属于医疗器械，在没有明确监管流程或者颁布相关指导原则的情况下，应依照医疗器械软件的相关政策和流程进行审批。

2022年，国家药品监督管理局同时发布了3个重要的数字医疗方面的指导原则：《医疗器械软件注册审查指导原则（修订版）》《医疗器械网络安全注册审查指导原则（修订版）》《人工智能医疗器械注册审查指导原则》。经药品监督管理局批准，企业可选择不同的临床评估和临床试验路径，将数字疗法申报为Ⅱ类或Ⅲ类医疗器械，且必须确保产品满足相应的网络安全要求。目前，相关产品的监管和注册审批遵循医疗器械的有关条款。中国食品药品检定研究院起草了《数字疗法医疗器械专用技术要求》，提出了数字疗法分类界定指导原则，积极开展数字疗法医疗器械质量评价方法研究。

Ⅰ类数字疗法在产品省级药品监督管理局审查，Ⅲ类数字疗法产品由国家药品监督管理局审查。企业可选择不同的临床评估和临床试验路径，将数字疗法产品申报为Ⅱ类或Ⅲ类医疗器械。根据Ⅱ类或Ⅲ类的分类，企业还需确保产品满足相应的网络安全能力要求。

## 二、医疗保障体系及创新医药产品的公共保障概况

### （一）医疗保障体系

中国目前初步形成了以基本医疗保险为主体，医疗救助为经济困难人群托底，补充医疗保险、商业健康保险、慈善捐赠和医疗互助等为补充的多层次医疗保障制度体系。

2023年，中国基本医疗保险参保人数达13.33869亿人，参保覆盖面稳定在95%以上。城镇职工医保筹资模式为雇主和雇员共同缴费，建立统筹基金与个人账户。职工缴费率一般为本人工资收入的2%。职工个人缴纳的基本医疗保险费部分扣除划入个人账户资金外，全部计入统筹基金。城乡居民医保筹资模式采取政府补助和个人缴费。政府补助每人每年不低于640元，个人缴费标准为每人每年380元。只设立统筹基金，不设个人账户。统筹基金用于风险共济，主要保障住院和对健康损害大、费用负担重的门诊慢性特殊病种。建立居民普通门诊统筹，将多发病、常见病普通门诊费用纳入统筹基金支付，政策范围内支付比例最低为50%。职工医保个人账户主要用于支付参保人员在医保政策范围内自付费用，可以在家庭成员间共济，参保人及其配偶、父母、子女在定点医疗机构就医发生的个人负担医疗费用，以及在定点零售药店购买药品、医疗器械、医用耗材发生的由个人负担的费用均可从个人账户支出。统筹基金支付医疗费用时，不同地区、不同参保人群、在不同级别的医疗机构就医起付线、封顶线和报销比例等医保待遇不同。职工医保一般按照地区上年度职工平均工资的10%以内来设置医保基金起付标准，起付线以下的费用全部由个人承担（可以利用个人账户支付），起付线标准以上部分则由医保基金按规定比例报销。起付线可多次累计计算，一个自然年度内，参保人一次或多次在定点医疗机构就医，在医保目录范围内费用累计超过对应人员类别的起付标准后，医保将开始报销。

目前，以江苏省南京市、青海省和广东省为代表的地区已取消了门诊统筹支付的起付线。职工医保统筹基金一个年度内的最高支付限额，即累计能报销的基金最高额度一般为地区上年度职工平均工资的4倍。以北京为代表的部分地区已取消了门诊统筹基金支付的年度封顶线。当患者累计医疗

费用超过原来设定的封顶线后，超出费用将由大病医疗保险基金进行补助。大病保险是对城乡居民因患大病发生高额医疗费用时的二次报销机制，报销比例一般不低于50%。基本医疗保险与大病保险报销比例按医院等级和费用数额采取分段计算、累加支付的办法，等级越高的医疗机构报销比例相对较低，费用数额越高部分的医疗费用报销比例更高。

对基本医保、大病保险等支付后个人医疗费用负担仍然较重的患者，国家同样提供了医疗救助的兜底性保障政策，形成了基本医保、大病保险、医疗救助三重的综合保障制度。医疗救助公平覆盖医疗费用负担较重的困难职工和城乡居民，按救助对象家庭困难情况，为救助对象缴纳参加基本医疗保险个人缴费，对经基本医疗保险、大病保险等补充医疗保险报销后，救助对象个人负担的政策范围内医疗费用分类设定年度救助起付标准，并按照统筹地区经济等情况设置医疗救助年度封顶线。低保对象、特困人员原则上取消起付标准，暂不具备条件的地区起付标准不高于所在统筹地区上年度居民人均可支配收入的5%。低保边缘家庭成员起付标准按所在统筹地区上年度居民人均可支配收入的10%左右确定，因病致贫重病患者按25%左右确定。对低保对象、特困人员符合规定的医疗费用可按不低于70%的比例救助，其他救助对象救助比例原则上略低于低保对象。

此外，国家设立疾病应急救助机制，救助对象为在中国境内发生急危重伤病、需要急救但身份不明确或无力支付相应费用的患者，支付包括急救期间发生的医疗费用和必需的生活费用。急救期一般为72小时以内，特殊情况下可以根据病情诊疗需要适当延长。原则上，医疗费用不超过本机构同病种的次均费用；生活费用按照当地城市低保标准，折算成每人每天的生活费用予以补助。

中国基本医疗保险待遇将医药产品的费用与医疗服务费用一并计算。药品的公共保障依据医保目录，将符合条件的、基本药物目录内的治疗性药品优先纳入医保目录并分为甲类、乙类和谈判协议期内药品。甲类药品是指全国统一、能够保证临床治疗基本需要的药物，无基本医保报销前参保人先行个人自付；乙类药品省市有自主调整权利，目前已逐渐趋于统一。基本医保报销前，需要参保人先行个人支付一般不超过30%。创新药品必须经过价格谈判才能纳入医保。对谈判协议期内的药品按照谈判协议达成的支付标准和住院、门诊保障政策予以支付，对谈判药使用实行"双通道"管理，部分地方对谈判药费用单独支付。医保目录外药品个人自费。

商业健康保险是构建多层次社会保障体系的重要一环。在基本医疗保险制度建立前，中国商业健康保险发展较为缓慢。早期商业健康保险多为重疾险形式。2009年开始的新医改鼓励商业健康保险发展，商业健康保险开始在大病保险、税优健康险和参与长期护理保险试点等领域探索。2014年，重疾险和原本划入财产保险领域的医疗责任保险，以及传统医疗费用保险之外的医疗意外、收入损失等保险也被纳入商业健康保险范畴。

2020年，中共中央、国务院明确"要加快发展商业健康保险，丰富健康保险产品供给"和"研究扩大保险产品范围"。在中央政策的引导和政府医保、银保监等部门的积极介入下，具有普惠性特点的城市定制型商业医疗保险（以下简称"惠民保"）趁势而起，成为商业健康保险参与多层次医疗保障体系建设的重要突破口。惠民保自2020年在广东、浙江、江苏、山东、四川等部分地区出现，由地方医保部门参与的商业健康保险，2021年开始引起社会关注，到2022年年底，全国已有29个省（自治区、直辖市）的288个地级市实施了惠民保。深圳市重特大疾病补充医疗保险（以下简称"重疾险"）被视为全国首个惠民保产品，起源于2012年建立的城乡居民大病保险，当时普遍的做法是从城乡居民医保中按照人均一定额度划出一部分资金，交给商业保险公司按照"保本微利"的原则，对年度医疗费用超过一定额度的患者给予二次补偿。采取了政府提供社会保险数据、允许参保者利用个人账户购买、商业保险公司独立设计和经办运营、政府公开招标采购的做法。政府通过宣传惠民保产品、共享社会医疗保险数据、允许参保者使用个人账户购买等方式参与其中，但也往往规定惠民保不能营利及设置参保门槛等，具有部分社会医疗保险的特征，各地"惠民保"保障力度、机制各有特色，其中苏州、深圳和杭州三地的惠民保保障机制设有2项创新之处：①突破基本医疗保险封顶线的设置，苏州和杭州的住院医疗封顶线为100万元/年，深圳更是不设封顶线，拓展医疗保障范围。②三地均将特定高额药品费用纳入保障范围，涵盖数十种高价格药品，赔付比例为70%～75%，旨在解决患者购药问题。此外，为缓解基本医疗保险保障额度低、保障范围有限的痛点，苏州还设置了超高额医疗费用的百万元补偿。

**（二）卫生技术评估发展历史**

中国卫生技术评估起步晚于高收入国家。卫生技术评估自20世纪90年代引入中国，早期为学术研究机构开展试点项目和能力建设活动。2002年，复旦大学成立了药物经济学评价与研究中心。随着卫生技术评估的决策转化与应用需求不断增加，国内卫生技术评估研究网络也迅速扩大。2007年，卫生部下属的卫生发展研究中心建立了卫生政策评价与技术评估部门，反映出政府基于卫生技术评估决策的意图。2008年，中国药学会成立药物经济学专业委员会，启动《中国药品综合评价指南》的制定工作。2011年颁布了《中国药品综合评价指南参考大纲》和《中国药物经济学评价指南》，并多次修订完善，为药品的卫生技术评估工作提供了规范指导。2018年，国家卫生健康委员会成立了直属的国家药物与卫生技术综合评估中心。各级政府机构、大学和研究机构，甚至一些医院都成立了卫生技术评估中心。各地陆续成立药学会药物经济学专业委员会、国际卫生经济学与结果研究学会（International Society for Pharmacoeconomics and Outcomes Research，ISPOR）地方分会。卫生技术评估人才队伍不断壮大，评估方法和评估工具不断完善，学科建设快速发展。新组建的国家医疗保障局建立了以企业递交的药品有效性、安全性、创新性、公平性和经济性证据为依据的创新药品医保准入综合评价和价格谈判机制，卫生技术评估在此过程中发挥着重要作用。目前，中国的卫生技术评估在决策转化与应用、学科发展与人才队伍建设等方面均处于快速发展阶段。卫生技术评估在中国医药卫生体制改革，特别是国家医保目录与国家基本药物目录药品遴选、价格谈判及退出等决策过程中发挥了不可或缺的作用。但目前尚未成立专门服务于国家公共保障决策的卫生技术评估专业技术机构。

**（三）创新药品的公共保障**

中国对创新药物的公共保障始于部分省市的地方性探索。2009年，中共中央、国务院首次提出建立医疗保险经办机构与医疗机构、药品供应商的谈判机制。从2012年开始，山东省青岛市、广东省珠海市、四川省成都市、浙江、江苏、福建、江西、湖南等省、市就启动了通过医保谈判将创新药纳入地方大病医保。2015年，国家层面开始实施通过价格谈判将创新药品纳入医保。国家卫生计生委等16个部门组建谈判小组，针对部分专利药品、独家生产的药品，与企业进行多轮谈判，就医保支付价格达成一致后，纳入多地医保目录。2017年，国务院提出要"完善国家药品价格谈判机制，逐步扩大谈判品种范围"，国家医保目录调整在"支持创新"思想的指导下，由人力资源与社会保障部牵头组织基于药品价格谈判的医保准入，将2009年以来上市的新药作为重点评审对象。2018年，国家医疗保障局成立，并于2019年建立了国家医保目录年度动态调整机制。截至目前，国家医保局已组织了7批创新药品医保支付价格谈判，累计将700多种创新药品通过谈判纳入国家医保目录。

通过国家药品价格谈判纳入医保协议期内的谈判药品（以下简称"谈判药品"）执行全国统一的医保支付标准，各统筹地区根据基金承受能力确定其医保报销比例、封顶线和起付线等。药品费用和医疗服务费用合并结算，患者只支付医保报销后的个人自付部分费用。基本医疗保险在年支出总费用超过起付线（门诊和住院、不同地区和不同参保人群间起付线不同）后按固定比例（一般为70%）支付医保目录内的甲类药品和医疗服务项目。对乙类药品和医疗服务项目，患者需先行自付（常规目录内药品一般为10%）费用，然后再由基本医疗保险按固定比例支付。医保支付的固定比例门诊和住院、不同地区、不同层级医疗机构和不同参保人群间不同。层级越低的医疗机构医保支付的固定比例越高，城镇职工医保参保人高于城乡居民医保参保人。确定了医保支付标准的药品，实际市场价格超出支付标准的，超出部分由参保人员承担；实际市场价格低于支付标准的，按照实际价格由医保基金和参保人员分担。

通过国家药品价格谈判纳入基本医疗保险的创新药品，使用周期较长、疗程费用较高的，国家医保局要求各地探索建立单独药品保障机制，不纳入定点医疗机构医保总额控制范围、不设起付线、单独支付。

**（四）创新医疗器械（包括体外诊断试剂）的公共保障**

创新医疗器械（包括体外诊断试剂）通过纳入医疗服务项目打包支付或列入医用耗材目录单独支付。新体外诊断试剂通常将成本计入医疗服务项目，打包在检验检查项目中支付。其他新医疗器械如新的手术耗材、介入治疗类材料、骨科材料等纳入医用耗材目录单独支付。经医保管理部门审核纳入医保目录的，基本医疗保险对纳入医保支付范畴的医疗服务价格项目（包括医技服务费用、医疗设备诊疗费用、相关设施费用和医用耗材消耗费用）和医用耗材，按甲、乙两类管理，采取与药品一样的分类医保支付方法，患者只支付医保报销后个人自付部分费用。

**（五）数字疗法的公共保障**

目前，中国数字疗法的公共保障还处于探索阶段，数字疗法的临床应用由企业自主定价，尚无产品纳入基本医疗保险支付。

## 三、创新医药产品的公共保障准入与支付标准

**（一）药品**

**1. 准入路径与时限**

中国2019年建立了国家医保目录年度动态调整机制。国家医保局每年组织对申请纳入医保目录的药品的综合评价和价格谈判，并基于评价和谈判结果做出医保准入和支付标准的决定。该过程历时4～5个月，主要包括以下5个阶段（图11-1）。

（1）准备阶段：开展药品综合评价和价格谈判前，国家医保局根据医保药品保障需求、基本医疗保险基金的收支情况、承受能力、医保目录管理重点等因素，提出当年医保目录调整的范围和具体条件、目录调整工作方案、申报指南及各种谈判和竞价规则等征求意见稿，征求相关部门和有关

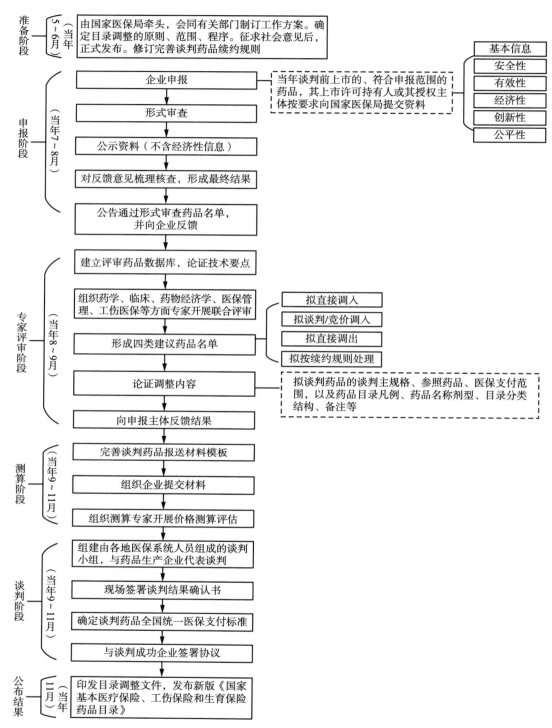

图 11-1 中国创新药品公共保障准入路径与时限和支付标准确定方法

方面的意见并向社会公布。

（2）企业申报和形式审查阶段：按照 2023 年医保准入申报指南要求，2018 年 1 月 1 日至申请当年 6 月 30 日获批上市的新药、申请当年 6 月 30 日前获批上市的所有罕见病用药都有资格申请参加医保目录调整。符合条件的企业按规定模板通过国家医保局的医保准入申报平台提交申报资料和摘要幻灯片。申报材料包括药品基本信息、临床价值、创新性、经济性和公平性等以下信息：

1）基本信息：包括但不限于药品通用名，注册规格，说明书适应证/功能主治（概述），用法用量，中国大陆首次上市时间，当前大陆地区相同通用名药品上市情况，全球首个上市国家/地区及上市时间，是否为非处方药，参照药品建议，适应证基本情况（是否弥补未满足的临床需要、发病率、年发病患者总数等）。

2）临床价值：临床价值的评价指标包括安全性、有效性、用药依从性、临床治疗地位。包括但不限于临床试验和真实世界中与参照药品疗效相比较的主要优势和不足，临床指南/诊疗规范推荐情况及国家药监局药品审评中心《技术审评报告》中关于本药品有效性的描述。包括但不限于药品说明书收载的安全性信息，国内外不良反应发生情况及与医保目录内同类药品安全性方面的主要优势和不足。

3）创新性：包括新机制、新靶点、新结构、中药新处方、新适应证等，以及该创新带来的疗效或安全性方面的优势（替代已有药品或弥补治疗空白），是否为国家重大新药创制、科技重大专项产品，是否为国家一类新药、获国家科技进步奖等。

4）经济性：包括但不限于当前市场价格（如未定价可介绍预期价格）和治疗费用；各省挂网情况；大陆地区药品销售金额（时间范围由文件规定，含全部规格）及与医保目录内相同治疗领域的药品相比的成本效果评价，预算影响分析，以及该药品经济性的优势和不足。

5）公平性：包括但不限于对公共健康的影响、是否符合基本医疗保险基本原则、是否能够弥补医保目录短板、临床管理难度等其他相关情况。

国家医保局对企业提交的资料进行形式审查。一方面确保申报的药品符合申报条件，另一方面审核申报资料的完整性和规范性，并向有关方面核实资料的真实性。对通过形式审查的药品相关资料（不含经济性信息）在国家医保局官网公示。对公示期内反馈的意见梳理核查，形成形式审查最终结果。对最终通过形式审查的药品名单公告，并同步通过申报系统向相关企业反馈。

（3）专家评审阶段：根据企业申报情况，国家医保局建立评审药品数据库，论证确定评审技术要点。组织药学、临床、药物经济学、医保管理等方面专家，利用包括有效性、安全性、创新性和公平性 4 个方面的评价指标开展联合评审，形成拟直接调入、拟谈判/竞价调入、拟直接调出、拟可以调出、拟调整限定支付范围等 5 个方面药品的建议名单，并对于拟谈判药品，论证确定其谈判主规格、参照药品和限定医保支付范围，以及医保目录凡例、药品名称、剂型、药品甲乙类别、医保目录分类结构、备注等调整内容。最后结果通过申报系统反馈给企业。评审结果为"拟谈判/竞价新增"的药品，相应企业确认参加谈判/竞价。

（4）价格测算阶段：经过统一培训的药物经济学专家与基金测算专家针对谈判药品分别独立测算谈判底价。药物经济学专家首先审核获得谈判资格的企业按国家医保局统一要求的模板提交的测算资料，了解评审药品的有效性、安全性、经济性、创新性、公平性。按照《药物经济学评价指南》和ICER阈值测算基准价格。关注未满足的临床需求，并参考相关国家与地区的国际最低价格、医保目录中疗效相似的竞品价格等调整基准价格，计算年治疗费用。

基金测算专家根据患者疾病负担、临床用药需求、药品临床价值、创新程度、市场竞争，确定医保基金可接受的药品价格范围；比较新药与目录内药品的可替代性，分成属于填补相关临床领域空白的新增型、具有升级替代效果的升级型、具有同类药品的补充改良型、具有较多同类产品的同质型。根据医保各类药品的费用数据，分析纳入医保目录对基金的影响，提出评审药品价格的建议。国家医疗保障局综合考虑两组测算的价格，根据医保基金投入总量，形成医保基金能够承担的最高价，即谈判底价。

（5）谈判/竞价阶段：国家医保局组建由各地医保管理人员组成的谈判小组，与药品生产企业代表谈判，医保方由谈判组组长主谈，现场决定谈判结果。首先由企业方报价，企业方有2次机会报价。第二次确认报价仍高于医保方谈判底价115%（不含），谈判终止。企业第二次确认报价不高于医保方谈判底价115%，进入双方磋商环节。双方最终达成一致的价格不高于医保方谈判底价。谈判最终能否成功取决于医保方和企业方的底线是否存在交集。从实践看，医保方谈判专家的职责是利用谈判机制，引导企业报出其能够接受的最低价格。谈判过程中，企业谈判代表可电话沟通，现场给出明确意见。谈判结束后，无论是否达成一致，双方现场签署结果确认书。现场签署谈判结果确认书。对谈判成功的药品确定全国统一医保支付标准，明确管理要求。

（6）结果公布阶段：谈判当年年底通过公布医保目录公布谈判准入结果。

### 2. 医保支付标准的确定方法

测算谈判底价主要基于增量成本效果比值，一般设定在0.5～1.5倍人均GDP费用水平区间内。多数药品的年治疗费用控制在10万元以下，不高于30万元。罕见病药物则可放宽到每质量调整生命年给予4倍人均GDP费用水平，相当于年治疗费用在30万元以内。谈判低价还会参考12个国家或地区的国际参考价。参考国包括美国、英国和德国等欧美国家，也包括中国周边邻国日本和韩国，还有中国香港和台湾地区，包含高、中、低不同发展水平国家和地区的价格。除参考国际价格外，还须考虑药品的预期销售量和同类药品的竞争程度等因素。

### 3. 续约管理

原则上谈判药品协议有效期为2年。截至目录调整当年6月30日（含）的非独家药品连续2个协议期均未调整支付标准和支付范围的独家药品，以及截至目录调整当年12月31日连续纳入目录"协议期内谈判药品部分"时间达到8年的，纳入常规目录，按乙类药品管理。

协议期内，谈判药品如有通用名药上市，医保部门可根据通用名药价格水平调整该药品的支付标准，也可将该通用名下的药品纳入国家集中采购。协议期满后，谈判药品如仍为独家，周边国家及地区的价格和市场环境未发生重大变化，且未调整限定支付范围，或虽然调整了限定支付范围但对基本医疗保险基金影响较小的，根据协议期内基本医疗保险基金实际支出（以医保部门统计为准）与谈判前企业提交的预算影响分析对比，按相关规则调整支付标准，并续签协议。

协议于目录调整当年12月31日到期的独家药品，如协议期基金实际支出未超过基金支出预算（企业预估值）的200%，且在未来2年的基金支出预算增幅合理，市场环境未发生重大变化（重大变化指在同治疗领域中价格或治疗费用明显偏高，该药品国内外实际销售价格或赠药折算后价格明显低于现行支付标准，本轮调整有同类竞品通过评审，且可能对价格产生较大影响等），可简易续约，续约有效期2年。

不调整支付范围的药品，以本协议期基金实际支出与基金支出预算的比值（比值A）为基准，确定支付标准的下调比例。截至目录调整当年12月31日，连续纳入目录"协议期内谈判药品部分"未达到4年的品种，按以下规则调整支付标准：①比值A≤110%，支付标准不调整。②110%＜比值A≤140%，支付标准下调5%。③140%＜比值A≤170%，支付标准下调10%。④170%＜比值A≤200%，支付标准下调15%。

110%＜比值A≤200%的药品，支付标准的下调比例同时与基金年均实际支出挂钩：基金年均实际支出在2亿元（含）以内的，支付标准按以上规则调整。年均实际支出2亿～10亿元（含），支付标准的下调比例增加2%。年均实际支出10亿～20亿元（含），支付标准的下调比例增加4%。年均实际支出20亿～40亿元（含），支付标准的下调比例增加6%。年均实际支出在40亿元以上，支付标准的下调比例增加10%。

截至目录调整当年12月31日，连续纳入目录"协议期内谈判药品部分"达到或超过4年的品种，其支付标准的下调比例在前述计算值基础上减半。第一步先计算原支付范围的下调比例，形成初步支付标准。第二步将因本次调整支付范围所致的基金支出预算增加值，与原支付范围的基金支出预算和本协议期内基金实际支出两者中的高者相比（比值B），在初步支付标准的基础上按以下规则调整，形成最终支付标准的下调比例。

截至目录调整当年12月31日，连续纳入目录"协议期内谈判药品部分"未达到4年的品种，按以下规则确定其支付标准的下调比例：①比值B≤10%，支付标准不调整。②10%＜比值B≤40%，支付标准下调5%。③40%＜比值B≤70%，支付标准下调10%。④70%＜比值B≤100%，支付标准下调15%。

10%＜比值B≤100%的药品，支付标准的下调比例同时与基金支出预算年均增加值挂钩。基金支出预算年均增加值2亿元（含）以内的，按以上规则调整。年均增加值2亿～10亿元（含），支付标准的下调比例增加2%。年均增加值10亿～20亿元（含），支付标准的下调比例增加4%。年均增加值20亿～40亿元（含），支付标准的下调比例增加6%。年均增加值在40亿元以上，支付标准的下调比例增加10%。

截至目录调整当年12月31日，连续纳入目录"协议期内谈判药品部分"达到或超过4年的品种，其支付标准的下调比例在前述计算值基础上减半。

按照现行药品注册管理办法及注册分类标准批准的1类化学药品和治疗用生物制品、1类和3类中药，续约时如比值A大于110%且未超过200%，企业可以按程序简易续约，也可以申请通过重新谈判确定下调比例，重新谈判的下调比例可不一定高于按简易续约规则确定的下调比例。如谈判失败，调出目录。

目录调整当年协议未到期的独家药品谈判药品，如须调整支付范围，目录调整当年基金实际支出不超过当年基金支出预算200%，且未来1年因调整支付范围所致的医保基金支出预算增幅不超过100%（与原支付范围的当年基金支出预算和当年医保基金实际支出中的高者相比）的情况下，可按调整支付范围的规则下调比例，并以补充协议的形式确定新的支付标准和支付范围，补充协议到期时间与原协议到期时间一致。目录调整当年协议到期且前一年按简易程序增加了适应证的品种，如前一年因比值A超量导致支付标准下调，在计算续约降幅时，扣减前一年因比值A导致的降幅，直至扣减为零。申请调整支付范围的药品，若企业不同意按续约规则调整支付标准，可申请重新谈判并提交相应的资料，根据谈判结果确定是否调整支付范围。谈判失败的，以原支付范围进行重新谈判或简易续约。

连续2个协议周期均未调整支付标准和支付范围的独家药品，原则上列入医保常规目录，按乙类药品管理。

### （二）医疗器械（包括体外诊断试剂）

#### 1. 准入路径与时限

创新医疗器械通过医疗服务项目支付或列入医用耗材目录单独支付。新体外诊断试剂的成本计入医疗服务项目，以检验检查项目的形式支付。其他创新医疗器械如新的手术耗材、介入治疗类材料、骨科材料等纳入医用耗材目录单独支付。医疗服务项目纳入医保支付范围的管理模式为"国家定项目，地方定价格"。

国家卫生健康委负责制定全国医疗服务项目技术规范，统一项目名称和服务内容，指导医疗机构规范开展服务，所列医疗服务价格项目是非营利性医疗机构按项目提供服务而产生资源消耗的最小计量单元，并作为医疗机构收费项目的依据。国家医保局按照服务产出为导向、医疗人力资源消耗为基础、技术劳务与物耗分开的原则，制定国家价格项目编制规范。省级医保管理部门依据全国医疗服务项目技术规范和国家价格项目编制规范，确定本地区医疗机构服务收费的具体项目并纳入基本医疗保险支付范围。新器械的成本能够被已纳入医保支付范围的医疗服务项目收费标准覆盖的，直接按该项目收费标准支付；成本不能覆盖的，由医疗机构向当地省级卫健委和省级医保局申请新增医疗服务价格项目，经省级卫健委立项论证和省级医保局定价论证，执行1~2年试行期，试行期内医保不予支付。试行期结束后，经国家医保局组织专家论证，按通用型或复杂型两类医疗服务项目纳入医保诊疗目录，按甲、乙两类医疗服务项目管理。新增医疗服务项目申报、论证和审核流程一般需要1~2年。新增的优化重大疾病诊疗方案或填补诊疗空白的重大创新项目可通过绿色通道和简化申报流程，加快受理审核。纳入医保支付范围的医疗服务项目。

医用耗材目录在各省的管理大致可分为2种：①发布医疗服务价格项目新增或修订的通知，同时配套出台可收费耗材目录，按耗材名称、医保支付准入办法（将临床价值高、经济性评价优良的耗材纳入医保支付范围）、限定对应收费项目范围等以附表列举，如北京、上海、江苏、山东、河南等。②分别统一制定并单独发布医疗服务价格项目目录和基本医保耗材目录，如广东、吉林、湖南、海南、重庆、内蒙、宁夏、青海、甘肃等。

北京实行医疗服务项目价格备案制度，即医疗机构合理测算试行价格，市卫生健康委负责核定新增医疗服务项目，市医保局转化为医疗服务价格项目。医疗服务价格实行价格动态管理，试行期原则上不超过2年。试行期满，市医保局会同有关部门开展政府定价及医疗保险支付政策研究。为促进创新医疗技术尽早服务，医疗机构可不受试行期限制，及时向市医保局提出优先纳入统一定价和医保支付政策评估论证程序的书面申请。优先定价申请范畴包括在重大疾病、罕见病诊疗手段或诊疗效果方面填补空白的产品和技术，中医传统技术及创新性、经济性优势突出的中医新技术，重大疫情等公共卫生事件需要的新技术和属于科技重大专项、重点研发计划及创新医疗器械。新增医疗服务项目价格试行期满前（以首家医疗机构获批时间计算），市医保局将会同有关部门综合项目备案价格、实际开展情况、项目间比价关系、各方意见建议及外省市价格等因素，及时开展政府定价及医疗保险支付政策研究。对于继续保留的项目，市医保局将制定统一价格并明确医保支付政策，医疗机构无须再继续履行价格备案程序。

上海市试行期内实行市场调节价管理，新增项目设置试行期，一般为 2 年。试行期内由公立医疗机构自主确定试行价格，报市医保局备案。对资源消耗大、价格预期高的新增项目，要求开展创新性、经济性评价。试行期内的新增项目一般不纳入医保支付范围。

广东省要求新增项目提供创新性报告，详细说明申报项目与同类项目相比较的创新性、可靠性和必要性。申报项目（含可单独收费耗材）的申报价格超过 5000 元的，须同时提交卫生经济学评价报告或已开展项目的临床效果评价。试行期内，可在全省非营利性医疗机构中试行，最长不超过 2 年。试行期间，由医疗机构遵循公开透明、合法合理、诚实信用的原则，自主制定试行价格。新增医疗服务价格项目试行 1 年后，原申报地级以上市医保局向省医保局提出转归申请。经临床证明达到预期诊疗效果、符合基本医疗服务诊疗范围的项目，纳入基本医疗服务价格项目；对于疗效好且符合市场调节价准入条件的项目，纳入市场调节价项目；上述条件都不符合的，取消立项。

### 2. 支付标准确定方法

医疗服务项目的定价方法主要依据 2001 年国家发展计划委委员会和卫生部制定的《医疗服务项目成本分摊测算办法（试行）》，依据成本测算结果，采用成本定价法对医疗服务项目定价。2012 年，国家出台《全国医疗服务价格项目规范》，提出了医疗服务的价值要素，基于物耗、人力、技术、风险与管理等的价值定价法也常用于医疗服务定价。

符合条件的技术规范事项转化为医疗服务价格项目。技术规范所列医疗服务，现有价格项目可以兼容的，执行现有价格。属于同一医疗服务的不同操作步骤、技术细节、岗位分工的，转化为价格项目时，原则上合并处理，避免过度拆分。属于同一医疗服务以新方式或在新情境应用，资源消耗差异较大的，作为现有价格项目的加收或减收项；资源消耗差异相近的，作为现有价格项目的拓展项，按现有价格项目收费。属于医院应尽义务或内部管理事项，在项目成本构成和价格水平中体现，不单独设立医疗服务价格项目。医用耗材和医疗服务深度关联的项目分类施策。耗材在医疗服务价格项目外单独收费的和已纳入集中采购的、相关定价偏低的项目优先纳入价格动态调整范围；耗材合并在医疗服务价格项目中、不单独收费的，根据集中采购降低物耗成本的效果，适当降低医疗服务项目价格。

新立项的医疗服务价格项目价格形成机制实行政府指导和公立医疗机构参与相结合，分类施策。医疗机构普遍开展、服务均质化程度高的诊察、护理、床位、部分中医服务等列入通用型医疗服务目录清单，采用政府指导价围绕统一基准浮动。统一基准基于服务要素成本大数据分析，结合宏观指数和服务层级等因素确定。不同区域、不同层级的公立医疗机构可在一定范围内浮动实施，促进通用型医疗服务规范化标准化和成本回收率均等化。未列入通用型医疗服务目录清单的复杂型医疗服务，由公立医疗机构在成本核算和医生专业性意见建议基础上按规则提出价格建议，形成医疗服务价格。各地医保局集中受理，在价格调整总量和规则范围内形成价格，严格控制偏离合理价格区间的过高价格，经国家医保局审核后，统一公布政府指导价。

特需服务和试行期内新增医疗服务项目执行市场调节价，报省级医保部门备案。定价应与医院等级、专业地位、功能定位相匹配。试行期满后，经临床证明达到预期诊疗效果、符合基本医疗服务诊疗范围的项目，申请纳入医保支付的基本医疗服务项目，按通用型或复杂型项目管理，制定政府指导价。对于疗效好且符合市场调节价准入条件的项目，申请纳入市场调节价项目。资源消耗大、价格预期高的新增价格项目，开展创新性、经济性评价。限制类技术项目需要卫生主管部门、医学会、临床检验中心及卫生监督等部门共同审核与评定。公立医疗机构实行市场调节价的收费项目和费用所占比例，不超过全部医疗服务的10%。

医疗服务定价的原则是要反映技术劳务价值，对技术难度大、风险程度高、确有必要开展的医疗服务项目，适当体现价格差异；按照技术劳务与物耗分开的原则，把握检查化验项目价格构成要素，不被设备物耗虚高价格捆绑，通过各种采购模式降低物耗成本，推动项目总价合理下降。作为物耗的医用耗材、体外诊断试剂主要通过以下4类模式采购。①相对传统的院级自主非集中采购模式：院级自主采购定价主要由医院采购部门与企业开展谈判议价，确定体外诊断试剂的最终采购价格，或采用公开招标的形式选择现行采购价或当前本省最低采购价格的更低者。②地市级集中招标采购模式：地市级集中招标采购模式采购限价（或企业报价）的参考对象主要为该地市或所在省（自治区）范围内的价格数据。③省级集中挂网采购模式：近年来逐步开展或试点省级集中挂网采购模式，从管理形式上大致分为限定价格—参考省内外、限定价格—参考省内、限定价格—参考省外及平台监测四种。④省级集中带量采购模式：部分省采取省级集中带量采购的模式。如安徽省主要参考本省医疗机构的既往采购价格设定入围价，并采用"按注册证"与"按组套"相结合的方式与企业进行两轮谈判，确定最终的带量采购价格。

省级医保部门以区域内公立医疗机构医疗服务总费用为基数，综合考虑地区经济发展水平、医药总费用规模和结构、医保基金筹资运行、公立医疗机构运行成本和管理绩效、患者跨区域流动、新业态发展等因素，确定一定时期内公立医疗机构医疗服务价格调整的总金额，建立医疗服务价格动态调整机制。建立薄弱学科的调查监测和政策指引机制，允许历史价格偏低、医疗供给不足的薄弱学科项目价格优先调整，推动理顺比价关系。持中医传承创新发展，支持技术难度大、风险程度高、确有必要开展的医疗服务适当体现价格差异。引导公立医疗机构加强成本管理和精算平衡、统筹把握调价项目数量和幅度，指导公立医疗机构采取下调偏高价格等方式扩大价格调整总量。

国家医保局按照服务产出为导向、医疗人力资源消耗为基础、技术劳务与物耗分开的原则，制定国家价格项目编制规范。本着明确医疗技术或医疗活动转化为价格项目的立项条件和管理规则，厘清价格项目与临床诊疗技术规范、医疗机构成本要素、不同应用场景加收标准等的政策边界的定价原则，分类整合现行价格项目，统一价格项目编码，逐步消除地区间差异。旨在实现价格项目与操作步骤、诊疗部位等技术细节脱钩，增强现行项目对医疗技术和医疗活动改良创新的兼容性。

中国创新医疗器械（包括体外诊断试剂）公共保障准入路径与时限和支付标准确定方法见图11-2。

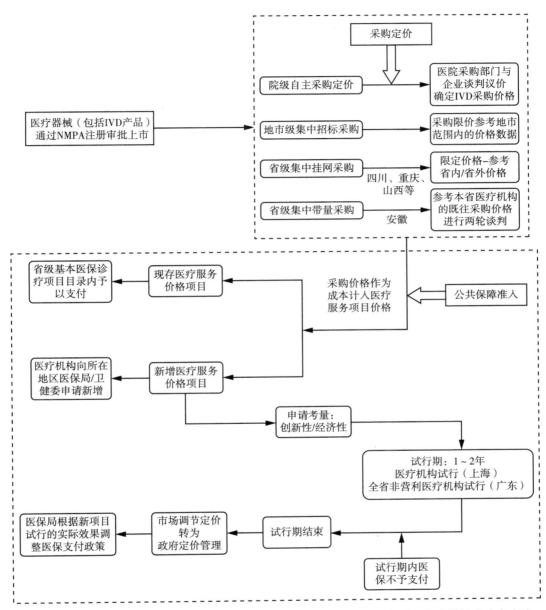

**图11-2 中国创新医疗器械（包括体外诊断试剂）公共保障准入路径与时限和支付标准确定方法**

### （三）数字疗法

目前，中国尚未出台相关法律法规将数字疗法纳入公共保障体系，对数字疗法纳入公共保障体系的路径并未做明确规定。对新增医疗服务价格项目，国家医保局提出要加快受理审核进度，旗帜鲜明地支持医疗技术创新发展。对优化重大疾病诊疗方案或填补诊疗空白的重大创新项目，开辟绿色通道。对以新设备新耗材成本为主、价格预期较高的价格项目，要做好创新性、经济性评价。秉持"患者获益"的原则，应用数字疗法的医疗干预方式与传统方式进行比较，只有在有患者获益改善的前提条件下，才会提高相应医疗干预方法的医保支付标准。但需审慎对待资本要素驱动、单纯谋求投资回报及地方保护特征的立项诉求，避免按特定设备、耗材、发明人、技术流派等要素设立具有排他性的医疗服务价格项目。

海南正在探索建立推动数字疗法的快速通道，促进有循证依据的产品快速得到审批，并推动数字疗法在证据充分的基础上尽快纳入医疗服务项目技术规范和收费范围，支持探索数字疗法与医保支付方式改革相结合。未来数字疗法产品将整体嵌入海南市县的改革过程中，并推广至全岛。

## 四、创新医药产品获批上市和公共保障准入情况

### （一）药品

2018—2022年，中国共有225个创新药品获批上市（化学药和生物药，包括境内外均未上市的创新药和治疗用生物制品，以及境外已上市的原研药和治疗用生物制品申请在国内上市），其中1类新药77个（境内外均未上市的创新药及境内外均未上市的治疗用生物制品）。225个获批上市的创新药品中，71个为国产创新药，占比逐年增加。2018年以来，每年年底做出医保准入决定，协议期开始时间一般为次年1月1日。本书公共保障准入年份以做出医保准入决定的年份为准，准入时长按从获批上市到首次医保准入协议期开始时间计算。225个创新药品中，有35个获批上市当年即纳入医保。2018—2022年获批上市的225个创新药品中，截至2022年年底，有124个纳入医保。每年获批上市的创新药品医保准入中位时长从600～700天（2018—2019年）下降到323天（2022年）。2018—2022年，医保准入时长逐渐缩短，总体中位时长495天（表11-1，图11-3）。

表11-1　中国创新药品获批上市及公共保障准入情况（2018—2022）

| 年份 | 获批上市创新药品数量/个 | 获批上市1类创新药品数量/个 | 获批上市国产创新药品数量/个 | 获批上市当年即纳入公共保障的创新药品数量/个 | 获批上市创新药品截至2022年年底公共保障准入数量/个 | 纳入公共保障创新药品从获批上市至公共保障准入中位时长/天 |
|---|---|---|---|---|---|---|
| 2018 | 47 | 9 | 9 | 4 | 30 | 604 |
| 2019 | 41 | 9 | 9 | 0 | 27 | 733 |
| 2020 | 44 | 13 | 13 | 9 | 29 | 386 |
| 2021 | 57 | 30 | 28 | 14 | 30 | 425 |
| 2022 | 36 | 16 | 12 | 8 | 8 | 327 |
| 合计 | 225 | 77 | 71 | 35 | 124 | — |

注：获批上市创新药品数量来源为药渡数据库（https://data.pharmacodia.com/innovativeDrugs）和Insight数据库（https://db.dxy.cn/v5/home）新药数据库交叉对比；公共保障准入情况来源于国家医疗保障局官网（http://www.nhsa.gov.cn/）历年《国家基本医疗保险、工伤保险和生育保险药品目录》《协议期内谈判药品部分》。

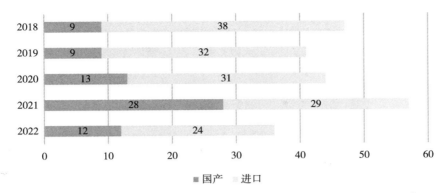

图 11-3　中国获批上市的创新药品国产与进口产品数量（2018—2022）

## （二）体外诊断试剂

2018—2022 年，中国共有 1987 个体外诊断试剂获批上市，包括 581 个进口产品；1548 个 Ⅲ 类产品，国产产品占多数；438 个 Ⅱ 类产品，均为进口产品。1987 个产品中，17 个列入国家药品监督管理局公布的"创新器械名录"，包括 1 个进口产品，其余均为国产产品；除 1 个免疫诊断产品，其余均为分子诊断产品；除 1 个 Ⅱ 类产品外，其余均为 Ⅲ 类产品。共有 17 个产品（包括 1 个进口产品）和 24 个产品（包括 6 个进口产品）经国家药品监督管理局创新医疗器械审查办公室组织有关专家审查，进入医疗器械"创新特别审批程序"和"优先审批程序"（表 11-2）。

表 11-2　中国体外诊断试剂获批上市数量（2018—2022）

| 年份 | 获批上市 IVD 数量/个 | 列入 NMPA 已上市创新器械名录的创新 IVD 数量/个 | 进入 NMPA 医疗器械"创新特别审批程序"的 IVD 数量/个 | 进入 NMPA 医疗器械"优先审批程序"的 IVD 数量/个 |
|---|---|---|---|---|
| 2018 | 303 | 9 | 11 | 6 |
| 2019 | 516 | 1 | 0 | 8 |
| 2020 | 429 | 4 | 2 | 2 |
| 2021 | 304 | 2 | 2 | 4 |
| 2022 | 435 | 1 | 2 | 4 |
| 合计 | 1987 | 17 | 17 | 24 |

注：数据来源于 NMPA 官网（https://www.nmpa.gov.cn/），从"医疗器械公告通告"栏目中逐一检索"批准注册医疗器械产品公告"，选择 2018—2022 年 NMPA 批准注册的体外诊断试剂；从"创新医疗器械专题"（https://www.nmpa.gov.cn/zhuanti/cxylqx/cxylqxlm/index.html）中公布的 NMPA 已批准创新医疗器械目录中选择 2018—2022 年批准的体外诊断试剂。

## （三）数字疗法

2018—2022 年，中国有 56 个数字疗法获批上市，其中 55 个由省级药品监督管理部门按 Ⅱ 类医疗器械审批注册，1 个进口数字疗法由国家药品监督管理局按 Ⅲ 类医疗器械审批注册。已上市品种覆盖眼科、精神障碍、行为和认知障碍、慢性呼吸系统疾病、肿瘤等疾病领域（表 11-3）。目前基本医疗保险尚未纳入数字疗法产品。

表 11-3　中国数字疗法（包括 Ⅱ 类和 Ⅲ 类）获批上市数量（2018—2022）

| 年份 | 数量/个 | 年份 | 数量/个 |
|---|---|---|---|
| 2018 | 3 | 2021 | 9 |
| 2019 | 3 | 2022 | 33 |
| 2020 | 8 | 合计 | 56 |

注：数据来源于国家药品监督管理局医疗器械数据查询系统（https：//www.nmpa.gov.cn/datasearch/home-index.html?3jfdxVGGVXFo＝1703602139263#category＝ylqx），以"系统"或"软件"为关键词在境内和进口注册条件下检索，再按照中国对数字疗法的定义，对检出的产品筛查，选择2018—2022年批准的数字疗法。

### （四）丙肝药品

中国从2017年开始有进口丙肝DAA获批上市，2019年以前以进口产品为主，以后均为国产产品。2023年年底前共有16个丙肝DAA获批上市，其中5个为国产产品，且有2个国产产品获批上市当年即纳入医保。截至2023年年底，共有9个纳入医保，其中有7个国产产品从获批上市到医保准入的中位时长为521天。已纳入医保的9个产品中，有5个国产产品。2019年以前医保纳入的4个产品都是进口产品，之后纳入的5个产品都是国产产品（表11-4，图11-4）。

表 11-4　截至2023年年底中国丙肝DAA获批上市及公共保障准入情况

| 年份 | 获批上市丙肝DAA数量/个 | 获批上市国产丙肝DAA数量/个 | 获批上市当年即纳入公共保障丙肝DAA数量/个 | 截至2023年年底纳入公共保障丙肝DAA数量/个 | 从获批上市到公共保障准入中位时长/天 |
|---|---|---|---|---|---|
| 2017 | 6 | 0 | 0 | 0 | — |
| 2018 | 4 | 1 | 0 | 4 | 601 |
| 2019 | 2 | 0 | 0 | 1 | 745 |
| 2020 | 4 | 3 | 1 | 3 | 384 |
| 2023 | 1 | 1 | 1 | 1 | 229 |
| 合计 | 16 | 5 | 2 | 9 | |

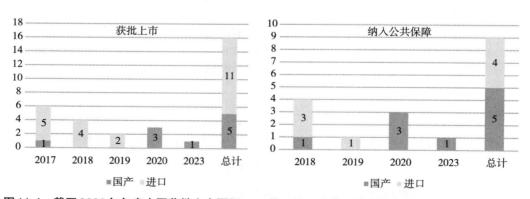

图 11-4　截至2023年年底中国获批上市丙肝DAA及已纳入公共保障丙肝DAA国产与进口产品分布

### 五、创新医药产品公共保障准入与支付体系特点

**（一）公共保障准入流程不断优化，亟待建立更为权威的国家卫生技术评估队伍**

中国医保药品目录年度动态调整机制的确立，大幅缩短了创新药品纳入医保的周期。从 2020 年开始，国家药品价格谈判前（7 月 1 日之前）当年获批上市的药物即有资格参加谈判。医保目录"简易续约"规则使部分新增适应证的新药不需要重新谈判，可直接纳入医保目录，简化了谈判流程，提高了续约效率，缓解了行政审批和企业申报压力。目前的医保准入评审由国家医保局临时随机抽取专家完成，亟待建立卫生技术评估的专业机构（如国家药物和卫生技术综合评估中心），组织较为广泛和固定的临床研究、系统评价、卫生经济等专家委员会，经过评估标准和方法的统一培训，开展定期评审。

**（二）探索实践具有重大公共健康意义创新医药产品的医保临时支付机制**

在新型冠状病毒感染疫情的特殊时期，国家医保局实行"临时纳入医保基金支付范围"的创新支付方式，对具有重大公共健康意义的创新药品在特定时期按企业自主定价支付，这类附条件批准上市的创新医药产品多数只有早期临床研究证据，医保临时支付期间的真实世界临床证据收集对于后续医保价格谈判和准入具有重要意义。

**（三）新药医保准入综合评价不断完善，有待于进一步公开和透明**

中国自 2019 年建立常态化医保准入机制，实行"逢进必谈"政策。目前，初步建立了一套基于安全性、有效性、经济性、创新性和公平性 5 个维度的医保准入综合评价方法，将新药按临床价值分为填补临床领域空白的新增型、具有升级替代效果的升级型、具有同类药品的补充改良型和具有较多同类产品的同质型 4 类。目前官方尚未公布具体的临床价值评估及支付标准确定标准和方法。随着新申请纳入医保的药品数量不断增加，每年申请准入医保的药品数量都有几百个，谈判工作量比较大。考虑到目前中国上市的创新医药产品具有突破性创新的比较少，可实行差异化定价方法。只对填补临床领域空白和具有升级替代效果、创新程度高的新药通过价格谈判给予价格激励。对创新程度低的新药（包括目前纳入谈判的独家品种），参考目录内同类产品价格，通过竞价形成医保支付价格。确保临床、经济学和医保管理专家资源真正用在具有重大创新突破、未满足的临床需求和基金影响更大新药的评价上，使药物经济学的核心价值最大化。

**（四）治疗周期长、总费用高的疾病患者个人经济负担有待通过单独支付政策进一步降低**

虽然国家价格谈判让创新药品的价格普遍大幅下降，但是部分治疗周期长、总费用高的疾病患者经济负担仍然很重。目前以湖北省等为代表的一些地区对部分国谈药品实行"单独支付"的政策，打破了起付线等报销限制。北京市也明确创新药品、创新医疗器械、创新医疗服务项目可以不按疾病诊断相关分组方式支付，实行单独支付。但很多地方仍存在医疗机构因医保额度和医疗行为监管指标，缺乏使用创新药品积极性的问题。

**（五）经济困难患者使用创新医药产品的安全网制度有待进一步加强**

中国基本医疗保险制度受到整体筹资水平的限制，仍处于"保基本"阶段，尚不能与高收入国家医药公共保障水平相当。虽然 2017 年以来，医保目录纳入了一大批创新药物，但目前的患者个人自付费用水平相对于收入水平仍然过高。对创新药品的保障水平也受起付线、封顶线、乙类药品医

保报销个人先行自付、固定比例报销等限制，对罹患重大疾病且经济状况差，但因尚未达到低保标准而不能享受医疗救助的患者群体来说，个人经济负担仍十分沉重。而这部分人群一般不会享有机关、事业单位和大型企业雇员的补充医疗保险，也不具备购买商业健康保险的经济能力，无法承受医保目录内部分价格昂贵的创新药品，更谈不上进一步享受"惠民保"对医保目录外创新药品的保障。即便能享受到医疗救助，获得的救助水平也比较有限。一个基于福建省肿瘤医学中心2019年真实诊疗记录的研究显示，创新抗乳腺癌靶向药通过国家谈判纳入医保目录后，完成至少一个靶向治疗标准疗程或维持治疗至进展的人类表皮生长因子受体2（human epidermalgrowth factor receptor-2，HER2）阳性乳腺癌患者乳腺癌相关的直接医疗支出费用水平为185 125.54元，患者实际自付比例为49%。同期，中国城镇居民人均可支配收入中位数39 244元，农村居民人均可支配收入中位数14 389元。城乡居民需要支付2年和6年多的全部收入方可完成治疗。较高的自付费用水平给采用创新抗癌靶向药物治疗设立了个人经济门槛。个人支付能力较差的患者常因费用较高而无法选择靶向治疗，导致创新抗癌药物纳入医保政策对这部分人群的惠及不足。2023年，全国医疗救助支出754亿元；共资助7308.2万名基本医疗保险参保人，实施门诊和住院救助2.5亿人次；次均救助只有301元，而全国人均住院费用已逾万元。政府医疗救助资金的体量有限，人均救助水平也很低，对罹患重大疾病且经济状况差的患者及家庭是杯水车薪。针对弱势群体超出医保支付限制额度的费用的兜底性安全网制度有待进一步筑牢。

### （六）多元筹资体系有待建立

对于尚未纳入医保支付范围的创新医药产品，特别是那些昂贵的，但可能解决未满足的临床需要的突破性创新医药产品，尚缺乏除基本医疗保险外的成熟筹资渠道。目前，创新药企业联手第三方健康服务公司和商业保险公司，通过医疗健康与保险服务的融合创新，开展深度合作，积极探索先进医疗服务、多元化的创新支付手段。多地开发了普惠性质的"惠民保"等商业补充医疗保险，对目医保录外一定范围内治疗重特大疾病的高值创新药品给予保障，多集中于肿瘤、罕见病、慢性病等无法彻底治愈或需要长期用药、患者用药负担较重疾病领域和经济发达的城市。国家医保监管部门对覆盖医保目录外创新药品保障的普惠性质的商业保险产品还缺乏引导其开发多样化和覆盖多层次需求的健康保险产品，指导产品设计，审查、监督、支持等保障项目运营稳定性的管理措施。部分地区的商业保险产品参保率偏低，参保人群结构和实际人口结构差距较大，存在逆向选择风险，实际赔付率与设计赔付率不符，产品定价失准，难以实现可持续经营等问题。此外，一些创新药企业在进入医保之前，与慈善组织合作设立患者援助项目，针对低保等低收入患者提供初始疗程后的免费药物，通过赠药的方式仍维持一定的市场份额，旨在实现厂家与患者双方共赢。但由于耐药的不断出现，加上繁杂的申请程序等，慈善赠药惠及的群体比较有限。总之，除基本医疗保险外，补充医疗保险、商业医疗保险、慈善捐赠等对创新药品支付发挥的作用还比较有限。

### （七）创新医疗器械和卫生技术公共保障准入和支付体系有待完善

中国已建立了一套创新药品通过国家层面的价格谈判纳入基本医疗保险体系的准入机制，但尚无全国统一的创新医疗器械纳入公共保障体系的准入办法。医疗器械（包括体外诊断试剂）按照医疗服务项目支付。新增医疗服务项目实行1～2年试行期管理模式，试行期结束后，由医疗机构省级医疗保障局提出转为正式项目的定价申请。对于创新医疗器械（包括体外诊断试剂），部分地区

（如北京市）鼓励创新医疗技术可不受试行期结束后才可提出进入医保申请的限制，在试行期内即可提出医保支付准入的申请。但新医疗器械产品从注册审批上市并纳入新增医疗服务价格项目试行期后，到进入医保报销范围的过程一般需要1～2年。在医疗服务项目目录准入过程中，主要采用"排除法"或"准入法"，由受邀专家集体评审的方式给出推荐意见，最终由医保部门决定是否纳入。创新医疗器械的创新性和经济性评价尚未形成共识，有待于建立像新药医保准入那样的临床有效性、安全性、创新性、公平性和经济性综合评价体系。

中国的数字疗法整体上还处于初始发展阶段，除部分地方的积极探索外，国家层面尚未出台实践性的政策措施。

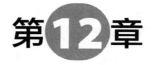

# 第12章

# 国际实践对中国的启示

相对于创新药品，包括体外诊断试剂和数字疗法在内的创新医疗器械的公共保障准入与支付，在多数国家都通常始于在个别医疗机构内部使用，一般包含在诊疗技术费用或检验项目中，很大程度上受公共保障对医疗机构打包支付的影响，而非像创新药品那样单独支付。但本书覆盖的多数国家都建立了创新医疗器械临时性支付机制，并根据临床获益程度给予价格激励，及时对卫生技术评估结果良好的高值新技术的使用予以补偿。科学、规律地更新DRG支付标准也使高值创新技术能够及时进入常规支付体系，加速了患者使用进程。具有鲜明特色的创新医疗器械公共保障与支付体系及对我国的启示，在相应国家实践章节的结尾部分均予以小结。本章以创新药品的公共保障与支付为主，总结国际实践对我国的启示。

## 一、尽快建立基于价值医疗框架的卫生技术评估体系

无论是医保准入还是支付定价，其决策的规范化和科学性取决于是否和在何种程度上依赖科学依据。纳入本书的国家都普遍建立了基于成本效果（价值医疗）分析与决策的卫生技术评估体系，包括政府评估机构和独立于政府的第三方专业机构作为权威的评估机构，如日本C2H，韩国NECA，加拿大CADTH，德国IQWiG，法国TC、CEPS及英国NICE。较为完善的卫生技术评估体系的建立，一方面可以为创新医药行业提供参考及指导；另一方面使创新医药企业在医保准入、药品上市申请，甚至临床试验阶段，都拥有更科学的行动准则及引导方向。

中国可参考英国模式，组建临床研究、系统评价、卫生经济等专家委员会，成立类似NICE的国家卫生技术评估中心，覆盖所有药品、医疗器械和诊断试剂等医药产品和医疗技术的评估，特别是临床价值高、费用高，评估维度、准则与方法尚缺乏共识的创新产品及技术。

## 二、公开、透明、开放的公共保障准入与定价流程

纳入本书的国家都建立了常态化、制度化的公共保障准入机制，公开发布公共保障准入和定价方法，并设立公开听证制度及申诉渠道，推行卫生技术评估申请前、申请过程中、申请后多轮沟通机制。在提交申请资料前，申请企业可与相关机构沟通交流，就企业搭建的经济学评价模型等关键方法学问题，获得卫生技术评估机构的认可和技术支持，提高准入效率。在谈判准入的每个环节，申请企业都能参与其中并获得反馈。对准入决定有异议的，可依法申请召开公开听证会或提出申诉，这样申请人就有了作出解释和说明的机会。为确保决策过程的公开透明，英国药品监

管机构及公共保障准入机构定期在官网发布管理层公开会议信息（https：//www.gov.uk/government/collections/mhra-conferences-and-events），以及企业对卫生技术评估结果提出异议和申诉的公开会议链接（https：//www.nice.org.uk/Get-Involved/Meetings-in-Public#advisory-committee），公众注册后即可当场或者网上列席观摩。

中国采用国家层面价格谈判的方式进行医保准入决策和确定医保支付价格。创新药品综合评价体系的核心部分（包括药物经济学测算和基金测算的阈值、标准和方法，医保支付价格的综合评价标准与方法），药品临床价值判断标准，以及价格昂贵的罕见病用药和特殊疗法的评审标准等均未公开发布。建议在官方发布的国家卫生技术评估指南的引导下，明确医保准入评审标准和医保支付价格测算方法，对每一项决定因素的估算方法及测量标准都给出明确定义，采用可客观量化的评估和分级，借助定量和标准化的评估工具，实现精准、客观的评估，使整个过程公开透明且更有效率，提高政策的连续性和可预见性。

### 三、注重强化创新程度的测量与支付标准的规范

纳入本书的国家均根据新药的创新程度、疾病严重程度和是否存在有效治疗方法确定公共保障的支付标准。多数国家对罕见病用药、儿童用药及突破性创新药品给予价格激励。与现有干预手段比较，创新程度不高、临床获益较少的新药必须纳入参考价格竞争体系。

日本对被认定为"先驱医药品"的罕见病用药和儿童用药给予价格加算，免除每2年的价格修订；对数字疗法给予"技术费用"部分的价格加算，并根据临床获益给予不同等级的价格激励。

韩国只对创新性高、解决未满足临床需要的新药给予价格激励。临床必需、难以证明成本效果的抗肿瘤药物或罕见病用药，可在不高于国际参考价的前提下，通过谈判达成风险分担协议；与可替代药物相比，优效的新药基于成本效果给予价格激励；非优效新药原则上只能接受不高于替代药物的加权平均价。

加拿大只对突破性专利药实行不超过规定参考国价格的价格激励，一般新专利药价格不能超过相同治疗类别药品的最高价格。

德国将新药与现有治疗手段比较，评定为具有重大临床获益改善、显著临床获益改善、较小临床获益改善、无法量化的临床获益改善、无临床获益改善或负临床获益改善6个等级，只有前4个等级才能定义为创新药品，给予价格激励。

法国将新药的临床获益和临床获益改善程度评估等级作为纳入医保目录和确定医保支付标准的关键因素。评估等级高的新药，以英国、德国、意大利和西班牙等欧洲国家的价格为参照，自由设定价格；评估等级低的新药必须降价或与医保达成量价协议。

瑞士对医保支付的药品实行每3年一次的定期审查，确保医保支付的所有药品一直都满足安全性、有效性、适宜性和经济性标准。不符合标准的药品将及时从专科药目录中剔除，但具有重大治疗进展的突破性创新药品可获得最长达15年的定期审查豁免。

考虑到目前中国上市的新药具有突破性创新的比较少，建议确定新药的医保支付价格时实行差异化管理。只对填补临床领域空白和具有升级替代效果、创新程度高的新药通过价格谈判给予价格激励。对已有同类产品、创新程度低的新药（包括目前纳入谈判的独家品种），参考目录内同类产品价

格，通过竞价形成医保支付价格。确保临床、经济学和医保管理专家资源真正用在具有重大创新突破、未满足的临床需求和基金影响更大新药的评估上，使药物经济学的核心价值最大化。

目前，中国国家医保目录的常规目录有2657个药品，协议期内谈判药品目录有431个药品，共计3088个。除近年准入的药品外，还有大量未经过安全性、有效性、经济性、创新性和公平性综合评估。由于中国人口基数大，医保对这些药物的支出是巨大的。应借鉴上述国家的做法，对医保支付药品在真实世界中的安全性、有效性和经济性进行定期进行卫生技术再评估，将临床价值不高的存量药品从目录中调出。一方面可更好地控制新获批上市创新药物的安全性、有效性和经济性的不确定性；另一方面可节约宝贵的医保资源，用于支付安全性、有效性和经济性好、临床急需的药品，将好钢用在刀刃上。

### 四、大胆尝试基于一定限制条件的公共保障和真实世界临床应用的跟踪评价机制

部分创新药品（如罕见病用药等）获批上市初期较难提供样本量充足的临床获益和经济学证据，并且价格比较昂贵，通常存在较大的临床效果不确定性和预算影响不确定性。评价这类创新药品真实世界的临床和经济学价值具有重要意义。

韩国通过采取将这类药品有条件地纳入公共保障的策略，与创新企业共同分担药品的临床效果不确定性和对预算影响的不确定性风险，为临床必需、难以证明成本效果的抗肿瘤药物、罕见病用药等新药提供附带一定条件的公共保障，要求创新企业收集真实世界的临床证据，在约定时长内达到既定临床效果，方可据此做出是否继续提供公共保障的决定。

德国数字疗法企业申请直接纳入医保正式目录但未通过评估的，新的申请只能在一年后提交，且必须提交具有积极影响医疗照护的真实世界的新证据。当创新企业不确定研究证据是否可以证明积极的医疗照护影响效果，企业可以提前向联邦药品及医疗器械管理局咨询。

英国针对证据不充分或增量成本效果比值在可接受支付阈值之外，但疗效预期较好，且没有更好替代药物，未获得NICE积极推荐意见纳入NHS支付的癌症创新药物或罕见病用药，可通过公私合作的创新药基金临时支付。临时支付期间，要求企业收集真实世界的临床证据，作为进一步卫生技术评估的依据，以决定是否纳入NHS常规支付。

中国通过附条件审评审批上市的创新药品尚未完成Ⅲ期临床研究，有的仅凭Ⅱ期临床研究证据即获批上市。如果是在上半年获批上市，当年即可纳入医保谈判准入。上市后需要开展的验证性临床试验可能尚未完成，或证据尚不充足。对于这类创新产品，可借鉴以上风险分担机制，与企业签订协议，建立附条件的公共保障机制和真实世界临床应用跟踪评价机制，要求创新企业在限定时间内收集真实世界临床效果证据，并基于真实世界的新证据决定最终是否获得医保准入和确定医保支付价格。另外，中国谈判药品续约时，也缺乏协议期内真实世界临床应用效果的跟踪评价。建议对疗效不确定性较大的药品（如抗肿瘤药和罕见病用药）续约，不仅考察协议期限内真实世界的费用，还应考察协议期限内真实世界的临床效果，综合2个方面因素决定是否续约和是否进一步降价及降价幅度，从而降低医保支付的风险，提高医保基金使用效率。

### 五、不断完善高值创新医药产品的多元化支付体系

研发门槛较高的创新生物药价格呈现快速增长趋势，纳入公共保障后支出费用的不确定性可能给公共保障带来预算风险。

韩国对增量成本效果比超过支付阈值的昂贵创新药品（多为抗肿瘤药和罕见病用药）采用风险分担协议支付，通过有条件支付延续和退款保证，根据临床效果决定医保支付。临床效果达不到预期目标的，药企需返还医保报销的药费。韩国对药品预算封顶，申请企业需要退还超出上限的实际用量的那部分费用，或退还报销总额的一部分；超过预设的销售量或医保报销的人数支付，则按百分比返还费用。

美国公共保障准入对创新药物的包容性最高，但对临床效果证据尚不充足、预期较好、临床急需、无可替代治疗方案的产品，部分医疗保险计划也采用基于疗效的支付方式。医保与供应商达成疗效和支付协议，在一定时间内按供应商自由定价支付创新医药产品，疗效达不到协议约定的供应商需返还医保已经支付的费用。

法国对每种新药都与企业签订为期5年、限定适应证、价格和预期销售量的合同。企业需返还50% ~ 80%超过合同规定限额的费用。

英国对长期费用负担不确定性高、无法获得NICE积极推荐意见的新药，通过管理获取协议由NHS与医药企业联合成立的癌症药物基金和创新药物基金临时支付2 ~ 3年，经过进一步评估真实世界的证据后，最终决定是否纳入NHS正式支付。

现阶段中国基本医疗保险的总体筹资能力毕竟有限，对于临床急需（或没有替代药物）、成本昂贵、临床效果证据尚不充足的创新医药产品，一方面可考虑借鉴韩、美、法三国基于疗效协议支付的经验；另一方面可考虑借鉴英国建立NHS与创新药企业联合筹资的癌症药基金和创新药基金的模式，支持这类患者和产品快速可及，积累真实世界的证据，为最终通过评估纳入公共保障体系奠定基础。

无论是以社会医疗保险体系为主体的日本、韩国和法国，还是国家卫生服务体系主导的加拿大和英国，或是强制性社会医疗保险主导的德国，以及商业医保公司提供、政府监管下的强制性法定医疗保险为主体的瑞士，还包括只为特殊人群提供社会医疗保险，多数人群自由购买商业医疗保险的美国，所有纳入本书的国家都在公共保障体系之外衔接了商业医疗保险，作为满足不同层次健康需求的补充，甚至对某些人群替代性的健康保障。

中国基本医疗保险整体筹资水平有限，定位于提供广覆盖性质的基本保障，必须首先确保全民获得有质量保证的基本医疗保险待遇。对创新医药产品的广泛保障和满足不同层次的健康需求，不可能所有地区都只依靠基本医疗保险及公共筹资渠道。近年来，基本医保对创新药品快速扩大覆盖面。但创新药品获批上市的速度也在加快，等待医保准入的创新药品越来越多。而医保通过集采等政策为创新药品腾出的支付空间有限。建立包括个人支付、商业保险、慈善捐赠等可持续的多元化筹资渠道，为创新医药产品建立可持续的筹资体系，构建包括基本医疗保险、大病和各类补充保险、惠民保、商业保险、社会救助、捐赠基金等多元化支付和保障体系显得越来越重要。

建议国家医保局积极引导商业医保的发展，将其作为创新医药产品公共保障的有力补充和延

伸，明确其定位；支持社会力量参与多元化支付，包括引入慈善捐赠模式支持创新药品患者可及，鼓励用于治疗特殊疾病的定向捐赠，通过患者援助项目加强医药企业、社会力量和医疗机构的合作；鼓励创新药企业、金融、保险和供应渠道协作的创新药品新型保障模式，满足不同层次的创新医药产品需求。

## 六、建立健全部门间协作机制，提高政策协调性

美国和英国作为全球最重要的医药市场和医药创新领跑者，支持和促进医药创新的国策既有战略性顶层设计，又有与之配套的具体落地措施。在明确的国家目标引导下，不同部门政策措施相互支撑，各利益相关方都不遗余力地维护国家医药创新领先地位，形成医药创新友好的政策生态环境。

美国是全球医药创新企业的聚集地，整个卫生体系对医药创新高价格的容忍，维持着美国处于全球医药创新的领先地位，并体现在其医药价格管理和医保支付等方方面面。药品市场长期以来实行市场定价，创新药品在市场独占期内可获得高额利润，且药品价格信息不公开。在药品价格不断上涨并超出通胀的背景下，直至2022年开始对部分专利药品实行价格谈判。商业医疗保险基本以联邦医疗保险的覆盖范围和支付标准为标杆。美国医保的"供方友好型"而非"供方管控型"的监管策略使全球医药创新在美国市场投入最快、使用范围最广、医保覆盖最迅速和保障范围最宽。

英国作为世界另一制药强国，政府有计划地选择和营造对国家科技发展具有引领作用、并能发挥全球影响力的产业，由承担国家重大科技规划与计划实施的非政府部门公共机构主导部署科研力量，并进行统筹、协调、管理和资助。占据全球医药创新，特别是生物医药创新领先地位，是英国重要的国家目标之一。通过实施药品加速获取合作计划，将NHS与各政府管理部门、监管机构、医药产业、研究者和患者有机地联合起来，加速突破性创新医药产品和技术的应用，是英国促进医药创新的重要国策之一。

与创新医药产品早日上市和惠及广大患者最为密切相关的药品监管机构和公共保障机构，为实现共同的国家目标协同助力创新企业，是美、英两国政府部门间密切协作的典范。美国的药品监管机构和联邦医疗保险对创新医疗器械的关键临床试验进行平行审查，助其早日投入临床使用并由联邦医疗保险支付。创新药企业在申请纳入医保药品目录前数年就着手对药品参保所需的临床资料和经济学资料进行规划，并和医保公司保持充分的前期沟通。英国药品加速获取合作计划框架下的药品监管部门和国家卫生技术评估机构，在临床前研究阶段或临床研究中后期，协作助力有前景的突破性创新医药技术产品早日应用于解决未满足的临床需求。除美国、英国外，加拿大药物和卫生技术管理局和法国经济学评价与公共卫生部门也分别通过"研发管线"会议和"早期咨询"会议，为医药创新的临床研究阶段提供技术指导，与企业讨论卫生经济学评价方法的选择，帮助企业优化临床试验设计并获得经济学评价需要的数据。

中国各部门促进医药创新和加速应用的政策措施应进一步加强协作和形成合力，强化各部门协作和各方政策协调，形成像美国和英国那样各项医药政策间协调一致的严密的顶层设计。一个很好的例子是国家医疗保障机构与国家药品监管机构的协作。中国医保准入评估是在药品获批上市后才开始提交申请，并获得与医保沟通的机会的。显然，"关口前移"的空间是有的。新药和医疗器械

的技术审评工作由国家药品监管机构下设的药品和医疗器械审评中心承担。如能按前面建议，成立国家卫生技术评估中心，国家药品监管机构和国家医疗保障机构下设的2个技术支撑机构相互协作，在创新医药产品获批上市前，为医药创新企业共同提供指导，开展卫生技术评估证据的收集，借鉴上述国家公共保障准入审评部门与药监新药审评审批机构在创新医药产品获批上市前，共同指导申请企业开展临床研究收集卫生技术评估证据的经验，可为创新产品上市后第一时间纳入公共保障，惠及更多患者争取时间。创新企业在立项、研发（临床前和临床）的过程中分阶段向药监和公共保障准入卫生技术评估机构提供创新产品的安全性、有效性证据，可及时获得2方面的反馈，确保符合准入的要求，并按正确的方向实施下一阶段研究方向，减少走弯路的可能。

# 第三部分

# 横向比较

# 第 ⑬ 章

# 基 本 国 情

　　本书选取的除我国以外的8个国家人均GDP为4万～6万美元，均属于高收入国家，人均卫生总费用除韩国稍低一些，均在5000美元及以上，占GDP比例10%以上。中国人均GDP不足2000美元，人均卫生总费用不足1000美元，占GDP比例只有5%，经济发展水平、人均卫生支出及占GDP比例与其他国家差距较大。2017年，中国对全球在研药物数量的贡献率还与第一梯队的美国相差很远，到2022年已达美国对全球在研药物贡献率的一半，远超第二梯队其他7个国家，显现出中国在经济发展水平和人均卫生支出与其他8个国家相差一半以上的情况下，医药创新奋起直追的态势（表13-1）。

表13-1　基本国情

| 国家 | GII 2019 排名 | 收入水平 | 人口/ 百万 | 人均GDP （PPP$） | 人均THE （PPP$） | 卫生总费用GDP 占比（% of GDP） | 2017年全球在研 药物数量贡献率/% | 2022年全球在研药物贡献率 （按药物生产企业总部检索）/% |
|---|---|---|---|---|---|---|---|---|
| 瑞士 | 1 | 高 | 8.5 | 64 649 | 8160 | 11 | 6.5 | 4.5 |
| 美国 | 3 | 高 | 326.8 | 62 606 | 10 661 | 17 | 48.7 | 42.5 |
| 英国 | 4 | 高 | 66.6 | 45 705 | 4856 | 10 | 8.0 | 6.1 |
| 德国 | 9 | 高 | 82.3 | 52 559 | 6515 | 12 | 5.2 | 3.7 |
| 韩国 | 11 | 高 | 32 | 41 351 | 3498 | 8 | 5.6 | 9.5 |
| 中国 | 14 | 中等偏上 | 1415.00 | 18 110 | 886 | 5 | 4.1 | 21.2 |
| 日本 | 15 | 高 | 127.2 | 44 227 | 4588 | 11 | 7.0 | 5.3 |
| 法国 | 16 | 高 | 65.2 | 45 775 | 5452 | 11 | 4.4 | 3.4 |
| 加拿大 | 17 | 高 | 37 | 49 651 | 5410 | 11 | 3.8 | 3.2 |

　　注：GII，全球创新指数；GDP，国内生产总值；PPP$，美元平价购买力；THE，卫生总费用。人均THE和卫生总费用GDP占比（% of GDP）来源于World Health Organization-Global Health Expenditure Database（https：//apps.who.int/nha/database/Home/Index/en），其他数据来源于Global Innovation Index 2019 Report。

# 第 14 章

# 创新医药产品公共保障准入与支付体系

9个国家中，中国与日本、韩国均实行以社会医疗保险制度为核心的公共保障制度。美国只为特殊人群提供政府组织的社会医疗保险，对一般就业人群实行非强制性商业医保制度。加拿大与英国实行基于税收的国家卫生服务体系。德国、法国作为西欧福利国家的代表，实行强制性社会医疗保险制度。瑞士强制性要求全民购买由商业医保公司提供、政府监管下的法定医疗保险。

中国、日本、韩国、加拿大、法国和瑞士均采用药品目录控制公共保障对医药产品的覆盖范围。日本和韩国的目录更新速度最快，日本每个季度都更新目录，韩国更是每月更新。法国和瑞士目录更新间隔时间较长，中国居中。美国、德国、英国对创新医药产品实行更包容的公共保障准入政策。美国长期实行的专利药价格市场调节的策略近年有所松动，政府开始介入，对不断高涨的专利药价格管制。德国和英国均采用卫生技术评估手段为公共保障体系决策提供依据，前者主要用于谈判价格，后者则将卫生技术评估结果作为公共保障支付与否的主要依据，对公共保障支付的药品采用控制销售额增速的价格监管方法。

除中国、美国和瑞士外，其余6个国家都在国家层面成立了从事卫生技术评估的专门机构。除中国外，其他8个国家都公开共保障准入和支付价格确定的标准和流程，且都建立了针对公共保障决策的听证和申诉渠道。日本、韩国、美国、法国和英国都形成了公共保障决策评估机构在创新医药产品临床研究阶段早期介入、与药品监管机构协同为创新企业提供技术咨询的机制。只有美国对公共保障支付的新药实行价格保密政策。除美国和英国外，包括我国在内的其他7个国家普遍参考欧、美市场价格确定创新医药产品的公共保障支付价格。日本、韩国、加拿大、德国、法国和瑞士都基于临床获益程度对新医药产品的创新程度评估，并据此确定支付价格。创新程度高的产品才会给予价格激励。对包括体外诊断试剂和数字疗法在内的新器械，均评估其对医疗照护是否有积极影响。日本侧重临床意义和便利性；韩国强调多维价值，对临床效果、成本效果及生活质量综合评估；美国对临时支付期内真实世界证据进行审查；德国看重临床获益改善、医疗干预流程和结构的改进；法国评估临床获益和临床获益改善；英国强调临床有效性、物有所值、不可测量的获益和非健康因素；瑞士侧重有效性、适宜性和经济性（表14-1）。

表14-1 创新药品公共保障与支付体系比较

| 项目 | 中国 | 日本 | 韩国 | 美国 | 加拿大 | 德国 | 法国 | 英国 | 瑞士 |
|---|---|---|---|---|---|---|---|---|---|
| 核心医疗保障体系 | 社会医保 | 社会医保 | 社会医保 | 一般人群商业医保＋特殊人群社会医保 | 国家卫生服务体系 | 强制性社会医保 | 强制性社会医保 | 国家卫生服务体系 | 由商业医保公司非营利部门经办，在政府严格监管下的强制性医保 |
| 是否有全国统一的医药产品保障目录 | 是 | 是 | 是 | Medicare A/B部分采用福利类别报销，D部分由各保险公司制定自己的处方集 | 各省制定目录 | 负面清单制度 | 分门诊和住院目录 | 通过发布指南的形式纳入公共保障 | 分门诊和住院目录 |
| 目录更新频率 | 每年1次（协议期2年） | 每年4次 | 每月1次 | Medicare每年1次 | 各省确定 | | 每年1次（协议期5年） | 随时 | 每年1次（协议期3～15年） |
| 有无作为独立实体的HTA机构 | 无国家层面作为独立实体的HTA机构，国家医疗保障局建立专家库，每年随机油取专家 | C2H | NECA | 无国家级层面作为独立实体的HTA机构，医学质量研究机构和临床与经济评论研究所等组织开展HTA | 药品：CADTH DTx：省级/地区/医院HTA机构 | IQWiG | 药品：TC IVD/DTx：CEPS | NICE | 无国家层面实体的HTA机构 |
| HTA机构临床研究阶段介入 | 无 | 无 | 无 | 平行审查 | "研发管线"会议 | 无 | "早期咨询"会议 | 加速获取协作计划、早期药物获取计划、创新药可和获取路径 | 无 |
| 支付标准参考品/参考国 | 药品：参照12个国家/地区价格（欧美邻国、香港和台湾地区），选取最低价 IVD/DTx：在成本核算基础上对新增医疗服务项目提出价格建议，报医疗服务价格主管部门备案 | 药品：相同适应证/相同用机制，相同剂型/规格，参照美、英、德、法、意大利价格 IVD/DTx：参照所有使用该产品的国家价格 | 药品：相同适应证/作用机制，相同剂型/规格和尺寸等方面有相似性定价 IVD/DTx：经列入正面清单并在同一"功能类别"中的产品（在材料、特征、和尺寸等方面）有相似性定价 | 自由定价，2022年开始对部分专利药实行价格谈判 | 药品：相同适应证，相同化学实体，优选相同剂型/规格，参照欧洲5国价格，比利时、法、德、意大利、荷兰、西班牙、瑞典和英国价格公开参考价 IVD/DTx：公开竞标 | 药品：依据临床获益改善定价，对照适当年度治疗费用，参照15个欧洲国家报销价格，企业协商最高支付价格 IVD/DTx：参照欧洲价格或与本国价格比较，与企业协商最高支付价格 | 价格谈判的原则依据临床获益等级分级，I～III级产品参考欧洲5国价格，可以制定比参考价格更高的价格，但不得高于英国、意大利、德国和西班牙外部参考价的平均值，IV级将参考价格作为产品支付价格，V级低于参考价格 | 药品：相同适应证，优选相同作用机制和临床最广泛使用药品 IVD/DTx：新医疗技术的指南公布后，由地方医疗系统负责采购保健服务的平均价格，采用公开竞价方式确定支付价格 | 药品：已包含在专科药品目录其药品目录内，基于国内部参考价格确定支付价格，设有参照药品的，参考国德国、丹麦、英国、荷兰、法国、奥地利、比利时、芬兰和瑞典的平均价格。如果一个参考国的价格过高或过低，则该价格不纳入参考 IVD/DTx：参考其他地产品同一疾病治疗价格 |

续 表

| 项目 | 中国 | 日本 | 韩国 | 美国 | 加拿大 | 德国 | 法国 | 英国 | 瑞士 |
|---|---|---|---|---|---|---|---|---|---|
| 药品支付标准确定方法 | 评估经济性、有效性、安全性、创新性、公平性5个维度，谈判定价 | 评估是否比类似药品具有更高有效性或安全性，有效性和安全性或有效性改善，根据临床疗效及治疗方法改善、创新程度或类似药品创新程度均有增加或算或按照定价 | 与可替代药品相比，评估是否具有更高有效性或安全性，评估疗效、成本效果，临床疗判价格：根据临床疗效改善，将不优于替代类药品，按替代程度，按替代类药品的加权平均价算或按照成本或益评价确定药物价格 | 新药上市前6年，新药上市前10年，生物药上市前10年，和有仿制药竞争的，该可免除价格谈判方法，可免除价格谈判，其他新药自由定价 | 结合主要适应证，所属治疗类别和有无疗效，类似疗效参照药，将临床获果，改善分为4类：突破性改善、显著改善、中等改善、轻微/无改善。创新程度越高，药价限制越宽松，具体支付标准由省政府与药品制造商谈判协定 | 从是否延长生存期、减轻不良反应、缩短病程及改善生活质量4个指标，将临床获益改善评定为6个等级：具有重大临床获益改善、显著临床获益改善、较小临床获益改善、无法量化临床获益改善、无临床获益改善或临床获益改善为负。临床获益等级越高，医保报销比例高；临床获益改善等级高的新药，医保支付等级高 | 评估获益严重程度，有效性和安全性结局，全性临床结局，药品作用类别（预防、诊疗），替代情况，以及对公共卫生的影响。通过临床获益改善药物分为不同等级，按等级谈判定价，前4个等级是创新药品，谈判定价，后2个等级纳入参考价体系部参考价付价格 | 评估经济性：增量成本效果比值低于决策支付阈值愿支付阈值（2万~3万英镑/QALY）；使用前三年花费NHS超过2000万英镑的产品，创新药的净销售利润还超过控制利润率的净销售额，创新药36个月豁免期内不受上述限制 | 评估有效性、经济效益、适度创新，重大创新，按创新程度分为创新4类，次要创新或同新，创新4类，按创新程度协商定价，创新程度高的新药医保支付价格高 |
| IVD/DTx支付标准确定方法 | 按新增医疗服务定价方法，考虑创新性、经济性 | 按是否已纳入"诊疗报酬分数表"，是否"功能类别"具有"临床意义的提高"和是否具有"便利性的提高"区分E1、E2，E3提交，与类似产品比较 | 与纳入医保正面清单并在同一"功能类别"产品具有"临床意义"（在材料、特征和尺寸等方面具有相似性）类似产品比较，过多维价值综合评价将"改进水平"分5级，比较成本、临床有效性（包括生活质量改善）和经济有效性 | 通过卫生技术评估，同行审议，真实世界证据审查和回顾相关专业协会发布的实践指南，编制后，根据提前制定的价格表通过不同的代码付款 | | 新的检查和治疗方法：评估效益，分为重大、重要、中度、轻微及缺乏5类，前3类 DTx：至少有一项对医疗照护具有显著积极影响，且应满足医疗照护有益（通过相关生活质量改善）或其相关质量和医疗保健程序和结构改进 | 评估实际临床获益，评估临床有效益，分为重大、重要、中度、轻微及缺乏5类，前3类，通过价格谈判可高于参考价，第4类产品入参考价体系，第5类需低于参考价 | 评估临床有效性；物有所值；不可测量获益及非健康因素，计算当前照护标准下获得的每个QALY的增量成本，并与决策阈值（2万~3万英镑）比较 | 同药品 |

# 第 15 章

# 创新药品获批上市数量及公共保障准入时限

    2018—2022年，9个国家获批上市的创新药品（含有新有效成分的药品或复方制剂，包括化学药和生物药；不包含新适应证、新剂型、新给药途径和改变适用人群等情形，不包含化学通用名药、生物类似药；排除疫苗、血液制品、致敏试验制剂、基因和细胞疗法及多数公共保障不覆盖的美容产品和非处方药）数量，美国最多（245）；中国（225）仅次于美国，与日本（210）、欧盟（200）、英国（209）相差不多；瑞士（165）与加拿大（160）相差不多；韩国（83）最少（表15-1）。韩国获批上市创新药品数量少的主要原因，一是新药审评审批制度的限制，二是首先在韩国上市的创新药品均需经过严格的卫生技术评估，不会获得比欧美市场更高的价格，创新企业倾向于首先在欧美市场上市，获得较高溢价（图15-1）。按治疗类别分析各国获批上市的创新药品，2018—2022年在各国获批上市的抗肿瘤药物数量都是最多，其次为全身用抗感染药物、神经系统药物、免疫调节剂及消化道和代谢药物（图15-2）。

    按治疗类别比较2018—2022年获批上市且截至2022年年底已纳入公共保障的创新药品数量，我国全身抗感染药物、免疫调节剂、心血管系统药物纳入公共保障的占比高于50%，约一半获批上市的抗肿瘤新药已纳入公共保障，与最低的韩国（48%）相当。法国、英国和瑞士均为60%左右。日本除少量呼吸道和皮肤病药物未纳入公共保障外，其余类别获批上市的创新药品基本都纳入了公共保障。韩国免疫调节剂纳入公共保障的比例相对其他类别较高。法国获批上市的所有类别创新药均有一半以上纳入了公共保障。英国和瑞士抗肿瘤药物和免疫调节剂纳入公共保障的比例较高（图15-3）。

    2018—2022年，日本获批上市当年即纳入公共保障的创新药品数量占比最高（91%），中国（16%）、英国（14%）和韩国（13%）较低。2018—2022年获批上市的创新药品，截至2022年年底纳入公共保障的比例也是日本最高（93%），韩国（41%）和英国（44%）较低，中国和法国、瑞士为50%～60%（图15-4）。中国自2017年首次开始通过国家药品价格谈判将创新药品纳入基本医疗保险，显示出成效。

    美国通过不同商业保险计划支付创新药品，加拿大公共保障准入创新药品由省级层面做出决策，德国法定医疗保险对所有获批上市的创新药品按市场价格立即给予临时支付。其余6个可计算国家层面公共保障准入等待时长的国家中，日本的创新药品医保准入时长最短（流程规定2～3个月，实际中位数58天，2018—2022年基本稳定）；加拿大、英国和瑞士较长（大于8个月）；其余国家流程规定为4～6个月，实际中位数均为200～300天；中国实际中位时长最长（495天），主要原因是中国自2019年才开始年度常态化医保准入，2018年获批上市的新药医保准入时间较长；法国、英国和中国均呈逐年缩短的趋势（表15-1，图15-5）。

按治疗类别比较，在2018—2022年各国获批上市且2022年年底前纳入基本医疗保险的创新药品中，从获批上市到纳入医保的中位时长，血液和造血器官及心血管系统药物最短，呼吸系统药物最长；日本全身用抗感染药物最短，皮肤病和泌尿生殖系统药物最长；韩国最短的是消化道和代谢药物，肌肉－骨骼系统药物最长；法国最短的是皮肤病药物，最长的是感觉器官药物；英国是肌肉－骨骼系统药物最短，内分泌治疗药物最长；瑞士且免疫调节剂最短，皮肤病药物最长（图15-6）。各国间按治疗类别比较，最长的是法国的感觉器官药物（944天），大于瑞士的皮肤病药物、消化道和代谢药物（800天）。日本（58天）和瑞士（89天）免疫调节剂最短。除我国（598天）外，其余国家均在200天左右（图15-7）。

表15-1　各国创新药品获批上市及纳入公共保障情况（2018—2022）

| 项目 | 中国 | 日本 | 韩国 | 美国 | 加拿大 | 德国 | 法国 | 英国 | 瑞士 |
|---|---|---|---|---|---|---|---|---|---|
| 获批上市数量/个 | 225 | 210 | 83 | 245 | 160 | 200 | 200 | 209 | 165 |
| 获批上市当年即纳入公共保障数量（占比）/个（%） | 35（15%） | 190（91%） | 11（13%） |  |  | 200（100%） | 53（26%） | 28（13%） | 34（21%） |
| 截至2022年年底纳入公共保障创数量（占比）/个（%） | 121（54%） | 196（93%） | 34（41%） |  |  | 200（100%） | 120（60%） | 91（44%） | 83（50%） |
| 从获批上市到公共保障准入中位时长/天 | 495 | 58 | 300 |  |  | 0 | 206 | 324 | 203 |
| 公共保障准入评估时限 | 4～5个月 | 2～3个月 | 5个月 | 6个月 | 9个月 | 6个月 | 6个月 | 单一技术评估9～10个月 多技术评估11～15个月，快速技术评估8个月 | 6～12个月 |

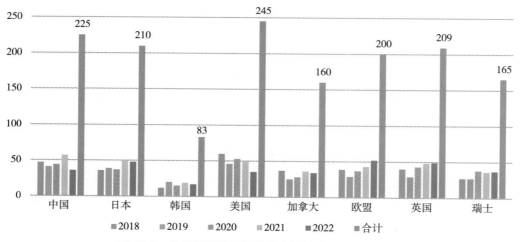

图15-1　各国创新药品获批上市数量（2018—2022）

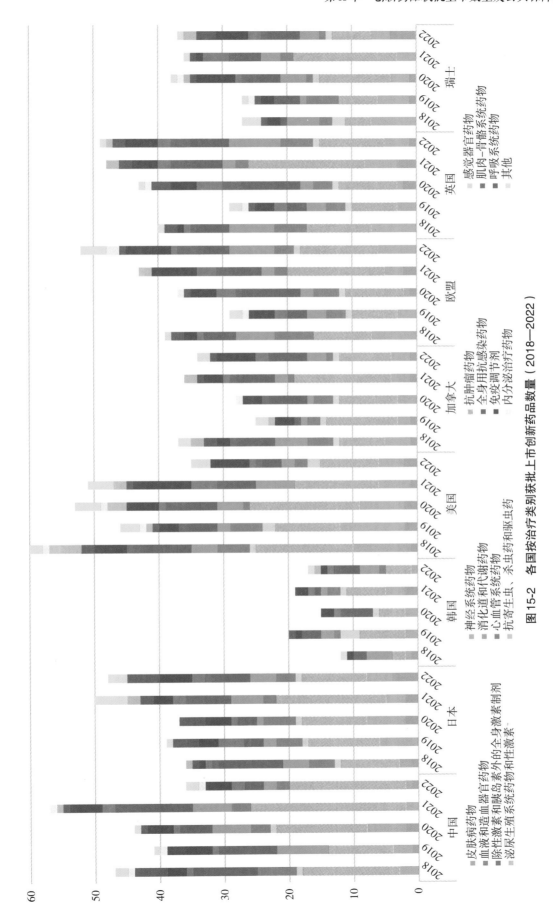

**图 15-2　各国按治疗类别获批上市创新药品数量（2018—2022）**

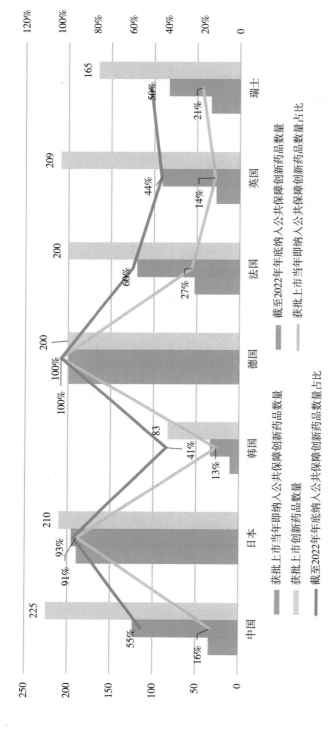

图15-3 中国、日本、韩国、德国、法国、英国、瑞士获批上市及纳入公共保障创新药品数量（2018—2022）

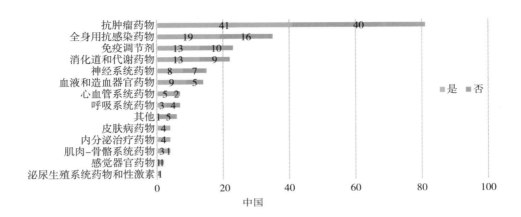

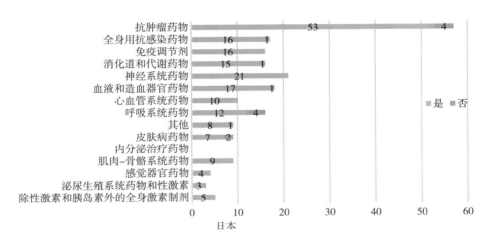

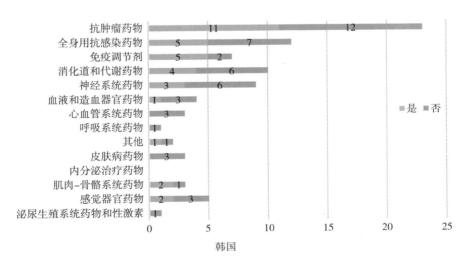

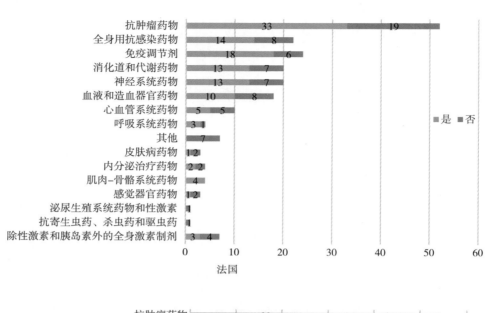

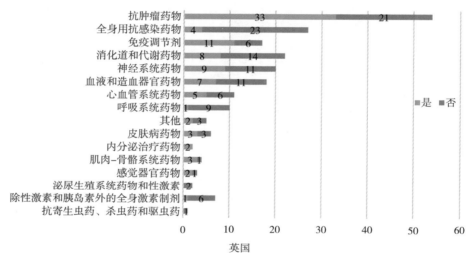

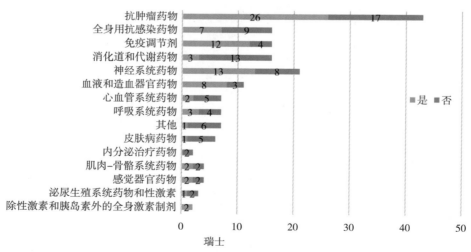

图15-4　中国、日本、韩国、法国、英国、瑞士2018—2022年获批上市的创新药品截至2022年年底纳入公共保障情况

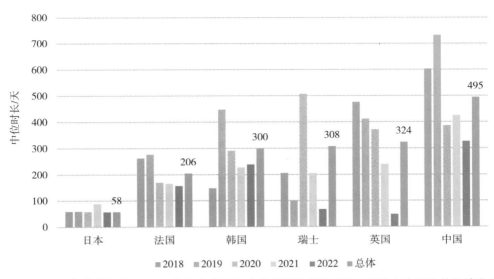

图15-5　2018—2022年获批上市且2022年年底前纳入公共保障的创新药品从获批上市到公共保障准入中位时长

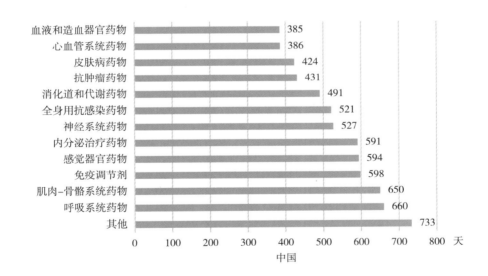

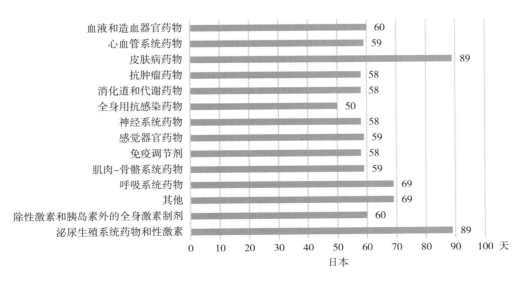

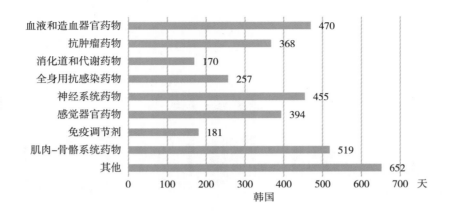

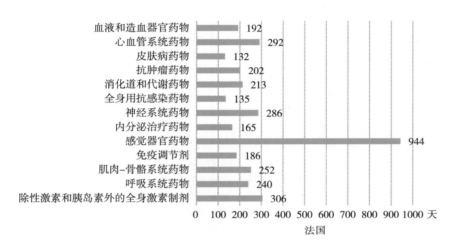

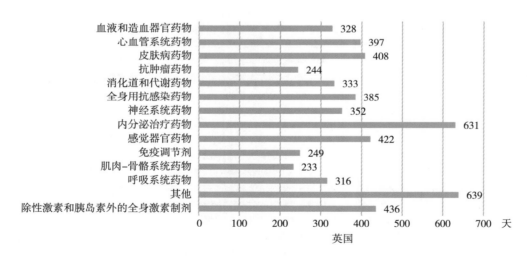

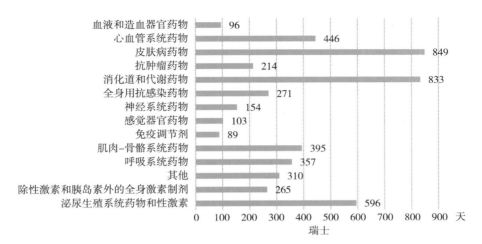

**图 15-6　2018—2022 年获批上市且截至 2022 年年底已纳入公共保障的创新药品从获批上市到公共保障准入中位时长（按治疗类别）**

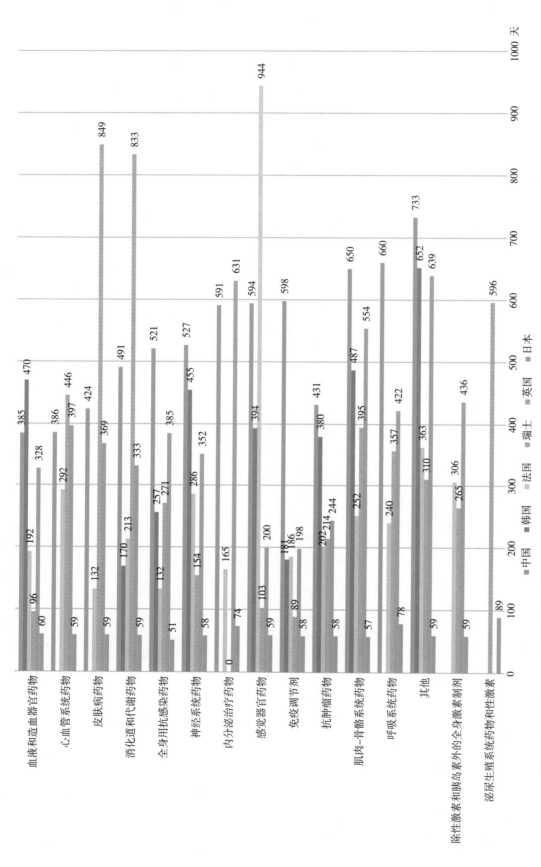

图15-7　2018—2022年获批上市且截至2022年年底已纳入公共保障的创新药品从获批上市到公共保障准入中位时长（按治疗类别）

# 第16章

# 体外诊断试剂获批上市数量及公共保障准入时限

我国获批上市新体外诊断试剂的数量比加拿大少（表16-1，图16-1）。体外诊断试剂在多数国家均纳入医疗服务项目支付，但对新体外诊断试剂，特别是临床获益改善显著的，给予一定的价格激励。按DRG支付的，及时给予新编码和新支付标准。加拿大批准的新体外诊断试剂中免疫诊断试剂居多，我国批准的新诊断试剂则以分子诊断试剂为主（图16-2）。

表16-1　各国创新体外诊断试剂获批上市数量及公共保障准入情况（2018—2022）

| 项目 | | 中国 | 日本（E3申请） | 韩国 | 美国 | 加拿大 | 德国 | 法国 | 英国 | 瑞士 |
|---|---|---|---|---|---|---|---|---|---|---|
| 获批上市数量 | | 17 | — | — | — | 38 | — | — | — | — |
| 截至2022年年底纳入公共保障准入数量/个 | | 按医疗服务项目支付 | 56 | — | 国家福利保障按福利类别准入 | 医院决定 | 按医疗服务项目支付 | — | 按医疗服务项目支付 | 43 |
| 公共保障准入时限 | 纳入保障 | 1～2年 | 企业申请后E1：20天；E2/E3：五个月 | 170天（30内企业申请+140内新卫生技术评估） | 6～12个月 | 6～24个月 | 3～5个月内申请，1年后纳入数字健康应用正式目录 | 约180天 | 诊断评估63周，医疗技术评估36周，技术评估175天 | 13～19个月 |
| | 确定支付标准 | 纳入公共保障同时确定支付标准 | 90天内 | 100天 | 纳入公共保障同时确定支付标准 | 医院采购确定支付标准 | 纳入公共保障同时确定支付标准 | 纳入公共保障同时确定支付标准 | 纳入公共保障同时确定支付标准 | 纳入公共保障同时确定支付标准 |

注：日本2015年后按疾病种类公布获批上市数据，未区分具体品种；韩国和美国的获批上市数据未区分创新体外诊断试剂；加拿大2022年获批上市数据截至2024年4月尚未公布；德国和法国获批上市的体外诊断试剂为按欧盟新法规批准的数据，未包括新法规实施前批准数据，也未明确创新体外诊断试剂；瑞士获批上市创新体外诊断试剂数据未公开。

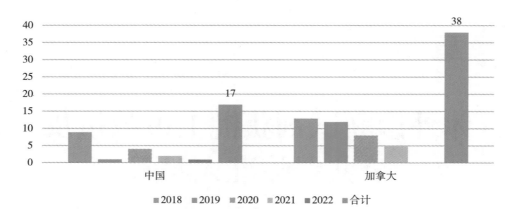

**图16-1 中国和加拿大获批上市的创新体外诊断试剂（2018—2022）**

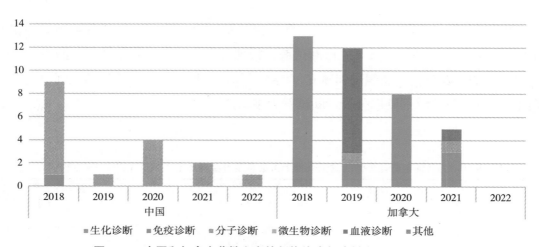

**图16-2 中国和加拿大获批上市的新体外诊断试剂（2018—2022）**

# 第 17 章

# 数字疗法获批上市数量及公共保障准入时限

2018—2022年，中国（1个）、日本（2个）、德国（38个）和美国（52个）有数字疗法产品获批上市（表17-1），美国和德国数字疗法获批上市数量均呈逐年上升趋势（图17-1）。只有日本（2/2）和德国（13/38）将获批上市的数字疗法纳入了公共保障，中国和美国的公共保障都尚未开始支付数字疗法（图17-2）。德国数字疗法获批上市即纳入临时目录，法定医疗保险按市场价格临时支付，企业收集真实世界数据并经评估后，确定正式医保支付价格，纳入数字健康应用正式目录。德国数字疗法纳入法定医疗保险以收录至数字健康应用正式目录为准。日本和德国的数字疗法从获批上市到医保准入的中位时长分别为109天和364天（表17-1，图17-3）。

表17-1 各国数字疗法获批上市数量及公共保障准入情况（2018—2022）

| | 项目 | | 中国 | 日本 | 韩国 | 美国 | 加拿大 | 德国 | 法国 | 英国 | 瑞士 |
|---|---|---|---|---|---|---|---|---|---|---|---|
| 获批上市数量 | | | 1 | 2 | 0 | 52 | 0 | 38 | 0 | 0 | 0 |
| 截至2022年年底公共保障准入数量/个 | | | 0 | 2 | 0 | 0 | 0 | 13 | 0 | 0 | 0 |
| 从获批上市到公共保障准入中位时长/天 | | | — | 109 | — | — | — | 364 | — | — | — |
| 公共保障准入时限 | 纳入公共保障 | 暂无规定 | | B3、C1、R受理日次月1日起4个月内，C2受理日期的次月1日起5个月内180天内 | | 280天（30内企业申请+250内新HTA）6～12个月 | 6～24个月 | 正式目录（上市即纳入临时目录，0～24个月内完成评估）180天 | | 20周～92个月 | 13～19个月 |
| | 确定支付标准 | 暂无规定 | | | | 纳入保障同时确定支付标准100天内 | 医院采购确定支付标准 | 纳入正式目录后6个月内价格谈判90天内 | | 暂无规定 | 纳入保障同时确定支付标准 |

注：中国数据不含省级药品监督管理局批准的55个二类产品，只含1个国家药品监督管理局批注的I类产品；韩国、加拿大、法国、英国、瑞士目前还没有数字疗法获批上市。

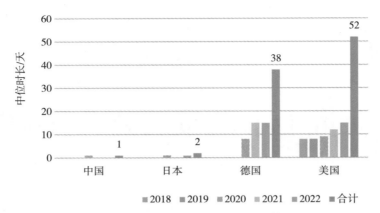

图17-1　中国、日本、美国、德国获批上市的数字疗法数量（2018—2022）

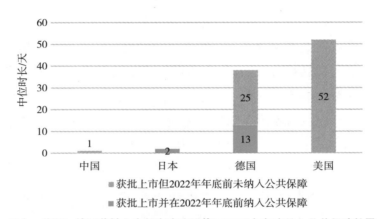

图17-2　中国、日本、美国、德国获批上市数字疗法及截至2022年年底纳入公共保障数量（2018—2022）

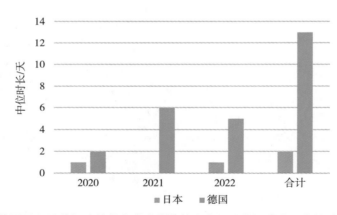

图17-3　日本、德国纳入公共保障的数字疗法从获批上市至公共保障准入中位时长（2018—2022）

# 第 18 章

# 丙肝直接抗病毒药物在各国获批上市及公共保障准入分析案例

截至2023年年底，中国共获批上市了16个丙肝直接抗病毒药物，其中5个仅在中国销售和使用。其他国家获批上市的丙肝直接抗病毒药物数量为8～10个。中国从2017年开始有丙肝直接抗病毒药物获批上市，除2023年获批上市1个泛基因组合外，均为非泛基因组合。美国从2013年开始，韩国从2015年开始，其他国家均从2014年开始有丙肝直接抗病毒药物获批上市。多数国家在2017年已完成本国丙肝直接抗病毒药物上市许可，且多数为WHO推荐的泛基因组合。2020年以后，只有中国和韩国还有丙肝直接抗病毒药物获批上市。5个早期在8个国家获批上市的跨国药企产品在多数国家已退市。中国丙肝直接抗病毒药物获批上市时间相对滞后（表18-1，图18-1，图18-2）。

2023年年底前获批上市且已纳入公共保障的丙肝直接抗病毒药物，日本（9/9）和德国（10/10）100%纳入；瑞士纳入比例最低（3/9）；其他国家多数均已纳入（图18-3）。中国丙肝直接抗病毒药物公共保障准入时间在2019年以后；其他国家除韩国外，基本在2014—2017年已完成公共保障准入（图18-4）。丙肝直接抗病毒药物从获批上市到公共保障准入中位时长，日本（51天）和瑞士（70天）最短，中国最长（521天），其他国家基本为150～250天（图18-5）。中国公共保障准入时长2019年以前显著长于其他国家，以后快速缩短，到2023年，已缩短至6个国家中等水平，显现出中国从2019年开始创新药常态化医保准入的成效。日本、韩国、法国和瑞士的准入时长比较稳定，英国也基本呈现逐渐缩短趋势（图18-6）。

从获批上市和公共保障准入时间、数量和品种看，全球首个丙肝直接抗病毒药物早在2013年即在美国获批上市，并很快在德国、法国和英国获批上市，进口到中国并获批上市时，已是2017年。中国自主研发的丙肝直接抗病毒药物获批上市时间是2018年，比全球首个丙肝直接抗病毒药物首次获批上市晚5年。中国公共保障准入与药品审评审批上市许可紧密配合，2个国产产品均于上市当年即通过国家药品价格谈判纳入医保。中国研发的丙肝直接抗病毒药物未在其他任何一个国家获批上市。目前，发达国家的丙肝直接抗病毒药物市场被跨国企业的几个重点产品（索磷布韦/维帕他韦，Sofosbuvir/Velpatasvir；来迪派韦/索磷布韦，Sofosbuvir/Ledipasvir；格卡瑞韦/哌仑他韦，Glecaprevir/Pibrentasvir；索磷维伏，Sofosbuvir/Velpatasvir/Voxilaprevir）占据，均为WHO推荐的组合。中国自主研发的拉维达韦（Ravidasvir）虽然也被WHO推荐，但并未在其他8个国家获批上市，且WHO推荐的是泛基因组合，而我国仅获批Ⅰb型丙肝适应证。提示我国自主研发的丙肝直接抗病毒

表18-1　截至2023年年底各国丙肝直接抗病毒药物获批上市及公共保障准入情况

| 药品名称 | 适应证 | 规格信息 | 国产与否 | 获批上市时间 | | | | | | | 从获批上市至公共保障准入中位时长/天 | | | | | | WHO 2022 指南（2023基本药物示范目录） |
|---|---|---|---|---|---|---|---|---|---|---|---|---|---|---|---|---|---|
| | | | | 中国 | 日本 | 韩国 | 美国 | 加拿大 | 欧盟 | 瑞士 | 中国 | 日本 | 韩国 | 法国 | 英国 | 瑞士 | |
| 西美瑞韦（Simeprevir） | 与SOF联用或与聚乙二醇化干扰素及利巴韦林联用，治疗不伴肝硬化或伴有代偿性肝硬化的基因1型或1/4型成人慢性丙肝 | 150mg/粒 | 否 | 2017 | 2013 | / | 2013 | 2013 | 2014 | / | / | 52 | / | 217 | 287 | / | 否（多数国家已退市） |
| 达拉他韦（Daclatasvir, DAC） | 与其他药物联合治疗成人基因1型慢性丙肝 | 60mg/片 | 国产仿制 | 2017 | 2014 | 2015 | 2015 | 2015 | 2014 | 2015 | / | 54 | 95 | / | / | / | 是（原研产品已全球退市） |
| 阿舒瑞韦（Asunaprevir, ASV） | 与盐酸达拉他韦片联合治疗成人基因1b型慢性丙肝（非肝硬化或代偿期肝硬化） | 100mg/粒 | 否 | 2017 | 201 | 2015 | / | 2016 | / | / | / | 53 | 95 | / | / | / | 否（多数国家已退市） |
| 索磷布韦（Sofosbuvir, SOF） | 与其他药品联合治疗成人与12～<18岁青少年慢性丙肝 | 400mg/片 | 否 | 2017 | 201 | 2015 | 2013 | 2014 | 2014 | 2014 | / | 48 | 234 | 292 | 405 | / | 是 |
| 奥比帕利（Ombitasvir/ Paritaprevir/ Itonavir, OPr） | 与其他药物联合治疗成人慢性丙肝 | 奥比他韦 12.5mg 帕立瑞韦 75mg 利托那韦 50mg | 否 | 2017 | 2015 | 2017 | 2014 | 2015 | 2015 | 2014 | / | 51 | 76 | / | 315 | / | 否（多数国家已退市） |
| 达塞布韦（Dasabuvir, DSV） | 与其他药物联合治疗基因1型成人慢性丙肝 | 250mg/片 | 否 | 2017 | / | 2017 | 2014 | 2015 | 2015 | 2014 | / | / | 76 | / | / | / | 否（多数国家已退市） |
| 艾尔巴韦/格拉瑞韦（Elbasvir/ Grazoprevir, EBR/GZR） | 成人基因1型慢性丙肝 | 艾尔巴韦 50mg 格拉瑞韦 100mg | 否 | 2018 | 2016 | 2016 | 2016 | 2016 | 2016 | 2016 | 613 | 42 | 161 | 166 | 96 | 30 | 否 |
| 索磷布韦/维帕他韦（Sofosbuvir/ Velpatasvir, SOF/ VEL） | 成人慢性丙肝 | 索磷布韦 400mg 维帕他韦 100mg | 否 | 2018 | 2019 | 2022 | 2016 | 2016 | 2016 | 2016 | 588 | 49 | 257 | 298 | 232 | 19 | 是 |

续表

| 药品名称 | 适应证 | 规格信息 | 国产与否 | 获批上市时间 | | | | | | | 从获批上市至公共保障准入中位时长/天 | | | | | | WHO 2022 指南（2023基本药物示范目录）范围内 |
|---|---|---|---|---|---|---|---|---|---|---|---|---|---|---|---|---|---|
| | | | | 中国 | 日本 | 韩国 | 美国 | 加拿大 | 欧盟 | 瑞士 | 中国 | 日本 | 韩国 | 法国 | 英国 | 瑞士 | |
| 达诺瑞韦（Danoprevir, DNV） | 与利托那韦、聚乙二醇干扰素α和利巴韦林联合治疗初治非肝硬化基因1b型成人慢性丙肝 | 100mg/片 | 是 | 2018 | / | / | / | / | / | / | 1304 | / | / | / | / | / | 否 |
| 来迪派韦/索磷布韦（Sofosbuvir/Ledipasvir, SOF/LDV） | 基因1型慢性丙肝 | 来迪派韦 90mg 索磷布韦 400mg | 否 | 2018 | 2015 | 2015 | 2014 | 2014 | 2014 | 2014 | 406 | 54 | 201 | 170 | 373 | / | 是 |
| 格卡瑞韦/哌仑他韦（Glecaprevir/Pibrentasvir, G/P） | 基因1、2、3、4、5或6型无肝硬化或代偿期肝硬化成人慢性丙肝；既往接受过含一种NS5A抑制剂或一种NS3/4A蛋白酶抑制剂（但不包括同时涉及两者）治疗方案的基因1型慢性丙肝 | 格卡瑞韦 100mg 哌仑他韦 40mg | 否 | 2019 | 2017 | 2018 | 2017 | 2017 | 2017 | 2017 | / | 49 | 140 | / | 182 | 70 | 是 |
| 索磷维伏（Sofosbuvir/Velpatasvir/Voxilaprevir, SOF/VEL/VOX） | 治疗既往接受过含直接抗病毒药物、无肝硬化或代偿性肝硬化成人慢性丙肝 | 索磷布韦/维帕他韦/伏西瑞韦 400mg/100mg/100mg | 否 | 2019 | 2014 | 2022 | 2017 | 2017 | 2017 | 2017 | 745 | / | 223 | 246 | 210 | / | 否 |
| 可洛派韦（Coblopasvir, CLP） | 与索磷布韦联合治疗初治或治干扰素经治基因1、2、3、6型成人慢性丙肝，可合并或不合并代偿性肝硬化 | 60mg/粒 | 是 | 2020 | / | / | / | / | / | / | 384 | / | / | / | / | / | 否 |
| 拉维达韦（Ravidasvir, RDV） | 联合利托那韦强化的达诺瑞韦钠片和利巴韦林，治疗初治基因1b型非肝硬化成人慢性丙肝，不得作为单药治疗 | 200mg/片 | 是 | 2020 | / | / | / | / | / | / | 521 | / | / | / | / | / | 否 |
| 依米他韦（Emitasvir, EMV） | 与索磷布韦片联合治疗成人基因1型非肝硬化慢性丙肝，不得作为单药治疗 | 100mg/粒 | 是 | 2020 | / | / | / | / | / | / | 376 | / | / | / | / | / | 否 |

续表

| 药品名称 | 适应证 | 规格信息 | 国产与否 | 获批上市时间 | | | | | | | 从获批上市至公共保障准入中位时长/天 | | | | | | WHO 2022指南（2023基本药物示范目录） |
| --- | --- | --- | --- | --- | --- | --- | --- | --- | --- | --- | --- | --- | --- | --- | --- | --- | --- |
| | | | | 中国 | 日本 | 韩国 | 美国 | 加拿大 | 欧盟 | 瑞士 | 中国 | 日本 | 韩国 | 法国 | 英国 | 瑞士 | |
| 奥磷布韦（Alfosbuvir, AOF） | 与达拉他韦联和治疗初治或干扰素经治基因1、2、3、6型成人慢性丙肝，可合并或不合并代偿性肝硬化 | 100mg/片 | 是 | 2023 | / | / | / | / | / | / | 384 | / | / | / | / | / | 否 |

药物在高收入国家的市场已无空间，如果能在产品质量、安全性、有效性及经济性上更胜一筹，在中等收入国家才可能还有一定市场空间。

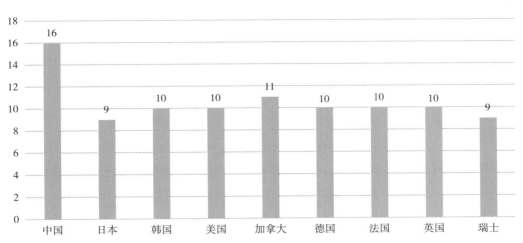

**图18-1　2023年年底前各国获批上市的丙肝直接抗病毒药物数量**

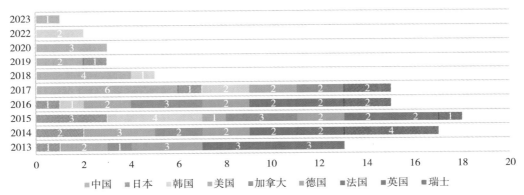

**图18-2　2023年年底前各国各年获批上市的丙肝直接抗病毒药物数量**

注：2021年各国均无丙肝直接抗病毒药物获批上市

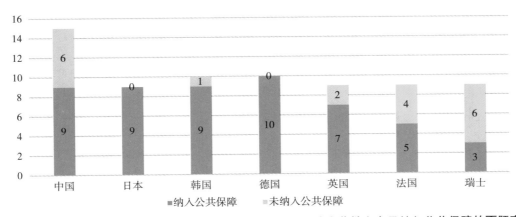

**图18-3　2023年年底前中国、日本、韩国、德国、法国、英国、瑞士获批上市且纳入公共保障的丙肝直接抗病毒药物数量**

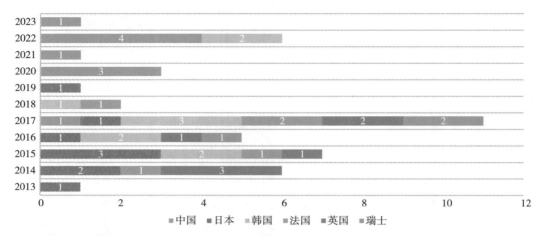

图18-4　2023年年底前中国、日本、韩国、法国、英国、瑞士获批上市且纳入公共保障的丙肝直接抗病毒药物各年数量

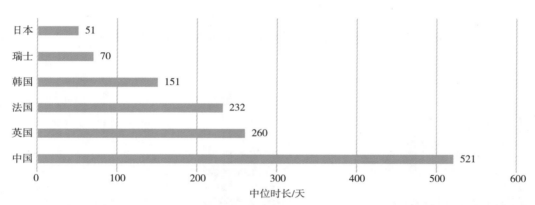

图18-5　2023年年底前中国、日本、韩国、法国、英国、瑞士获批上市且纳入公共保障的所有丙肝直接抗病毒药物从获批上市到公共保障准入中位时长

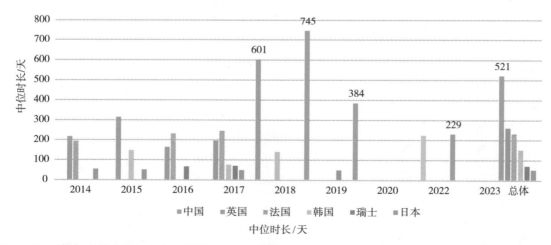

图18-6　2023年年底前中国、日本、韩国、法国、英国、瑞士每年获批上市且纳入公共保障的丙肝直接抗病毒药物从获批上市到公共保障准入中位时长

# 参考文献

［1］刁一凡. 我国新型抗肿瘤药物公共保障政策与药物可及性评估研究［D］. 北京：北京协和医学院，2020.

［2］国家卫生健康委［EB/OL］.［2024-03-20］. http://www.nhc.gov.cn.

［3］国家药品监督管理局［EB/OL］.［2024-03-20］. https://www.nmpa.gov.cn.

［4］国家医疗保障局［EB/OL］.［2024-03-20］. http://www.nhsa.gov.cn.

［5］郭莺，茅雯辉，向浩，等. 韩国医疗保险监管组织体系和管理能力及其启示［J］. 中国卫生政策研究，2020，13（3）：1-5.

［6］胡宏伟，王爽. 关于我国体外诊断试剂集采的几点思考［J］. 中国医疗保险，2022（6）：48-53. doi：10.19546/j.issn.1674-3830.2022.6.010.

［7］胡善联. 中国医保药品价格谈判回顾和展望［J］. 卫生经济研究，2024，41（1）：9-13. doi：10.14055/j.cnki.33-1056/f.2024.01.003.

［8］季煦，王谦，张欲晓，等. 德国医用耗材医保准入管理的启示［J］. 中国卫生政策研究，2021，14（11）：75-80.

［9］孔繁翠. 创新药价值评估的国际经验比较及启示［J］. 中国卫生政策研究，2022，15（06）：17-23.

［10］兰婷，胡邱铷，郭珉江. 我国药品谈判政策演变与创新扩散机制探究［J］. 中国卫生政策研究，2022，15（9）：47-55. doi：10.3969/j.issn.1674-2982.2022.09.008.

［11］李静雯，李曼，任海英. 数字疗法的应用现状研究［J］. 信息通信技术与政策，2022，（2）：83-87.

［12］李宇欣，高向阳，李斯琦，等. 数字疗法的应用现状及未来展望［J］. 中国数字医学，2022，17（7）：39-44，84.

［13］刘跃华，郭武栋，赵琨，等. 癌症创新药支付管理政策建议：以英国癌症药物基金（CDF）改革历程为鉴［J］. 中国医疗保险，2020，140（5）：76-80. doi：10.19546/j.issn.1674-3830.2020.5.020.

［14］刘跃华，刘昭，张萌，等. 英国癌症药物基金改革及对医保创新药支付政策的启示［J］. 中国卫生政策研究，2020，13（7）：52-57.

［15］吕兰婷，傅金澜. 卫生技术评估在医疗服务价格项目管理中的应用［J］. 中国医院管理，2022，42（7）：39-42.

［16］马勇，刘梦娜，艾丹丹，等. 加拿大卫生技术评估助力医保药品准入的启示［J］. 中国医疗保险，2022，（6）：125-127. doi：10.19546/j.issn.1674-3830.2022.6.026.

［17］聂珏荃，李晶. 中美两国医保目录调整工作程序和决策支持体系［J］. 中国药物经济学，2020，15（12）：32-38，46.

［18］庞岩，丁锦希，李伟，等. 瑞士医疗保险风险调剂金制度对我国的启示［J］. 卫生软科学，2022，36（6）：93-96. doi：10.3969/j.issn.1003-2800.2022.06.019.

［19］日本厚生劳动省［EB/OL］.［2024-03-20］. https://www.mhlw.go.jp.

［20］日本医薬品医療機器総合機構［EB/OL］.［2024-03-20］. https://www.pmda.go.jp.

［21］苏泽瑞. 普惠性商业健康保险：现状、问题与发展建议［J］. 行政管理改革，2021，147（11）：90-99.

［22］王海银，孙辉，王昊德，等. 价值重塑下的我国卫生技术评估发展与展望［J］. 中国卫生质量管理，2022（6）：29.

［23］王亮，岳晓萌，李钰翔，等. 中日医保药品目录管理差异与思考：日本医保目录动态调整机制之启示［J］. 中国卫生经济，2020，（5）：91-96.

［24］王怡诺，蒋蓉，邵蓉. 多层次医疗保障体系视角下普惠型商业健康补充保险发展路径分析［J］. 中国卫生政策研究，2021，14（5）：15-20.

［25］吴淳，孙文昭，陈广忠，等. 中国肿瘤特药支付报告（2019）//阎建军，于莹. 中国健康保险发展报告［R］（2020）.

北京：社会科学文献出版社，2020. https://xianxiao.ssap.com.cn/catalog/5222218.html.

［26］吴晶，董心月，赵博雅. 美国DRG下高值创新医疗技术的支付政策及启示［J］. 中国医疗保险，2022，（6）：118-124. doi：10.19546/j.issn.1674-3830.2022.6.025.

［27］肖月. 英国国家卫生与服务优化研究院的卫生技术评估模式与经验分析［J］. 医学与社会，2022，35（8）：1-8. doi：10.13723/j.yxysh.2022.08.001.

［28］谢金平，邵蓉. 法国卫生技术评估和定价与偿付政策研究及对我国的启示［J］. 中国医疗保险，2020，（8）：6.

［29］谢金平，邵蓉. 英国NICE药品卫生技术评估和决策框架体系研究及启示［J］. 中国卫生经济，2020，39（12）：114-119.

［30］药渡数据. 全球批准新药［EB/OL］.［2024-03-20］. https://data.pharmacodia.com/innovativeDrugs.

［31］姚恒美. 全球数字疗法发展态势研究［J］. 竞争情报，2022，18（2）：57-63.

［32］姚雯，颜建周，邵蓉. 典型国家创新药医保谈判准入评价标准研究及对我国的启示［J］. 中国新药杂志，2021，30（12）：6. doi：10.3969/j.issn.1003-3734.2021.12.001.

［33］于保荣，王庆. 中国惠民保产品的性质、利益相关方与发展趋势［J］. 卫生经济研究，2023，40（4）：15-18. doi：10.14055/j.cnki.33-1056/f.2023.04.002.

［34］于保荣，贾宇飞，孔维政，等. 中国普惠式健康险的现状及未来发展建议［J］. 卫生经济研究，2021，38（4）：3-8.

［35］岳晓菲，张帆，刘跃华，等. 英国NICE卫生技术评估流程的决策转化机制及启示［J］. 中国卫生经济，2021，40（1）：91-96.

［36］张天问，张奥，郭思琦，等. 创新药新增适应证的医保准入国际经验研究［J］. 中国医疗保险，2022，（12）：6.

［37］中华人民共和国中央人民政府［EB/0L］.［2024-03-20］. https://www.gov.cn.

［38］中国药学会. 关于发布《中国药物经济学评价指南2020》团体标准的公告［EB/0L］.（2020-12-03）.［2024-03-20］. https://www.cpa.org.cn/index.php?do＝info&cid＝75553.

［39］邹伟能，焦之铭，陈芳菲，等. 我国医疗服务项目定价机制改革现状、问题与对策［J］. 卫生软科学，2022，36（3）：13-18.

［40］赵羽西，邱英鹏，肖月. 英国高值医用耗材准入及招采管理经验分享：以英格兰为例［J］. 中国卫生质量管理，2021，28（5）：8-11. doi：10.13912/j.cnki.chqm.2021.28.5.03.

［41］郑大喜. 可单独收费医用耗材目录管理：政策梳理、方案比较与启示［J］. 现代医院管理，2022，20（6）：69-73.

［42］朱恒鹏，李明强，昝馨，等. 日本商业健康保险监管体系研究［M］. 北京：社会科学文献出版社，2023.

［43］邹伟能，焦之铭，陈芳菲，等. 我国医疗服务项目定价机制改革现状、问题与对策［J］. 卫生软科学，2022，36（3）：13-18.

［44］ANDERSON M，PITCHFORTH E，EDWARDS N，et al. The United Kingdom：Health system review［J］. Health Systems in Transition，2022，24（1）：1-192.

［45］Canadian's Agency for Drugs and Technologies in Health［EB/OL］.［2024-03-20］. https://www.cadth.ca.

［46］Centers for Medicare & Medicaid services［EB/OL］.［2024-03-20］. https://www.cms.gov.

［47］CHEN W，ZHANG L，HU M，et al. Use of health technology assessment in drug reimbursement decisions in China［J］. BMJ，2023，381：e068915. doi：10.1136/bmj-2021-068915.Erratum in：BMJ.2023 Jun 22；381：p1427.

［48］CHEN Y，ZHAO K，LIU G，et al. Health technology assessment to inform decision making in China：progress，challenges，and sustainability［J］. BMJ，2023，381：e068910.doi：10.1136/bmj-2021-068910.

［49］CHO I，HAN E. Drug Lag and Associated Factors for Approved Drugs in Korea Compared with the United States［J］. Int J Environ Res Public Health，2022，19（5）：2857. doi：10.3390/ijerph19052857.

［50］Department of Health and Social Care［EB/OL］.［2024-03-20］. https://www.gov.uk.

［51］Digital Therapeutics Alliance. DTx by Country［EB/OL］.［2024-03-20］. https://dtxalliance.org/understanding-dtx/dtx-by-country/.

［52］European Medicines Agency［EB/OL］.［2024-03-20］. https://www.ema.europa.eu.

［53］Evaluate. Evaluate Pharma［EB/OL］.［2024-03-20］. https://www.evaluate.com/products-services/pharma/evaluate-pharma#matrix.

［54］Federal Institute for Drugs and Medical Devices［EB/OL］.［2024-03-20］. https://www.bfarm.de.

［55］Federal Joint Committee［EB/OL］.［2024-03-20］. https://www. g-ba. de.

［56］Federal Ministry of Health［EB/OL］.［2024-03-20］. https://www.bundesgesundheitsministerium.de.

［57］ Federal Office of Public Health［EB/OL］.［2024-03-20］. https：//www.bag.admin.ch.

［58］ GENSOROWSKY D, WITTE J, BATRAM M, et al. Market access and value-based pricing of digital health applications in Germany［J］. Cost Eff Resour Alloc, 2022, 20（1）：25.

［59］ GERKE S, STERN AD, MINSSEN T. Germany's digital health reforms in the COVID-19 era：lessons and opportunities for other countries［J］. NPJ Digit Med, 2020, 3：94.

［60］ Government of Canada［EB/OL］.［2024-03-20］. https：//www.canada.ca.

［61］ Government of UK［EB/OL］.［2024-03-20］. https：//www.gov.uk.

［62］ GREGOR-HAACK J, BUSSE T, HAGENMEYER EG. Das neue Bewertungsverfahren zur Erstattung digitaler Gesundheitsanwendungen（DiGA）aus Sicht der gesetzlichen Krankenversicherung［J］. Bundesgesundheitsbla, 2021, 64（10）：1220-1227.

［63］ HASEGAWA M, KOMOTO S, SHIROIWA T, et al. Formal Implementation of Cost-Effectiveness Evaluations in Japan：A Unique Health Technology Assessment System［J］. Value Health, 2020, 23（1）：43-51. doi：10.1016/j.jval.2019.10.005.

［64］ Haute Autorité de Santé［EB/OL］.［2024-03-20］. https：//www.has-sante.fr.

［65］ Health Canada［EB/OL］.［2024-03-20］. https：//www.canada.ca.

［66］ Health Insurance Review and Assessment Service［EB/OL］.［2024-03-20］. https：//www.hira.or.kr.

［67］ Innovative Medicines Canada［EB/OL］.［2024-03-20］. https：//innovativemedicines.ca/resources/all-resources/canadian-drug-access- pathway/.

［68］ Institute for Quality and Efficiency in Health Care［EB/OL］.［2024-03-20］. https：//www.iqwig.de.

［69］ JU JH, SIM B, LEE J, et al. Reimbursement of Digital Therapeutics：Future Perspectives in Korea［J］. Korean Circ J, 2022, 52（4）：265-279.

［70］ JUNG HW, KWON YD, NOH JW. How public and private health insurance coverage mitigates catastrophic health expenditures in Republic of Korea［J］. BMC Health Serv Res, 2022, 22（1）：1042. doi：10.1186/s12913-022-08405-4.

［71］ KAMAE I, THWAITES R, HAMADA A, et al. Health technology assessment in Japan：a work in progress［J］. J Med Econ, 2020, 23（4）：317-322. doi：10.1080/13696998.2020.1716775.

［72］ KIPENTZOGLOU N, ZEGAOUI Y, SATHERLEY A, et al. POSB295 Challenges and Opportunities for Digital Therapeutics：Key Requirements to Demonstrate Value Across the EU, UK, and US［J］. Value in Health, 2022, 25（1）：S195.

［73］ LEE B, BAE EY, BAE S, et al. How can we improve patients' access to new drugs under uncertainties? South Korea's experience with risk sharing arrangements［J］. BMC Health Serv Res, 2021, 14, 21（1）：967. doi：10.1186/s12913-021-06919-x.

［74］ LEE TJ, BAE EY, BAE SJ, et al. Study on Post-Management Plan of Risk Sharing Arrangement Scheme［M］. Seoul, Korea：Seoul National University, 2016.

［75］ LESTER HE, ONYETT S. Managing Mental Health Services In Walsh K and Smith J（eds.）Health Care Management［M］. Oxford University Press：Oxford, 2006.

［76］ LIU G, WU EQ, AHN J, et al. The Development of Health Technology Assessment in Asia：Current Status and Future Trends［J］. Value Health Reg Issues, 2020, 21：39-44. doi：10.1016/j.vhri.2019.08.472.

［77］ MANTOVANI A, LEOPALDI C, NIGHSWANDER CM, et al. Access and reimbursement pathways for digital health solutions and in vitro diagnostic devices：Current scenario and challenges［J］. Front Med Technol, 2023, 5：1101476.

［78］ Medicines & Healthcare products Regulatory Agency［EB/OL］.［2024-03-20］. https：//www.gov.uk.

［79］ Ministry of Food and Drug Safety［EB/OL］.［2024-03-20］. https：//www.mfds.go.kr.

［80］ Ministry of Health and Welfare［EB/OL］.［2024-03-20］. https：//law.go.kr.

［81］ MIRIAM BL, ANNE S. Germany Health System Review. Health Systems in Transition［R］. 2020, 22（6）：1-296. https：//eurohealthobservatory. who. int/publications/i/germany-health-system-review-2020.

［82］ MYUNG JE, TANAKA Y, CHOI H, et al. Coverage with Evidence Development Programs for Medical Technologies in Asia-Pacific Regions：A Case Study of Japan and South Korea［J］. JMA J, 2021, 15（4）：311-320. doi：10.31662/jmaj.2021-0011.

［83］ NACI H, KYRIOPOULOS I, FELDMAN WB, et al. Coverage of New Drugs in Medicare Part D［J］. Milbank Q, 2022, 100（2）：562-588. doi：10.1111/1468-0009.12565.

［84］National Evidence-based Healthcare Collaborating Agency［EB/OL］.［2024-03-20］. https：//nhta.neca.re.kr.

［85］National Health Services［EB/OL］.［2024-03-20］. https：//www.england.nhs.uk.

［86］National Institute for Health and Care Excellence［EB/OL］.［2024-03-20］. https：//www.nice.org.uk.

［87］National Research Council Canada［EB/OL］.［2024-03-20］. https：//nrc.canada.ca.

［88］Pharmaproject［EB/OL］.［2024-03-20］. https：//citeline.informa.com.

［89］PRODAN A，DEIMEL L，AHLQVIST J，et al. Success Factors for Scaling Up the Adoption of Digital Therapeutics Towards the Realization of P5 Medicine［J］. Frontiers in Medicine，2022，9：854665.

［90］Swissmedic［EB/OL］.［2024-03-20］. https：//www.swissmedic.ch.

［91］TAKAMURA K，TACHIBANA K，KUSAKABE T，et al. New Japanese Regulatory Frameworks for Post-Marketing Management of Pharmaceutical Products［J］. Pharm Res，2020，37（7）：122. doi：10.1007/s11095-020-02845-5.

［92］The European Parliament and the Council of the European Union［EB/OL］.［2024-03-20］. https：//eur-lex.europa.eu/legal-content/EN/TXT/PDF/?uri＝CELEX：32017R0745.

［93］The official website of the French Administration［EB/OL］.［2024-03-20］. https：//www.service-public.fr.

［94］TOUMI M. Introduction to Market Access for Pharmaceuticals［M］. 1st Edition. Boca Raton. CRC Press：2017.

［95］TSAI HY，HUANG YW，CHANG SY，et al. The reimbursement coverage decisions and pricing rules for medical devices in Taiwan［J］. GMS Health Innov Technol，2022，16：Doc02. doi：10.3205/hta000134.

［96］U.S. Food and Drug Administration. New Drugs at FDA：CDER's New Molecular Entities and New Therapeutic Biological Products［EB/OL］.（2023-05-22）.［2024-03-20］. https：//www.fda.gov/drugs/development-approval-process-drugs/new-drugs-fda-cders-new-molecular-entities-and-new-therapeutic-biological-products.

［97］VOLLMER L，FOXON G，DANEV V，et al. Comparison of Market Access Routes of Digital Health Applications in France，Germany and the UK［J］. Value in Health，2020，23：S579.

［98］World Intellectual Property Organization. Global Innovation Index 2019［EB/OL］.［2024-03-20］. https：//www.wipo.int/publications/en/details.jsp?id＝4434.

更多参考文献请微信扫描二维码查看